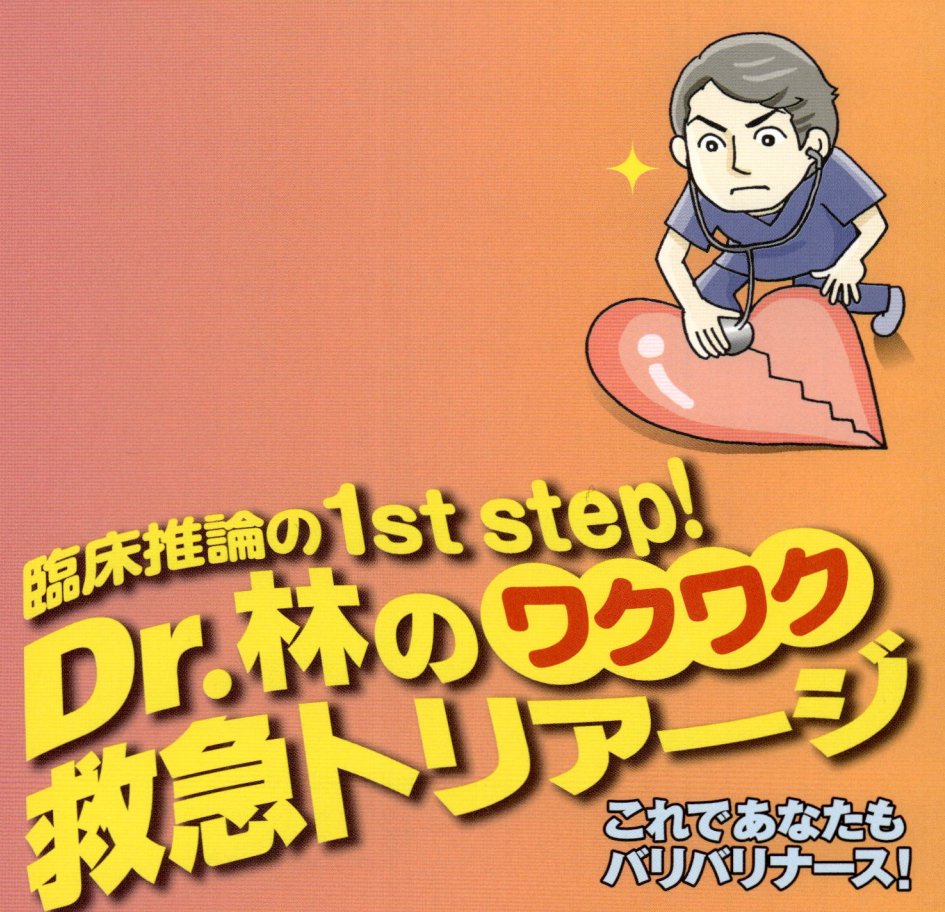

臨床推論の1st step!
Dr.林のワクワク救急トリアージ

これであなたもバリバリナース!

福井大学医学部附属病院 総合診療部教授 **林 寛之** 編著
福井県立病院 救命救急センター医長 **前田重信** 共著

MCメディカ出版

To my mother and deceased father
To Naoko & Haruko

Hiroyuki Hayashi

Je souhaiterais exprimer ma gratitude envers le Dr. Hayashi pour son assistance,
Envers mon père et ma défunte mère,
Envers Hiroko, Rune, Shinji et Reiji,

Shigenobu Maeda.

はじめに

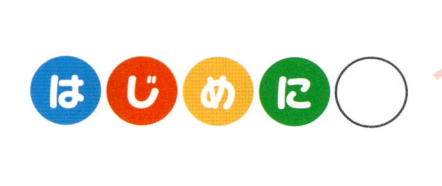

　「救急」って聞くだけで尻込みしている人，「救急」とはほとんど縁がないのにたまに遭遇してしまう悪運の強い人，「救急」で重症疾患を見逃して痛い目に遭った人，「救急」の荒ぶる戦慄の中でむしろ血液がたぎってアドレナリンが出てしまう（変な）人，「救急」の深さ・面白さを若手に教育する立場の人，「救急」の本なのにパラパラ漫画がついてつい手に取ってしまった人，そんなあなたに朗報です．あなたに出会えるのを本書は待っておりました．

　救急患者はみんながみんな救急車に乗ってくるわけではない．なんと歩いてくる患者さんの 0.2 ～ 0.7％はすごい重症だというから，日常診療をしていれば一年のうち数回はお目にかかるものなのだ．そればかりか入院患者の急変，外来待合室での急変，見舞い人の急変，町内会の集まりでの急変など，さまざまな場面で医療者は救急に遭遇せざるを得ない．そんな「いざ」というときに備えてこそ，医療者の面目躍如っていうもの．

　救急トリアージというとなんとなく難しそうに聞こえるが，狙いを絞って「緊急」に相当する疾患の看護診断学に精通すればどれも恐いものではない．楽勝だぁ，ハッハァ～♪　たとえ一見元気そうに見えても，本当に見逃してはいけない疾患さえ押さえておけば救急なんて怖くないのだ．そう，「疑う者は救われる」．よくある疾患（コモンディジーズ）と危険な疾患（ワーストケースシナリオ）とを常にリストアップできるように，頭を整理するために本書をぜひ活用していただきたい．

　急性疾患は刻一刻と経時的に変化するのが当たり前で，最初のトリアージが最終的に間違っても，へこたれる必要はない．トリアージもダイナミックに繰り返して行えばいいだけだ．最終診断と比較してトリアージの精度を問うのは後出しじゃんけんに他ならない．最も大事なのは，重症疾患を取りこぼさないこと（オーバート

リアージは OK)．「人生最大の突然の頭痛」といえばクモ膜下出血を疑うが，それでも CT に引っかかる本物のクモ膜下出血は約 1 割だ．このトリアージで 9 割の人が結果的に大丈夫であっても，残りの 1 割の本物のクモ膜下出血を見逃さなければそれでいいのだ．さぁ，『名探偵コナン』よろしく，患者さんのキーワードをうまく拾って多くの命を助けよう．

　救急は一期一会の場所．あなたのきらめきがまさしく病院の顔になる．病める患者さんの心を救うのも救急の醍醐味だ．知識や技術に偏重せず，心を救うバリバリナースになろう．すべての救急患者さんに「Love & Respect」を．
　本書を熟読した暁には「バリバリナース」になれること間違いなし！
　なお，本書の副作用として，
● 夜勤がひそかに楽しみになって，つい「今日ヒマね」と言って同僚から叱責を受けてしまう
● しっかり勉強した内容の救急患者さんが 1 週間以内の夜勤で偶然受診してしまう「引き」の強さ
● 救急車の音を聞くとワクワクしてしまう

などがありますが，筆者は一切の責任を負いかねます．あしからず！

2014 年 10 月吉日

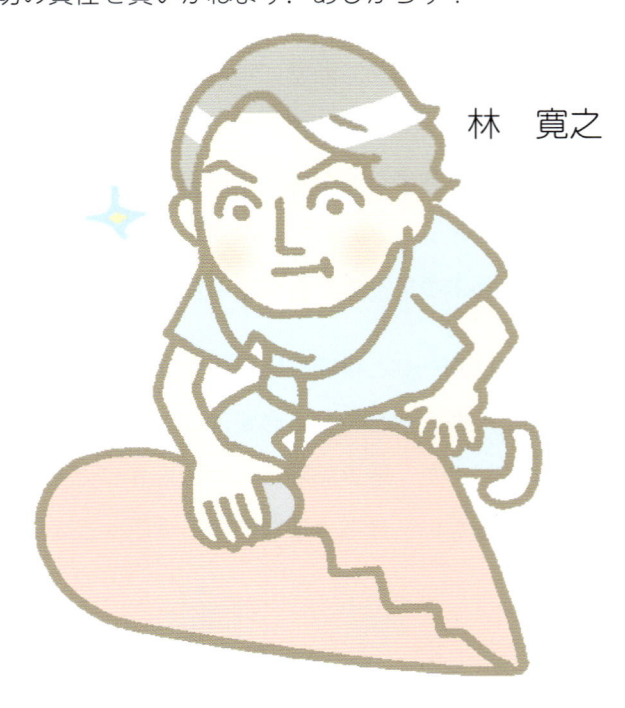

林　寛之

本書の使い方

> よい子のみなさんは正しい本書の使い方を覚えましょうね

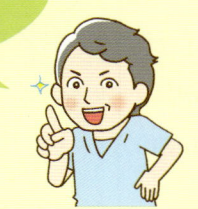

- 救急外来や一般外来，病棟に常備してトリアージに使う
- 勉強会で症候学を学ぶために本書を使う
- 症例を見るたび復習のために読み返し，看護診断学の基礎を作る
- 帰りがけの患者さんのフォローアップ指示のために使う
- 便秘気味の人はトイレに1冊置いておく（じっくり読んでください）
- 両手に5冊ずつ持ってダンベル代わりに筋トレして細マッチョを目指す
- パラパラ漫画を見本にして，オリジナルのパラパラ漫画を追加する
- 眠りたくない夜の一服の清涼剤として寝室に置いておく（フッフッフ，今夜は眠らせないよ）
- 眠るときに枕の下に置いて寝ると覚えられるので，枕の下用にもう1冊購入する
- トイレで紙がないとき，断腸の思いで本書を破ってよく揉んでお○を拭く（そして新しくもう1冊買う）
- ゴキブリが出た時，断腸の思いで……あ，もういい，ハイすみません
- 美しい花を見つけたら本書で押し花にしておく
- 後輩に質問をされたら「この本を100回読みなさい」と指導する
- 救急メディカセミナーで本書を持って著者と一緒に写真を撮る
- とりあえず看護部に言って，各部署に100冊ずつ買ってもらう（テヘッ）
- 研修医には見せてはいけません．そんなことしたら，バリバリナースが困っちゃうでしょ？

もくじ

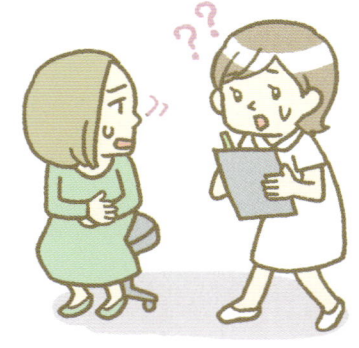

献 辞 …… ii
はじめに …… iii
本書の使い方 …… v

Part 1
トリアージの基礎知識

1 トリアージとは？ —— 2
・トリアージの教訓 …… 6
2 実践！トリアージ —— 7
・雑談力は人間力！ …… 15
3 トリアージ早見表 —— 16
・ナースの生態 …… 18

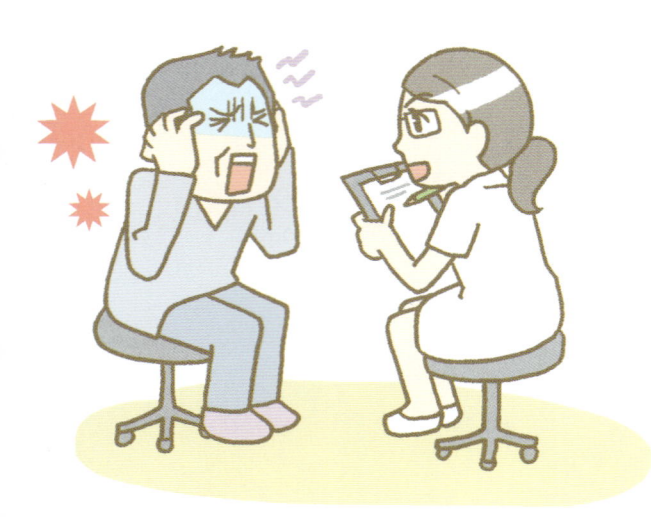

Part 2
症状・疾病別トリアージ

1 ショック —— 22
2 意識障害 —— 29
・せん妄を見逃すな！ …… 40
3 呼吸困難 —— 41
4 動悸・不整脈 —— 52
・心電図のとりかた …… 61
5 胸痛 —— 62
6 失神 —— 72
7 体温異常 —— 81
8 頭痛 —— 93
9 麻痺 —— 101
10 めまい（回転性） —— 108
11 腹痛 —— 116
12 風邪かな？ —— 127
・世の中筋肉！ …… 134
13 嘔吐 —— 135
14 下痢 —— 140
15 吐血・下血 —— 146
16 背部痛・腰痛 —— 153
・とんでも珍事 …… 158
17 アナフィラキシー・蕁麻疹・発疹 —— 159
・あなたはどのタイプ？ …… 166

Part 3

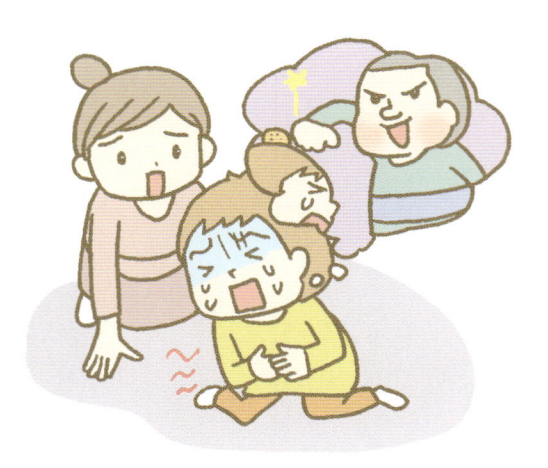

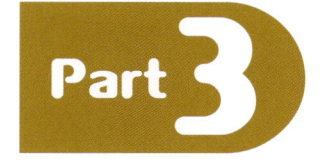

小児のトリアージ

1. 小児トリアージの基本 —— 168
2. 小児の腹痛 —— 175
3. 小児虐待 —— 181

・小児救急Do & Don't …… 187

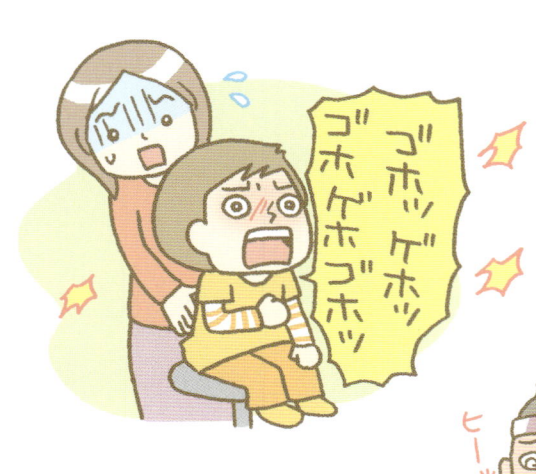

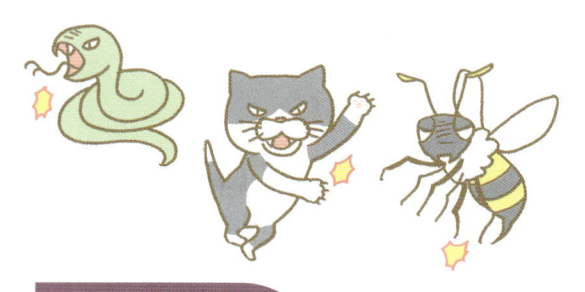

Part 4

外傷・その他のトリアージ

1. 外傷初療の基本 —— 190
2. 頭部外傷 —— 200
3. 骨折・創傷処置 —— 207
4. 動物咬傷・虫刺傷 —— 216
5. 耳鼻科・眼科救急 —— 222
6. 中 毒 —— 229
7. 精神科救急 —— 236
8. 疼痛の評価 —— 243
9. 救急蘇生を見せますか？ —— 248
10. 愛のコミュニケーション —— 251

・こうなったらあなたは
　バリバリナース …… 257

実践！トリアージクイズ —— 258

おわりに …… 262
執筆者紹介 …… 263

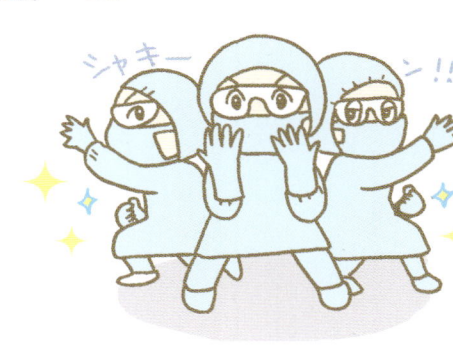

Part 1

トリアージの基礎知識

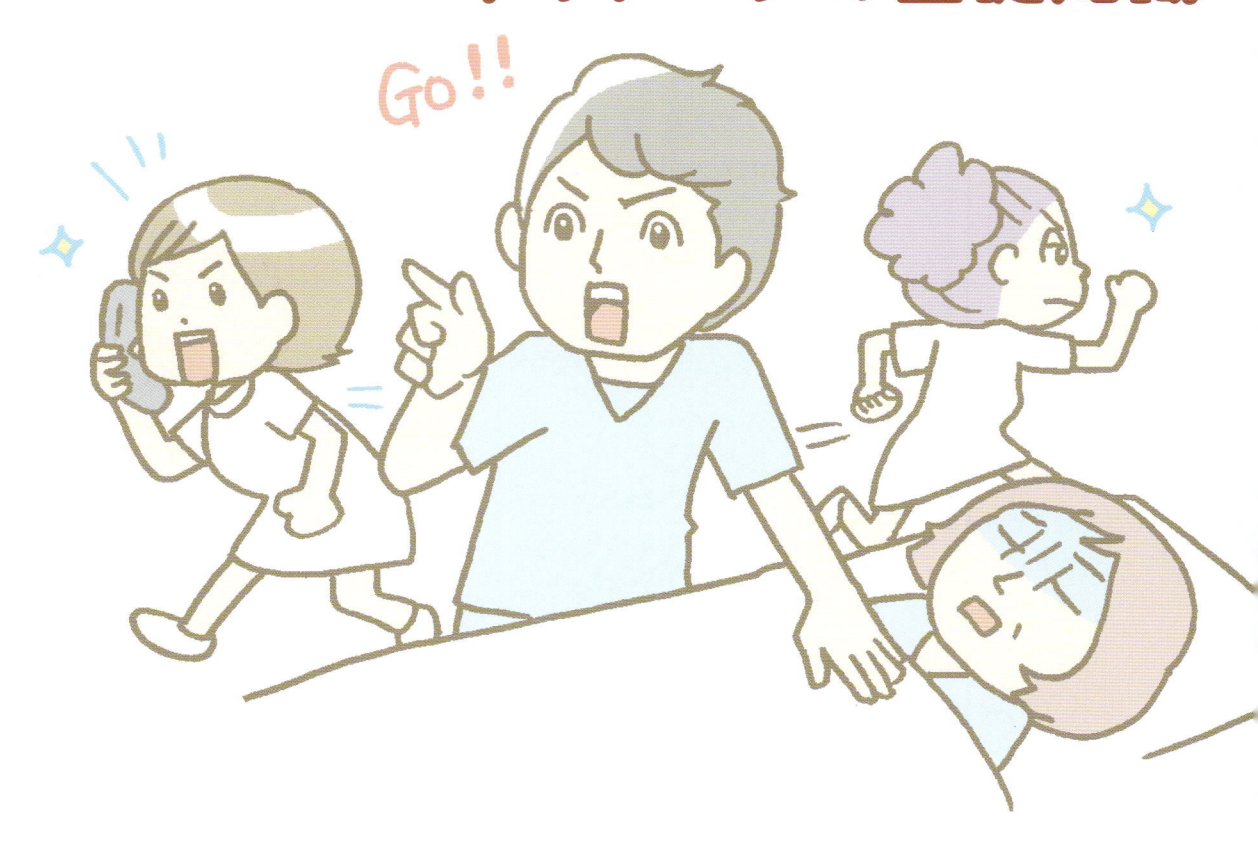

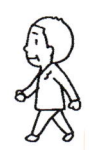

1 トリアージとは？

オーバートリアージは **OK**！
アンダートリアージは **✗**！

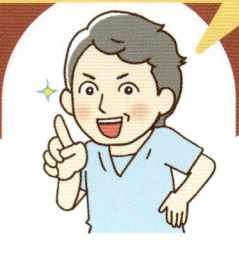

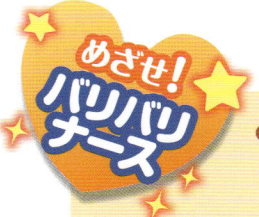

めざせ！バリバリナース

- トリアージとは患者を疾病／外傷の程度（緊急度／重症度）によって振り分けること
- 緊急：Emergent をしっかりおさえれば合格！
- 外れてもいい．オーバートリアージは OK と割り切る
- 一見軽そうで，実は重症な患者を待たせない！
- 5段階トリアージの緊急以上， **E 緊急** **R 蘇生** を見逃さない！

さあ，かかってらっしゃい！

トホホナース：順番を飛び越すことはできません！みんな「つらい」っておっしゃるんです　特別扱いはできません

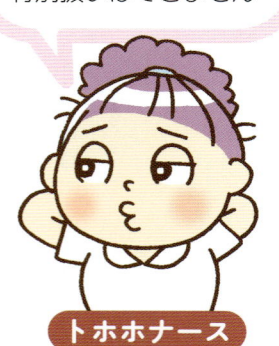

ボチボチナース：バイタルサインはあなどれないわね…確認の必要があるわ

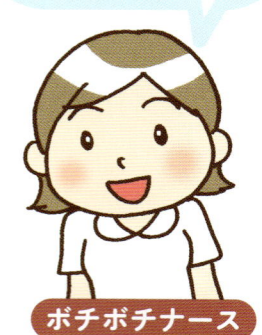

バリバリナース：ABCとバイタルサイン，そして主訴から怖い疾患を考えて問診しなきゃ!!

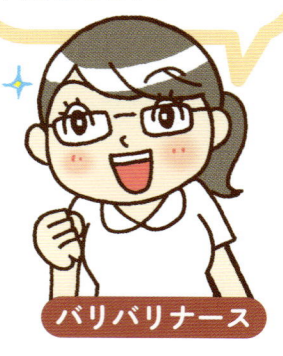

悪魔のささやき
銀行でも役所でも順番が大切．下手にトリアージして実は軽症だった，なんていったらカッコ悪いじゃない？だからここはひとまず順番どおりにしてさ．ま，医者さえしっかりしてりゃいいんだから……

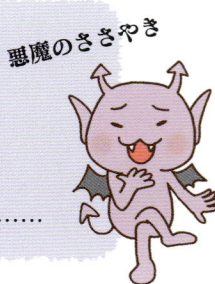

あるある，いやあったら困るよ，こんな症例

✗ 順番どおり待たせた胸焼け患者が，実は心筋梗塞だった
✗ 風邪の喉の痛みだと思って待たせたら，実は急性喉頭蓋炎で，待合室で呼吸停止
✗ 胃が痛いって言ってたのに，まさか心筋梗塞だなんて
✗ 非典型的頭痛で来院したクモ膜下出血患者を待たせてしまった
✗ 背中が痛いなんてほとんどが筋肉痛なのに，なんで今日に限って大動脈解離が来るのよ！

トリアージ成功への Tips

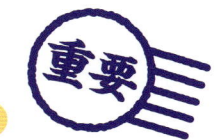

Tips1 バイタルサイン，ABCD 評価でひっかかるものは重症！
Tips2 AMPLE チェックで爆弾を抱えた患者を拾い上げよ！
Tips3 怖い疾患を疑わないといい問診はできない．疑う者は救われる．勘は大事！

5段階トリアージの基本

信号機のように，やばそうな患者を1〜2分で色分けすべし！

5段階トリアージ

R	蘇生	Resuscitative	青	すぐに蘇生処置を
E	緊急	Emergent	赤	15分以内に診察を！急げ急げ！
U	準緊急	Urgent	黄	30分以内に診察を
L	低緊急	Less-Urgent	緑	1時間以内に診察を
N	非緊急	Non-Urgent	白	2時間以内に診察を

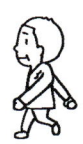

蘇生：Resuscitative　R 蘇生

誰が見ても死にそう．トリアージなんて関係なしの待ったなし！ACLS（心臓救急），JNTEC（外傷救急）を駆使して救命すべし！

- 即，致死的状態
- すぐに蘇生術を開始する
- 医者を待たないで処置開始

緊急：Emergent　E 緊急

ここの見逃しはメッチャまずい！だって見逃したら死んじゃうもん！

15分以内に診察．ナースとして検査や処置を開始する！
ここを見逃すと致死的！　オーバートリアージは許される

- 同じく最も緊急を要するもの
- 治療の遅れは危険，またはその可能性があるもの
- 15分以内に診察を！
- 胸痛は来院10分以内に心電図を！

準緊急：Urgent　U 準緊急

緊急の蘇生の対象ではないが，30分以内に診察を
もしかすると悪化するかも……

- 30分以内に加療される必要あり
- 潜在的に悪化する可能性あり
- なるべく早めに医師の診察を

低緊急：Less-urgent　L 低緊急

比較的安定しており，60分以内に診察を
診察不可能なら1～2時間後に再トリアージを

- 60分以内に診察を
- 潜在的に悪化する可能性あり

非緊急：Non-urgent　N 非緊急

安定しており，2時間待っても大丈夫
- 緊急性なし
- 日常外来でいいもの
- 緊急な処置を要しないもの

> 「なんで日中の外来に来ないの？」と喉元まで言葉が来ていても飲み込まないといけない．ハイ，ゴックン！

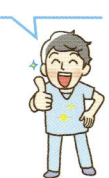

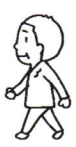

column

ワンランクアップすべきハイリスク患者とは？

ハイリスク患者・基礎疾患が重大・病歴聴取困難患者は早めに診察を！サジ加減が大事．以下の場合はトリアージレベルを1ランク上げよう！

- 2〜3か月以下の小児
- 超高齢者
- 免疫不全あり
- 在宅酸素療法
- 高度基礎疾患あり（心不全，腎不全など）
- 隔離を要する病歴
- 再来患者
- 高エネルギー外傷の受傷機転
- 暴れる患者，危険な患者，事件性あり，虐待，自殺企図
- 第六感でなんかやばい！と察知した場合（オーバートリアージはOK）
- 社会的に問題のある患者
- 未成年者だけの来院

トリアージの教訓

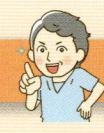

- コミュニケーションスキルを磨いて磨きすぎることはない．
- **トリアージに答えはない**．迷って当然．緊急の疾患だけは見逃さないように心掛けるべし！
- どんなに疲れていても，どんなに夜中で，軽症そうな患者でも，怒ってはいけない！ 夜中の患者ほど重症が多い．
- 「今日の私の頑張りが，今の日本，これからの日本を支えていくのだ」……と思うようにする．
- ストレスに対して決して爆発してはいけない．その行為は決して忘れられないし，また許されない．自分のストレスに敏感になること．そして**予防すること**が大事である．
- 現実に眼にしていることが，患者の全てであることは滅多にない．
- トリアージは社会的要因や患者・家族の状況も加味して判断すべし．
- いい病歴は自分から引き出すべし．患者はプロではなく順序立てて話せないのが当たり前．
- 精神疾患といえども，結局は臓器の異常から死亡する．精神疾患が原因で死ぬわけではない．精神疾患患者の持つ臓器異常を見出すのは難しいと心得よ．
- 心筋梗塞の典型例は25％だけ．胸痛は全て悪いものと疑え．心電図は来院10分以内に！
- 外傷で，受傷機転が高エネルギー外傷なら，気を許すな．
- 未成年だけの来院は安易に帰すな．親を呼べ．
- 事件性を疑うのも大事．虐待は犯罪．
- 暴れる患者はトリアージレベルをワンランクアップ．
- 暴力には屈せよ．恫喝には屈せよ．すぐに助けを呼べ．

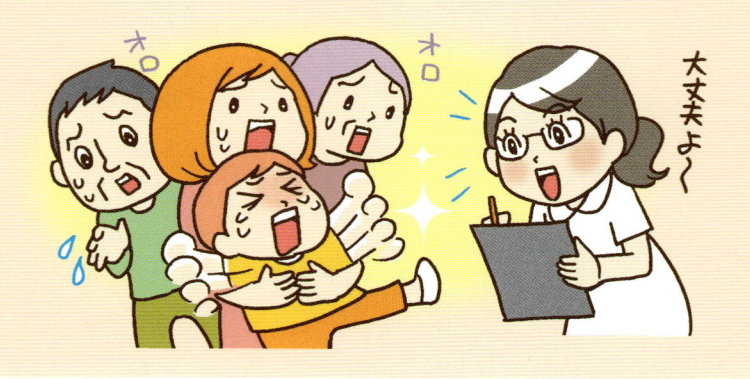

2 実践！トリアージ

> 目（視診）と耳（問診）と手（触診）を使って情報を集めるべし！

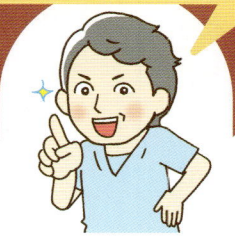

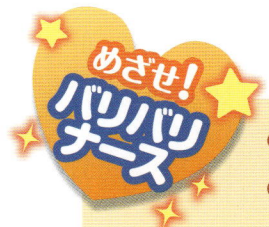

めざせ！バリバリナース

- ABCDにひっかかるものは重症と思え！
- バイタルサインに敏感になる！
- AMPLEチェックで爆弾を抱えた症例を拾い上げる！
- 怖い疾患の可能性はないか？ トラブルの種はないか？

実践トリアージ

Step 1 ABCD，バイタルサインに異常はないか？

Step 2 AMPLEチェック！ 爆弾を抱えていないか？

Step 3 怖い疾患の可能性はないか？
Worst：怖い疾患とCommon：よくある疾患を考える

↓ ↓ ↓ ↓ ↓

| R 蘇生 | E 緊急 | U 準緊急 | L 低緊急 | N 非緊急 |

Step 1　ABCD，バイタルサインに異常はないか？

❶ ABCDにひっかかるのは重症と思え！

A：Airway（気道）

- 静か？ 雑音あり？
- いびきは舌根沈下のサイン．昏睡では舌根沈下する！

👂「喉が痛くて飲み込めない／よだれ／発熱」➡ 急性喉頭蓋炎
👂「アレルギーあり．今日は口が腫れて息苦しい」➡ アナフィラキシー
👂「喉に何かがひっかかって息苦しい」➡ 窒息
👂顔面熱傷でのどが真っ赤，すすがついている ➡ 気道熱傷

> ABCD，バイタルサインは基本中の基本！キーワードを聞き出すべし！

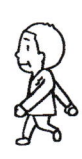

B : Breathing（呼吸）

- リズム？ 深さ？ 呼吸数＜10？ それとも＞30？
- チアノーゼは末期にならないと出てこない！

🦻 慢性呼吸疾患や心疾患の既往＋「いつもの呼吸困難よりつらい」

🦻 「息が吸えないように感じる」…高齢者の過換気は絶対何かある！

🦻 「ゼーゼーいう．喘鳴で話をするのもつらい．一文話せない」

🦻 「疲れてしまって息もできない」

C : Circulation（循環）

- ショックの項（→22p～）参照のこと
- 血圧計を測定する前にショックを認知できるようになろう！
- ショック指数（Shock index；SI）

  0.9～1を超えたらショック．出血なら1L以上と予測

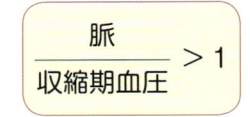

$$\frac{脈}{収縮期血圧} > 1$$

- CRT（Capilally Refill Time）

  爪を5秒圧迫して離したとき，元のピンク色に戻るまでの時間

  2秒以内が正常．2.5秒以上はショックと見なす（血管が縮んでいる）

- 大まかな目安…どこで脈が触れるかで血圧を予想する

  橈骨動脈＞80　大腿動脈＞70　頸動脈＞60mmHg

🦻 「脈が飛ぶ／早い／遅い」…脈の変化プラス胸痛・息切れなどの自覚症状があればやばい！

🦻 「立つとめまいがする」→血圧と脈の測定は仰臥位と座位で行う

　起立テスト陽性：立ちくらみの再現，血圧低下20mmHg以上，脈増加20／分以上

🦻 「便／吐物／尿の色がおかしい」…タール便，血便に注意

🦻 「失神した」…バイタル異常，高齢者，胸痛，息切れなら要注意

🦻 「たくさん出血した」…量は？

🦻 「手足がしびれる．冷たい．動かない」…四肢の **E 緊急**（血管が詰まった!?）

🦻 「胸が痛い」…胸痛は大丈夫とわかるまですべて **E 緊急** →すぐに心電図を！

D：Disability（神経・意識　意識レベル）

- 低酸素で人間は暴れる！　酸素投与を忘れない
  高二酸化炭素血症ではぐったりする
- 低血糖は見逃すな！　麻痺の有無は？

👂「麻痺が出た」…発症時間？　頭痛の有無？ ➡ 脳血管障害

👂「今まで一番ひどい頭痛」 ➡ クモ膜下出血，髄膜炎

👂「1か月前に頭を打ったことがあり，最近おかしい（人格変化）．頭痛も」
　➡ 慢性硬膜下血腫

👂「頭が痛くて，嘔吐が続く」 ➡ 頭蓋内出血，髄膜炎

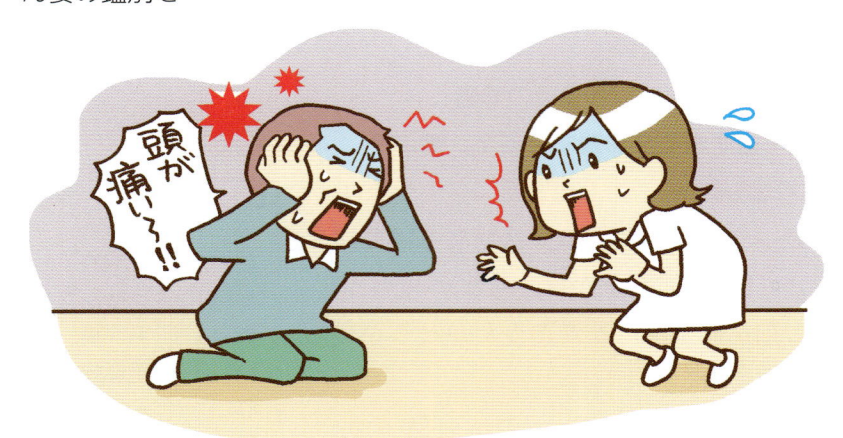

👂「最近性格が変わった」→ 40歳以上で初発なら精神疾患ではなく，せん妄の鑑別を

ABCDからみたアプローチ

R　蘇生

A 気道	窒息，チアノーゼ，気道熱傷，アナフィラキシーの気道閉塞
B 呼吸	$SpO_2 < 90\%$，努力呼吸で単語のみ，話せない
C 循環	ショック，CRT ≧ 3秒
D 神経	昏睡，GCS ≦ 8点

E　緊急

A 気道	のどが詰まった感じ，ストライダー（吸気時喘鳴）
B 呼吸	$SpO_2 < 92\%$，努力呼吸で一文話せない
C 循環	ショック指数 > 1，胸痛，頻脈 > 150または徐脈 < 40で胸痛・息切れなど伴う，CRT > 2秒
D 神経	傾眠，GCS 9～13，片麻痺

さすがに迷わないけどねぇ……

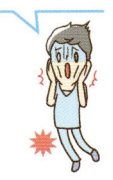

この見逃しは打ち首獄門の刑なのだ！

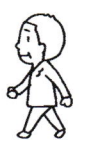

❷ バイタルサインに敏感になる！

血圧，脈，呼吸数，体温，SpO_2，<u>疼痛の程度</u>→必ずカルテに記載

① 血圧：高すぎる？　低すぎる？

- ●高すぎる！
- 👂頭痛，胸痛，意識障害，腹痛などがあればまずい！
- 👂血圧が高いだけで自覚症状がなければ慌てない…ただし血圧＞220/130mmHg なら早めに下げる
- 👂高血圧を安易に下げてはいけない…脳梗塞は高血圧のままにしておく！　脳出血は血圧を下げる
- 👂意識障害＋高血圧＝頭（脳圧亢進）が原因である可能性が高い

- ●低すぎる！
- 👂ショックはみな蘇生
- 👂すぐに酸素投与し，輸液の準備

② 脈：速すぎる？　遅すぎる？　飛ぶ？

- ● 12誘導心電図と心電図モニターを急げ
- ● 頻脈や徐脈に以下の症状があれば危険→「いしき心配」と覚えよう
- ● 以前に同様なことがあったかどうかを素早く聞こう
- ● ドキドキドキ（頻脈）なのか，ドキドキ，ドックン（期外収縮）なのか
- ● 心電図モニターをとる

いしき心配	
い	息切れ
し	ショック
き	胸痛
いしき	意識障害
心	心不全
配	肺水腫

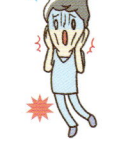

脈が速（遅）くて症状が出ているのか，症状があるから脈が異常なのか，それが問題だ

③ 呼吸：速すぎる？　遅すぎる？　リズムが変？

- ● 呼吸数は実際に時計を使って測定しないとわからない
- ● 簡単な目安：10秒に1回しかない呼吸は遅すぎる！（6回／分）
  簡単な目安：2秒に1回の呼吸は速すぎる！（＞30回／分）
- ● 努力性…いかにも呼吸が苦しそうなものは注意
- ● 下顎呼吸→心肺蘇生開始！

④ 体温：高すぎる？　低すぎる？

- ● 汗びっしょりなら体温は不正確（低めに出る）
- ● 高体温／低体温を疑ったら直腸温を測定せよ！

> **column**
>
> ### SpO₂ のTipsとピットフォール
>
> ① SpO₂ ＜ 92%はヤバイ！と直感せよ
>   **R 蘇生** ＜ 90%　　**E 緊急** ＜ 92%　　**U 準緊急** 92 〜 94%
> ② SpO₂ が出ないぃ ??
>   ショックだと拾えない．ラメ入りマニキュア塗ってると拾えない
>   COPDでもともと低ければ慌てない
> ③ SpO₂ がよくてもダメなの？
>   一酸化炭素中毒はSpO₂ はバリバリよく見えてしまう
>   SpO₂ が100%でも，一酸化炭素中毒にはバンバン酸素を投与すべし！

- 発熱＋免疫不全…**E 緊急**，発熱＋ぐったり（敗血症疑い）…**E 緊急**
- 発熱＋元気がない…**U 準緊急**，発熱があっても元気そう…**L 低緊急**
- 環境要因を見逃すな！➡ 熱中症，低体温症
- 精神科患者の発熱＋手足が硬い ➡ 悪性症候群
- 周囲に同様な人はいないか？…インフルエンザの流行など

⑤ **第5のバイタルサイン：SpO₂**
- 呼吸に異常のある患者には全例測定を
- **R 蘇生** ＜ 90%　　**E 緊急** ＜ 92%　　**U 準緊急** 92 〜 94%

⑥ **第6のバイタルサイン：痛み**
- 痛みをあなどるべからず．10点満点で8点以上は要注意！（→ 244p）
- ショック患者に痛み止めを安易に使うとドンと血圧が下がる．要注意！

👂「今までのうちで一番痛い痛み」…すべて **E 緊急**
👂「何をしているときに痛みが出ましたか？」…時間がはっきり言えるものは，血管が裂けたかも？
👂「腹痛が徐々に強くなってきた．6時間以上続く」…6時間以上続けば危険
👂「歩いても響く激しい腹痛」➡ 腹膜炎

人生最大の痛みはすべて緊急．ただし誘導尋問は✕．みんなが人生最大ですと言ってしまうと困るでしょ

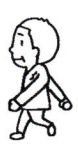

> **column**
>
> ## 痛みの Tips とピットフォール
>
> ① 痛みは重症度のバロメーター
>   疼痛 10 点満点で
>   **E 緊急** ≧8〜10, **U 準緊急** 4〜7, **L 低緊急** ≦3
>
> ② 痛みを訴えない患者もいる
>   <u>酔っ払い</u>,薬物中毒,精神科疾患,脊髄損傷,意識障害,片麻痺（麻痺側の疾患の場合）,認知症など
>
> ③ 今は元気そうでも,だまされるな!
>   血管が裂けた場合,発症時が一番痛い ➡ クモ膜下出血,大動脈解離
>   徐々に痛みが引く場合もあるので,だまされないで!
>   時間がはっきり言えるぐらい急性発症で,身動きがとれないほど痛がった場合は **E 緊急**
>
> ④ 放散痛を見逃さない
>   心臓を中心に 30cm の範囲で痛みを訴えたら全例心電図を

Step 2　AMPLE チェック

AMPLE チェックで爆弾を抱えた症例を拾い上げる!

AMPLE ヒストリー

A	Allergy	アレルギー
M	Medication	薬
P	Past history	既往歴
	Pregnancy	妊娠,生理
L	Last meal	最終経口時間・食事内容
E	Event	状況,何をしていたのか
	Environment	事故の場所・環境

「かつかつか!」で情報収集じゃよ

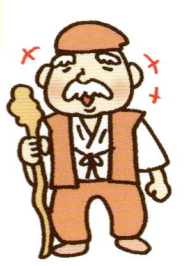

3つの「か」で情報収集

か	カルテ	既往歴,内服歴,主治医,退院時要約
か	家　族	家族や友人に状況や事情を聞く
か	体（身体診察）	検査ばかりでなく,体をしっかり診察すれば見えてくる

- 免疫不全，重篤な既往歴，内服薬（ワーファリンなど）のキーワードを聞き漏らさない！
- 糖尿病患者はとにかく症状が出にくい➡**無痛性心筋梗塞**，免疫も弱い（感染に弱い）．嘔気，息切れ，全身倦怠なら心電図を
- 旅行歴がカギになることもあり
- 外傷なら受傷機転でトリアージを

> 免疫不全とは癌治療中，ステロイド使用中，白血球減少，脾臓摘出の既往あり，HIV など

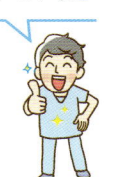

Step 3　怖い疾患の可能性はないか？　トラブルの種はないか？

- 主訴からよくある疾患，怖い疾患を想定しながらトリアージを行う（各論参照）
- <u>生命予後</u>のみならず，<u>機能予後</u>に影響を及ぼすものはトリアージランクを上げよ

👂「酸／アルカリが眼に入った」…アルカリのほうが重篤！　十分に洗浄しないと目が見えなくなる！　すぐに洗浄開始… **E 緊急**

👂「ギプスを巻いた足が千切れそうに痛い」… **E 緊急** ➡コンパートメント症候群

👂「目に鉄粉が入り，瞳孔の形が蛇のように変形」… **E 緊急** ➡穿通性眼外傷

- 第六感は大事！
  オーバートリアージは OK！　アンダートリアージはダメチン！
- 「いつもと違う」は何かおかしいと疑う大事なキーワード

👂高齢者が「いつもと違う．気分がすぐれない」…いつも寝たきりなのか，昨日まで裏山を登っていた元気翁なのかで，対応がずいぶん違う

👂乳児が「いつもと違う．元気がない．機嫌が悪い．遊ばない」…いつもの様子は親が一番知っている

👂「片頭痛があるが，今日は今までで一番強くて我慢できない」…これは片頭痛ではない！　クモ膜下出血かも!?

👂「自殺したい」…えっ？　本当？　どれくらい真剣でどれくらい具体的か，悩んでるヒマがあったら早くトリアージして初療室へご案内ぃ～！

👂「痙攣が起こりそうな感じがする」…ホラ，本当に痙攣が起こった！　さぁ，どうする！　準備万端，整えてましたか？

> 過大評価は OK．過小評価はダメってこと

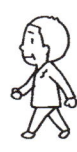

以下は勘が当てにならない例(冗談!)「出勤しようとしたら下駄の鼻緒が切れた.不吉な徴候?」ウソ.下駄で出勤する人なんているの?「13日の金曜日の勤務.不吉な徴候?」ウソ.「彼氏が最近携帯電話を2つ持っていて,ロックがかかってて開けられない.不吉な徴候?」コレは本当かも…

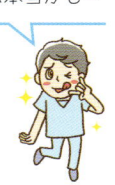

🦻「インスリン依存性糖尿病があり,今日は気分がすぐれない」…糖尿病は症状が出にくいので要注意.心筋梗塞でも痛いと言わないよ

🦻「コカインを打った」…打つなよ!

● **自己申告は真摯に受け止めよ**

🦻「前回と同じ」…前回が心筋梗塞なら,今回も心筋梗塞!

🦻「死んでしまうと思った」…今は元気でも甘く見てはいけない

🦻「風邪を一発で治す注射をしてくれ」…誤った期待をして来院している場合は,患者の来院の意図を医師に知らせておこう

● **「トラブルの種」はワンランクアップ**

・超高齢者,新生児は病歴聴取困難例

・怒っている患者は「病歴聴取困難症」,トリアージランクを一つ上げる

・社会的トラブルの元はないか? 犯罪の匂い?

・事件性,虐待,○○バッジで特権意識が強い,人格障害など

・不倫カップル,ナンパされた女の子は診察をさしおいて早く帰ろうとする

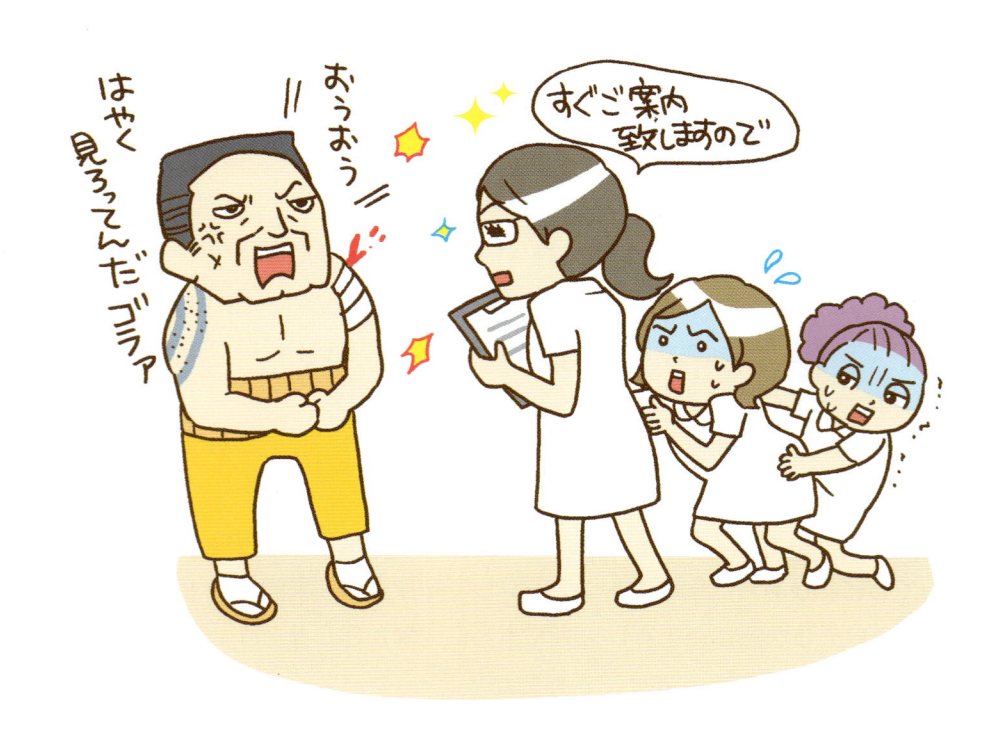

雑談力は人間力！

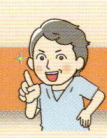

　豊富な話題を持つナースは，患者さんをいい気分にさせて，いろんな話をするものです．患者さんもやっぱり，自分の話を聞いてほしいものなんですよね．人間の耳は2つ，口は1つ，つまり人ってたくさん聞くようにできてるんです（ホント？（^o^））

　個人の興味もさまざま，「雑談力」で患者さんの興味のある話題を振りましょう．「私は患者さんと打ち解けるのがうまいのよ」と思っていても，実は患者さんが話を合わせてくれているだけだったりして……ガックリ！　雑談力のあるバリバリナースは，**患者さんが喜ぶ話題を選ぶのです**．自分がしたい話をするのではいけませんね．雑談力が高い人は主演ではなく助演女（男）優賞を狙うのです．ウンチク垂れるのはダメチンです．

　政治・経済・宗教ネタは避けましょう．天気の話はそれほど話が続きません．患者さん個人が興味のある趣味や健康などの話題に注意して，普段からアンテナを張っておくことが大事です．患者さんの家族（特にお孫さんやペットの名前）の固有名詞は頑張って覚えましょう．それは患者さんとの距離が近いナースだからこそできる芸当なんです．

　無駄話ほど人間関係の潤滑剤たりうるものはありません．**人畜無害が鉄則**です．患者さんが悪口や自虐ネタに走ったときには，否定も肯定もせず，うなずくだけ，または「そうなんですか」と「相手の話を聞きましたよ」という立ち位置にとどめましょう．悪口に同調すると，後で痛い目にあいます．プロとしての適切な距離感は保っておきたいですね．また暗い話題を振ってもいけません．暗い話は自虐ネタとして明るく話しましょう．自慢話をするよりも，失敗談を披露して自分をさらけ出す人は信用がおけるものです．まじめすぎるよりも，少し馬鹿を演じましょう．そして少しの「ヨイショ」を忘れてはいけません．

　雑談中は普通顔はいただけません．必ずモナリザのほほえみで，「ハ行」で感動を伝える相槌を打ちつつ，相手の話題に合わせて小さく小さく，大きく大きく，強弱をつけてうなずきましょう．雑談力は人間力です．話題に困ったら「親しき仲（シタシキナカ）」で話題を振ってみましょう．そうすれば，あなたも立派なバリバリナース！

　　親しき仲（シタシキナカ）
　　　　シ…仕事　タ…旅・食べ物・ダイエット　シ…趣味
　　　　キ…季節・郷里　ナ…仲がよい人　カ…家族

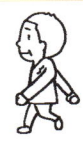

3 トリアージ早見表

R 蘇生 Resuscitative　直ちに蘇生処置を

- 心肺停止
- 重篤な呼吸不全（SpO$_2$＜90％）
- 高度意識障害
- 致死的不整脈
- 多発外傷
- 大血管からの動脈性出血
- 気道閉塞
- 重篤なショック
- 痙攣重積
- 昏睡
- 重症頭部外傷

E 緊急 Emergent　15分以内に

- 心筋梗塞・胸痛
- 髄膜炎
- 人生最大の激痛
- 意識障害（傾眠）
- 発熱＋免疫能低下
- 腹膜炎・激しい腹痛
- 生後3か月以下の発熱
- 新生児（＜生後7日）
- 気道緊急の恐れ
- 急性せん妄
- 異所性妊娠，自然流産
- 薬物中毒
- 頭部外傷（GCS 9〜13）
- 激しい痛み≧8/10
- 20歳未満の精巣痛
- くも膜下出血
- 麻痺など脳血管障害疑い
- 呼吸不全（SpO$_2$ 90〜91％）
- 重症外傷
- 発熱＋敗血症疑い
- 敗血症性ショック
- 自殺企図（真剣！）
- 重症喘息（ピークフロー＜40％）
- アルカリ眼熱傷
- 重度熱傷／特殊熱傷（化学・電気）
- 離脱症候群
- 高齢者の転落事故
- バイタルサイン不安定の消化管出血
- 高血圧＞220/130で症状あり
- 殺人傾向

どの疾患を疑うかでトリアージ！

最終診断がはずれてもかまいません

トリアージは常に流動的です

R 蘇生 と E 緊急 の区別はさほど重要ではなく

どちらもすごく急ぐことに変わりはありません

歩いて来院する E 緊急 を見逃さない勘が大事！

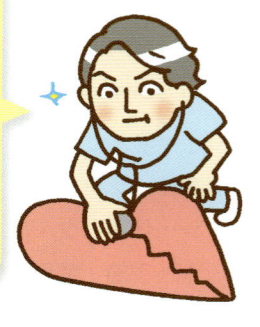

U 準緊急 Urgent　15〜30分以内に

- 頻回嘔吐・下痢（≦2歳）
- 痙攣後状態（意識OK）
- 開放骨折
- 頭痛（急性，激痛，いつもと違う）
- 6時間以上続く腹痛
- 創傷処置はなるべく早めに
- 中等度の痛み　4〜7/10
- 軽症外傷で疼痛　8〜10/10
- 自殺企図で不穏軽症
- TIA（一過性脳虚血発作）
- 中等度外傷（肩関節脱臼，脛骨腓骨骨折など）
- 軽〜中等症呼吸困難（SpO_2 92〜94%）
- 喘息（軽〜中等症）ピークフロー＞40%
- 発熱＞38.5℃＋元気がない
- 明らかに心臓以外由来の胸痛
- 透析患者
- バイタルサイン安定の消化管出血
- 虐待・暴行
- 頭部外傷＋嘔吐などリスク（＋）
- 活動期分娩（＞2分）

L 低緊急 Less-Urgent　30〜60分以内に

- 頭部外傷（元気）
- 腹痛（軽度）
- 蕁麻疹（皮膚症状のみ）
- 自殺念慮（落ち着いている）
- ギックリ腰
- 少量不正性器出血
- 軽症外傷（単純骨折：コレス骨折，足関節捻挫）
- 耳痛（中耳炎）
- 表在性熱傷（＜5%）
- 角膜異物
- 疼痛　＜4/10
- 裂創（縫合要する）

N 非緊急 Non-Urgent　2時間待てる

- 鼻水，かぜ
- 軽度熱傷
- 捻挫，打撲
- 内服切れ
- 軽症胃腸炎
- 慢性経過で重篤感なし
- 疼痛（軽微）
- 便秘

サジ加減が大事！ 元気でもトリアージレベルを1ランク上げる！

- 2〜3か月以下の小児　●超高齢者　●免疫不全あり　●在宅酸素療法
- 高エネルギー外傷の受傷機転　●隔離を要する病歴　●再来患者
- 高度基礎疾患（心不全，腎不全など）　●社会的に問題のある患者
- 暴れる患者，危険な患者，事件性あり，虐待，自殺企図
- どことなくやばい！と察知した場合（オーバートリアージはOK）

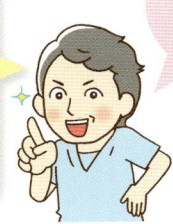

第六感を大切に！

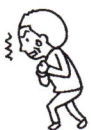

ナースの生態　笑って許して♪

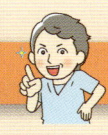

部下や同僚に対して……
　　トホホナース　　好き勝手にふるまう
　　ボチボチナース　上下関係で態度を変える
　　バリバリナース　誰でも腰が低く懐が深い
　　　　　　　　　　実るほど頭を垂れる稲穂かな……

お世話になった人に対して……
　　トホホナース　　困ったときだけ連絡する
　　ボチボチナース　適宜メールを入れる
　　バリバリナース　丁寧にお礼し仕事を運んでくる

患者さんの差し入れに対して……
　　トホホナース　　何か言われる前に手を出している
　　ボチボチナース　規則ですからと冷たく突き放す
　　バリバリナース　満面の笑顔で距離感を保ってお断りする

人付き合い……
　　トホホナース　　露骨にイヤな人はイヤ！
　　ボチボチナース　如才なく多くの人と付き合えるが，苦手な人もいる
　　バリバリナース　みんなが最も嫌う医師・患者の扱いも上手

自分の大きなミスを謝るとき……
　　トホホナース　　謝った後，すぐ「でも」と言っちゃう
　　ボチボチナース　許してもらうつもりで一生懸命謝る
　　バリバリナース　許してもらえないつもりで一生懸命謝る

話し方……
　　トホホナース　　自分の話したいことを話す
　　ボチボチナース　専門用語を隠しきれない
　　バリバリナース　相手に合わせて言葉を選ぶ

上司に意見を聞かれたら……
　　トホホナース　　上司にひたすら合わせる
　　ボチボチナース　正論を述べる
　　バリバリナース　バランスのとれた正論を言う

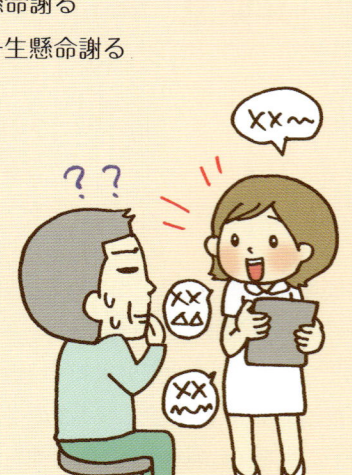

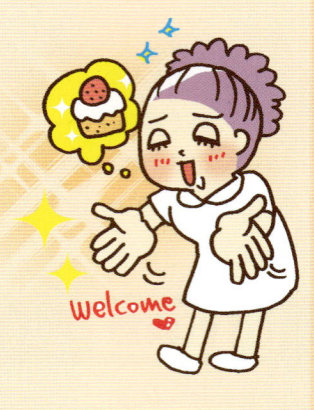

仕事を選ぶときの優先順位は……
　　トホホナース　　休暇と福利厚生
　　ボチボチナース　肩書と年収
　　バリバリナース　そこで何ができるかを考える
人間の器……
　　トホホナース　　誰が見ても小さい
　　ボチボチナース　大きく見せようとする
　　バリバリナース　自然に大きくなっていく
勉強に対して……
　　トホホナース　　勉強よりテレビの連続ドラマ
　　ボチボチナース　与えられた勉強会や発表をしっかりこなす
　　バリバリナース　自ら学んで，若手を育てる
　　　　　　　　　　メディカのセミナーに参加する，テヘッ！
後輩の指導……
　　トホホナース　　背中を見せて教える（教える暇はないという）
　　ボチボチナース　よく教えてくれる
　　バリバリナース　その気にさせてくれる（後輩自ら勉強したくなる）
食べもの……
　　トホホナース　　偏食家
　　ボチボチナース　何でもよく食べる
　　バリバリナース　好き嫌いなく適度に食べる
趣　味……
　　トホホナース　　仕事より趣味を優先
　　ボチボチナース　仕事が趣味という
　　バリバリナース　趣味を極める
Facebook，Twitter……
　　トホホナース　　思ったことを発信する
　　ボチボチナース　ほとんど発信しない
　　バリバリナース　戦略的に発信する

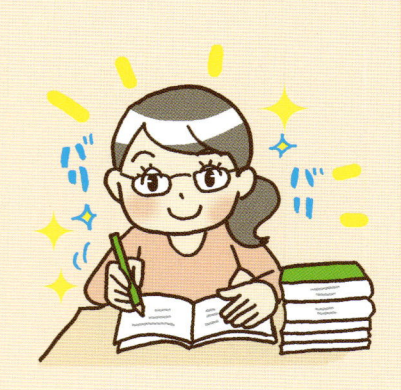

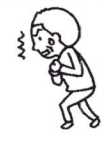

Part 2
症状・疾病別トリアージ

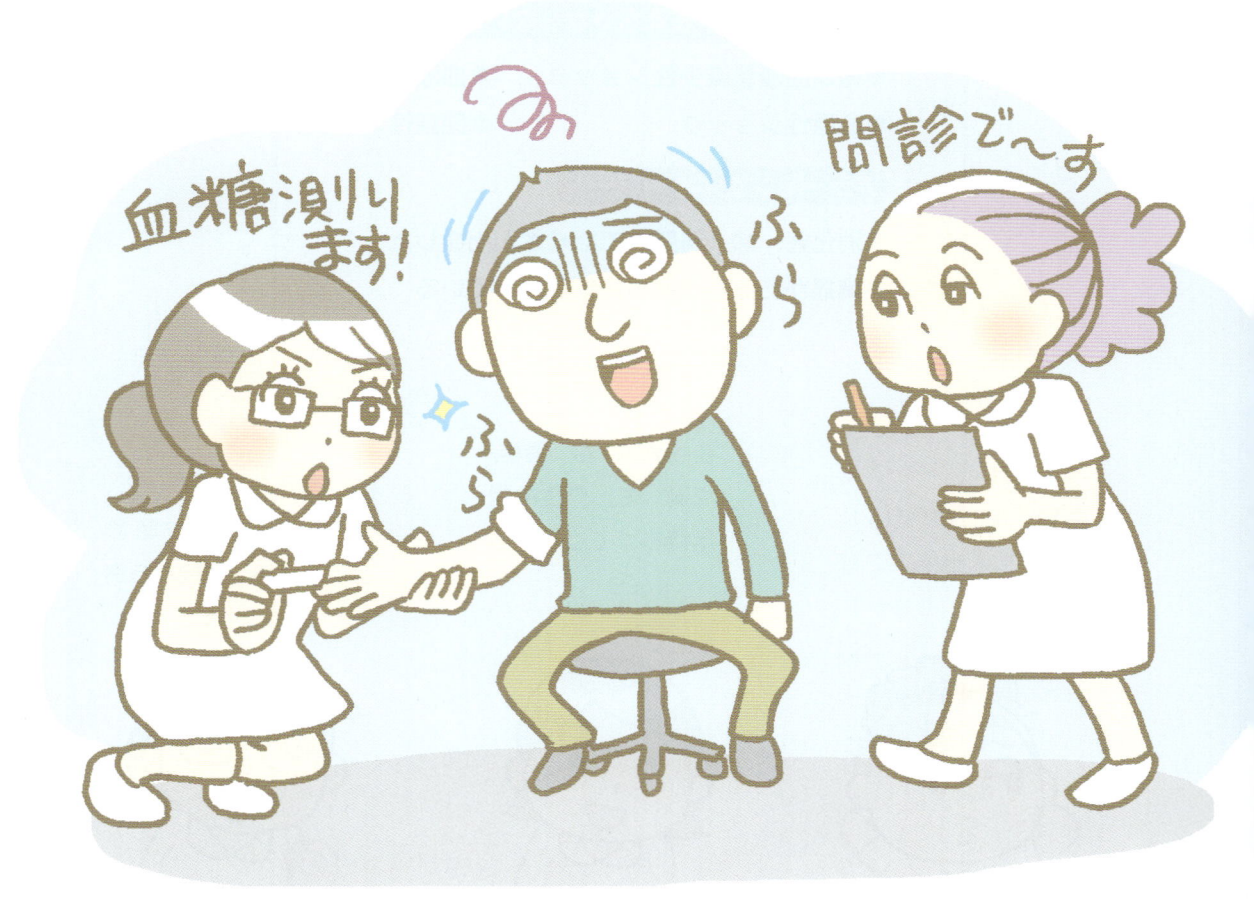

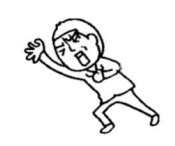

1 ショック

> 動きを先取りする合言葉は「さるも聴診器!」

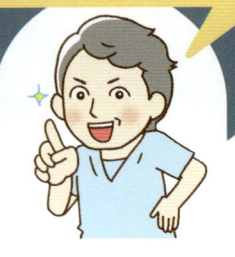

めざせ！バリバリナース

これだけは！ 忘れちゃならないポイント
- 循環血液量減少性ショック
- 血液分布異常性ショック
- 心原性ショック
- 閉塞性ショック

アラーミング・キーワード
- 消化管，婦人科関連でたくさん出血した
- 胸痛がある．心臓の病気を持っている

キャー，血圧が低い！早く早く人を集めて！誰か誰か！ キャー！
→ トホホナース

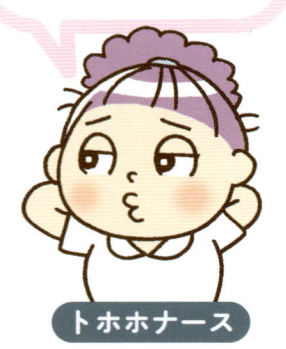

まずABCね．酸素，点滴．で，先生の指示待ちってとこかな……
→ ボチボチナース

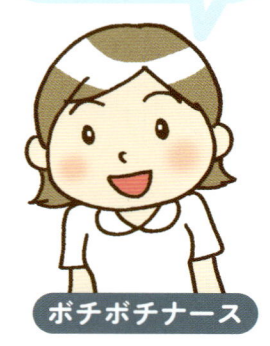

まずバイタルチェック，そして「さるも聴診器」！患者・家族から病歴も聞かなきゃ！
→ バリバリナース

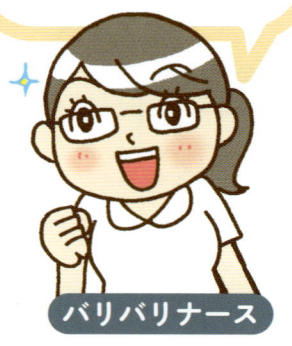

悪魔のささやき
ショックなんて輸液すれば治るんじゃない……？

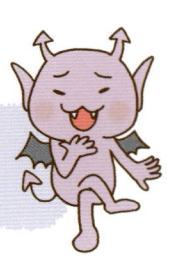

あるある，いやあったら困るよ，こんな症例

✗ 維持輸液（ソリタ®やソルデム®など）やブドウ糖輸液をまずつないでしまう…血管内に輸液が残らない（例外として，心原性ショックならブドウ糖輸液を．この場合は血管に輸液を残したくない）．

✗ 息してるから大丈夫でしょ…ショックに酸素投与を忘れてはいけない

✗ あらー，まっ赤っ赤．お酒飲み過ぎ？…アナフィラキシーだった

✗ 意識が悪いなら頭部CT？…頭部が原因でショックにはならない！

Worst ワーストシナリオだったら？

- ☐ 循環血液量減少性ショック
- ☐ 心原性ショック
　　（心筋梗塞，心不全，不整脈）
- ☐ アナフィラキシーショック
- ☐ 閉塞性ショック
　　（緊張性気胸，心タンポナーデ，肺塞栓）
- ☐ 敗血症性ショック

外傷なら
- ☐ 循環血液量減少性ショック
　　（胸，腹，骨盤）※頭部以外
- ☐ 閉塞性ショック
　　（緊張性気胸，心タンポナーデ）
- ☐ 神経原性ショック（脊髄損傷）
- ☐ 心挫傷

ショック＋徐脈
- ☐ 徐脈性不整脈　　☐ 下壁心筋梗塞
- ☐ 高カリウム血症
- ☐ 低体温　　☐ ひどい低酸素
- ☐ 神経原性ショック（脊髄損傷）
- ☐ 内分泌疾患

Common よくある病気だったら？

- ☐ 脱水，ひどい下痢
- ☐ 薬剤性（降圧薬など）
- ☐ 一過性なら血管迷走神経反射
- ☐ 彼／彼女にふられた瞬間（笑）

稀だけど……
- ☐ 内分泌疾患
- ☐ 本態性低血圧

4つの分類

① **循環血液量減少性ショック**
出血（消化管出血，婦人科疾患が多い）
脱水，サードスペースへ水が逃げる（熱傷，膵炎，イレウスなど）

② **心原性ショック**
心筋梗塞，不整脈，心不全

③ **血液分布異常性ショック**
血管が広がってしまう．皮膚は温かい
アナフィラキシー，敗血症，神経原性ショックなど

④ **閉塞性ショック**
緊張性気胸，心タンポナーデ，肺塞栓

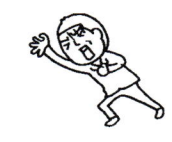

ショックのトリアージ

ショックはみんな **R 蘇生**！

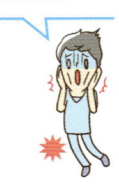

● キーワードで探すショックの原因

● ……循環血液量減少性ショック
- たくさん吐血，下血した，タール便 ➡ 消化管出血
- 生理が遅れている ➡ 異所性妊娠
- 肝硬変＋吐血 ➡ 食道静脈瘤‼　かなり出るぞ！

● ……心原性ショック
- む，胸が押さえつけられるようだ．胸痛．冷や汗 ➡ 心筋梗塞
- 心不全の既往 ➡ 心不全急性増悪

● ……アナフィラキシーショック
- ハチに刺された，全身真っ赤
- 薬（抗菌薬，痛み止め）を飲んでから気分が悪くなった

● ……敗血症性ショック
- 熱が高くてフーラフラ…ウォームショック
- 説明のつかない意識障害＋低体温…コールドショック

● ……閉塞性ショック
- 頸静脈が異様に怒張していないか？
- 胸部外傷＋呼吸音左右差＋ショック＋SpO_2低下 ➡ 緊張性気胸
- アレ？　挿管チューブ詰まったの？ ➡ 緊張性気胸
- 下肢静脈血栓症のリスク：寝たきり，癌，術後，ギプス ➡ 肺塞栓
- 息がつらくてたまらない＋SpO_2低下 ➡ 肺塞栓，緊張性気胸
- 中心静脈穿刺の後からつらくなった…医原性の緊張性気胸かも
- 心エコーで液体貯留 ➡ 心タンポナーデ

● ……神経原性ショック
- 頸椎脱臼骨折＋徐脈＋ショック ➡ 脊髄損傷

● ……重症外傷
- 1に出血，2に出血，3に出血，4に緊張性気胸，5に心タンポナーデ

● ……その他
- 腎不全で徐脈 ➡ 高カリウム血症？…透析患者は要注意！
- ひどい低体温はないか？ ➡ 低体温→直腸温準備！

Part 2 症状・疾病別トリアージ

1 ショック

バリバリナースへの道

- 危険なショックからアプローチしよう
- 原因がわかれば治療も決まる．治せる病気から治療すべし
- 患者，家族，カルテから既往歴を素早く集めるべし
- 状態が悪い患者が来たら，合言葉は「さるも聴診器」！ 酸素，ルート確保，モニター（心電図，SpO$_2$），超音波，心電図，胸部X線をセットで準備しよう！ これができればあなたもバリバリナース！

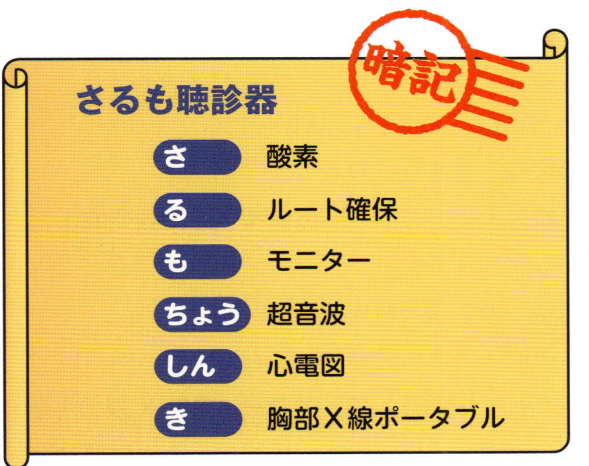

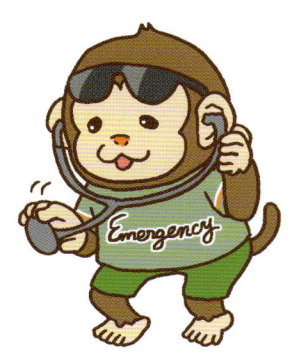

さるも聴診器　暗記

さ	酸素
る	ルート確保
も	モニター
ちょう	超音波
しん	心電図
き	胸部X線ポータブル

一体全体どうしてショックになってるわけ？
ショックの原因を探るべし

閉塞性ショック
- 緊張性気胸
- 心タンポナーデ
- 肺塞栓

心原性ショック
- 心筋梗塞
- 不整脈
- 心不全

血液分布異常性ショック
- アナフィラキシー
- 敗血症性ショック
- 神経原性ショック

循環血液量減少性ショック
- 出血
- 脱水

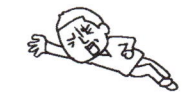

> ショック患者を安易にCT室へ運ぶと死んでしまう！必ず医師に付き添ってもらうべし！

25

● 循環血液量減少性ショックに強くなる

- ショック＋冷や汗（クール）＋頻脈（タキ tachy-cardia）
  「クール＋タキ」ならどこかに出血していると疑うべし
- なるべく太い静脈路を 2 本以上とる．肘の太い血管でいい！
  <u>輸液スピードは全開！</u>
- 最も大事な検査は，血液型と交叉試験！
- ショック指数＞ 0.9 〜 1　要注意！
- 65 歳以上で血圧＜ 110mmHg なら
  ショックと見なせ
- どこかに出血しなかったか？
  消化管出血，婦人科疾患を疑って問診するのがコツ
  　・消化性潰瘍　食道静脈瘤　異所性妊娠
  　・腹部大動脈瘤破裂　胸部大動脈解離　肝癌破裂…即，致死的！
- 脱水を来す疾患はないか？
  　・急性膵炎　糖尿病緊急　腸閉塞　重症感染症　熱傷
- 外傷の場合，どこから出血しているのか？
  　・①胸，②腹，③骨盤で出血→胸部 X 線，エコー，骨盤 X 線の手配!!
- 血が足りないときは，血管内に留まりやすい<u>リンゲル液や生理食塩水</u>を輸液するのが鉄則！
- 外傷性循環血液量減少性ショックで時間がなければ O 型濃厚赤血球の輸血ができる
  　・妊娠可能女性は Rh（−）O 型濃厚赤血球
  　・男性・閉経後女性は Rh（＋）O 型濃厚赤血球
- 外傷の出血の場合は輸液を温めておく！　輸液の温度は 39 〜 42℃に

間違っても維持輸液やブドウ糖液を輸液してはいけないよ．血管内に留まらないからね

● 心原性ショックに強くなる　頸静脈怒張

- 心電図を早くとる．頻回にとる．胸痛が続けば 15 〜 30 分ごとにとる
- 胸部レントゲンを急ぐ！　肺水腫を探す．SpO$_2$ の低下はないか？
- 心原性ショックとわかれば輸液は心臓の負担を軽減するため 5％ブドウ糖液に変える．<u>輸液スピードは極力遅く！</u>
- 昇圧薬を使用するために輸液ポンプを準備（ドパミン，ドブタミン）
- 心エコーを準備する

- ●心筋梗塞なら
  - ・ニトログリセリンやモルヒネは血圧低下してしまう！　慎重投与
  - ・緊急 PTCA，IABP になるかも
- ●脈が速すぎる？➡**心室細動？　心室頻拍？**
- ●脈が遅すぎる？➡**房室ブロック！**
  - →硫酸アトロピン，経皮ペーシングの準備を

● アナフィラキシーショックに強くなる

- ●皮膚が赤いのを見逃すな！
- ●病歴が命！　ハチ・薬剤・食事の関与はないか？
- ●こんな症状を見逃すな！
  - ・全身の血管が広がる➡**ショック**
  - ・口の血管拡張➡**窒息**
  - ・肺の血管拡張➡**喘息様**，咳が出続ける
  - ・腸の血管まで拡張➡**下痢，腹痛，嘔吐**
- ●①何はなくともエピネフリン！　0.3〜0.5mg の筋注
  - ②輸液はリンゲル or 生食で全開！　維持輸液（1号，3号液）は×
- ●エピネフリン静注は結構怖い．脈が触れたら決して静注はしない
- ●点滴（抗菌薬，造影剤）を始めてすぐにショックとなったらアナフィラキシーを疑え！

> ステロイドや抗ヒスタミン薬（H_1ブロッカーとH_2ブロッカー）は使うけど，効果発現が遅い〜

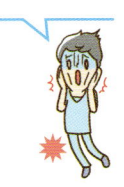

● 敗血症性ショックに強くなる

- ●高熱＋ショック➡敗血症？
- ●原因不明の低体温＋意識障害➡**敗血症晩期（コールドショック）？**
- ●輸液はリンゲル全開で！　昇圧薬の使用を予想せよ
- ●血液培養のボトル2セットを準備しよう
- ●体液から移る可能性もある．感染防御をしっかりすべし
- ●免疫の弱い患者は赤信号！（糖尿病，ステロイド内服中，白血球減少，脾臓摘出術後，癌，高齢者など）

> 脊髄損傷は麻痺のあるところを痛いと言えない．循環血液量減少性ショックが合併していても頻脈にならないので見逃されてしまうんだ

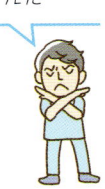

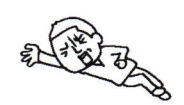

● 神経原性ショックに強くなる

- ●脊髄損傷＋ショック＋徐脈
- ●輸液で多くは大丈夫．それでもだめなら昇圧薬

- 神経原性ショックであっても，まず出血源を探す（胸，腹，骨盤）

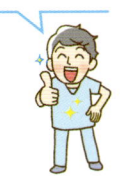

◉ 閉塞性ショックに強くなる　頸静脈怒張

- 緊張性気胸は臨床診断（→ 190p「4-1 外傷初療の基本」参照）
  X 線を撮る前に治療開始されることを知っておくべし
  ・胸腔穿刺，胸腔ドレナージが患者を救う
  ・気管挿管すると，挿管チューブが詰まった？と思ってしまうぐらい圧が高くなっている
- 心タンポナーデはエコーで探す
  ・心嚢穿刺，心嚢切開を予想しよう
  ・Beck の三徴はめったに揃わない（ショック・頸静脈怒張・心音減弱）
- 肺塞栓は説明できない SpO$_2$ 低下になる
  ・リスク評価が大事…寝たきり，ギプス除去，大きな術後，エストロゲン製剤，癌治療中など
  ・D ダイマーの採血や胸部造影 CT を予想すべし

胸腔穿刺が患者を救う…映画「ディアドクター」見た？

SHOCK と覚えよう

S…	Septic	敗血症性
	Spinal	神経原性（Neurogenic）
H…	Hypovolemic	低循環性
O…	Obstructive	閉塞性（緊張性気胸，心タンポナーデ，肺塞栓）
C…	Cardiogenic	心原性
K…	anaphylactiK (c)	アナフィラキシー

裏技！　Dr. 林の「徐脈の SHOCK」

S…	Spinal	神経原性（Neurogenic）
H…	Hypo-endocrine	内分泌↓（甲状腺機能低下，副腎不全，下垂体機能低下など）
O…	Osborn	低体温：Osborn 波＝低体温の心電図
C…	Cardiogenic	心原性（ブロック，洞不全症候群，**下壁心筋梗塞**） 心毒性薬剤中毒（βブロッカー，Ca 拮抗薬など）
K…	hyper-K	高カリウム血症（腎不全）

2 意識障害

> バイタルサイン OK なら，酸素＋デキスター！ それから CT だ！

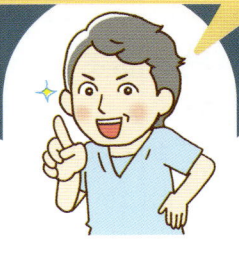

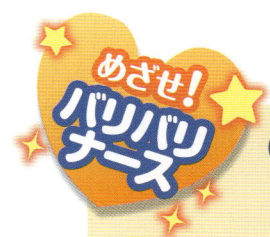

めざせ！バリバリナース

これだけは！ 忘れちゃならないポイント
- 低血糖…全例早期にチェック！
- 脳血管障害…脳圧亢進＝高血圧＋徐脈

アラーミング・キーワード
- 糖尿病治療中…低血糖はないか？
- 頭痛，麻痺，ろれつが回らない

トホホナース: ダメダメ，意識障害なら頭部 CT がなきゃムリ うちにはないから他に行ってもらって

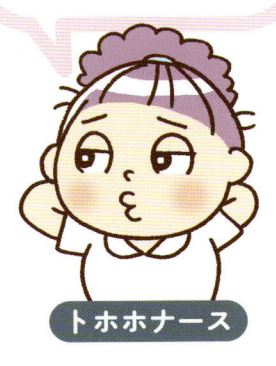

ボチボチナース: 低血糖の可能性をまず否定しないと…

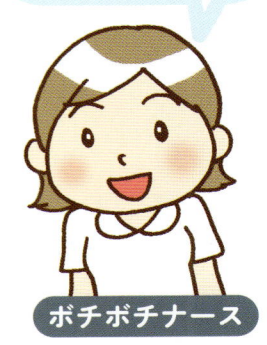

バリバリナース: デキスターチェック，そして高血圧で徐脈なら CT で頭を探さなきゃ！既往歴も調べて！

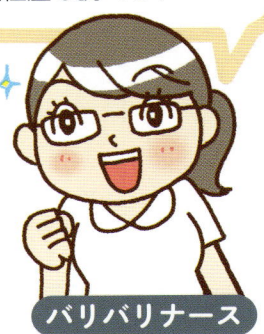

悪魔のささやき
意識障害は頭部 CT さえとりゃいいの．他の原因なんて医師に任せときゃいいんだよ…

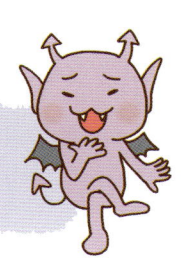

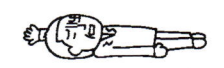

あるある，いやあったら困るよ，こんな症例

- ✘ ショックなのに頭部CTへ行っちゃう！　ショックがあったら，CTよりもショックの治療が先！
- ✘ とにかく頭部CTを急ぐあまりに低血糖を見逃してしまう！
- ✘ 低血糖でも麻痺が出ることがある！　意識障害はまず低血糖の否定から
- ✘ SpO_2 100%は安心？！　いえいえ一酸化炭素中毒の場合，SpO_2 はバリバリ正常に見えてしまう！
- ✘ 目をあけていても意識障害のことも．同じことを言う，場所が言えないなどは意識障害

Worst ワーストシナリオだったら？

- ☐ 低酸素！
- ☐ ショック！
- ☐ 低血糖！
- ☐ 脳血管障害
　　（脳出血，脳梗塞，クモ膜下出血）
- ☐ 脳炎，髄膜炎，敗血症
- ☐ 一酸化炭素中毒
- ☐ 薬物中毒

- ☐ AIUEO TIPSをチェック

Common よくある病気だったら？

- ☐ 高齢者の感染症
- ☐ アルコール
- ☐ 頭部外傷・脳震盪
- ☐ 痙攣後朦朧状態（てんかん）

基礎疾患から疑う
- ☐ 尿毒症（透析患者）
- ☐ 高血糖，低血糖（糖尿病）
- ☐ 肝性脳症（肝硬変の既往）
- ☐ 電解質異常
　　（精神科疾患で水中毒，癌患者の高Ca血症）
- ☐ 内分泌疾患（甲状腺疾患）

Part 2 症状・疾病別トリアージ

意識障害！

- バイタルサイン不安定 → 心肺停止 → ACLS／ショック → ショックの鑑別と治療を優先

さるも聴診器！
- 酸素　ルート確保
- モニター（心電図，SpO₂）
- 超音波　心電図　胸部X線

- バイタルサイン安定 ↓

CTに行きたい気持ちをぐっとこらえてまず，**デキスターチェック！**

Do「DON'T」
- Dextrose　ブドウ糖
- Oxygen　酸素
- Naloxone　ナロキソン
- Thiamine　ビタミンB1

↓

何はなくとも**頭部CT**！特に高血圧があるとき！

↓

AIUEO TIPSで鑑別だ！

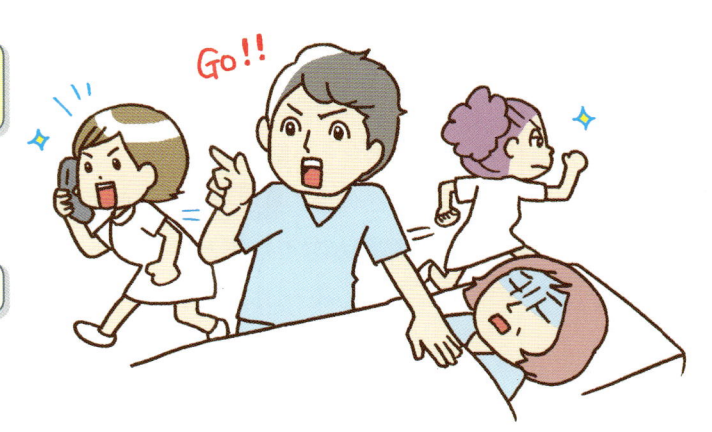

意識障害の鑑別「AIUEO TIPS」

A…Alcohol	アルコール	T…Trauma	外傷
I…Insulin	高・低血糖	Temperature	高・低体温
U…Uremia	尿毒症	I…Infection	感染症
E…Encephalopathy	脳症（高血圧性，肝性）	P…Psychiatric	精神科疾患
		Porphylia	ポルフィリア
Electrolytes	電解質異常	S…Shock	ショック
Endocrine	内分泌疾患	Stroke	脳血管障害
O…Oxygen	低酸素	Seizure	痙攣
	一酸化炭素中毒	SAH	クモ膜下出血
Overdose	薬物中毒		

ショックがあれば「ショック」の項目参照（→22p～）
一過性意識障害があれば「失神」の項目参照（→72p～）

意識障害のトリアージ

意識障害は原則として緊急性が高い．ただし，呼吸や循環の蘇生（ABC）のほうが優先される．意識レベルでトリアージが変わるのだ！

意識レベルとトリアージのランク

GCS 3～8点　つまり昏睡状態	R 蘇生
バイタルサイン異常，ショック	R 蘇生
GCS 9～13点　つまり傾眠状態	E 緊急

GCSは37ページを見て！

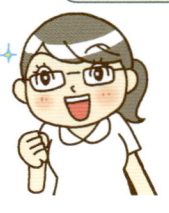

● キーワードで探す意識障害の原因

- 糖尿病の治療中→低血糖の否定を急げ… E 緊急 ➡低血糖（すぐに治せるのに見逃すと死ぬ！）
- 高血圧＋徐脈（クッシング徴候）＝脳圧亢進→頭を探せ（頭部CT）… E 緊急 ➡脳出血？
- 麻痺を伴う… E 緊急 ➡脳血管障害

●……意識がなくなるときに何があったか聞くべし

- ひどい頭痛→頭を探せ！… E 緊急 ➡クモ膜下出血？　髄膜炎？
- 神経所見（ろれつが回らない，麻痺）… E 緊急 ➡脳血管障害？
- ひどい胸痛の後，意識障害… E 緊急 ➡大動脈解離？
- けいれんがあった…てんかんの既往？　抗痙攣薬の飲み忘れ？… U 準緊急 ➡てんかん？
    - ・痙攣は頻回，5分以上… E 緊急 ➡痙攣重積？
    - ・てんかん既往あり，5分以内で意識回復… U 準緊急 ➡てんかん
- 熱が出ている＋朦朧状態持続＋成人… E 緊急 ➡脳炎？
- 小児＋発熱初期に短時間のみ痙攣＋今は元気… U 準緊急 ➡単純性熱性痙攣
    - ・熱性痙攣でも要注意（片方だけ，時間が長い，高年齢など）… U 準緊急 ➡複雑性熱性痙攣

●……その他の所見，情報

- 激しい嘔吐，激しい頭痛が先行… E 緊急 ➡クモ膜下出血，髄膜炎，脳出血など

- アルコールは疾病を隠す！… **E 緊急** ➡隠れ重症疾患
- 薬物中毒の可能性？ うつ病の既往？ 薬の量？ 薬剤名？… **E 緊急**
- 腎不全，透析患者… **E 緊急** ➡腎不全
- 肝硬変ではアンモニア採血を… **E 緊急** ➡肝性脳症
- COPD，呼吸困難，在宅酸素療法中，心不全で入院の既往… **E 緊急** ➡高二酸化炭素血症
- 精神科疾患＋水をたくさん飲んだ… **E 緊急** ➡水中毒（低Na血症）
- 内分泌疾患で加療中（甲状腺，副甲状腺，副腎不全）… **E 緊急**
- 練炭を焚いていた，閉め切った部屋で暖房器具を使った… **E 緊急** ➡一酸化炭素中毒
- 1〜3か月前に頭をぶつけた… **E 緊急** ➡慢性硬膜下血腫

> アルコールは怖い！ 酔いがさめるまで厳重注意

> アンモニア採血は氷水に入れるのをお忘れなく！

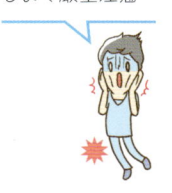

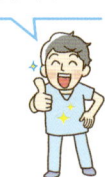

バリバリナースへの道

- 一過性の意識障害で，完全に元に戻っている場合は，失神（多くは2〜3分）のトリアージを！
- **DよりもABCの治療が優先！** ABCD（気道・呼吸・循環・神経）を評価

ABC＞Dの法則

気道の異常では4分，呼吸の異常では30分，循環の異常では30〜60分で死んでしまう．神経単独の異常ではすぐには死なない（数時間後）．神経の異常単独ですぐ死に至るようなケース（脳幹の異常）を助けるのは困難

● 低酸素

- 意識障害には全例酸素投与！
- 一酸化炭素中毒はSpO$_2$ 100％と見かけ上よく見える．だまされずに酸素投与！

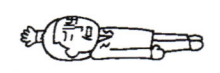

ただし，呼吸不全でいよいよ死にそうなら，酸素を十分与えて人工呼吸をするっきゃない

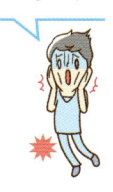

酸素投与，低血糖の否定を忘れるべからず！

- 酸素投与禁忌は2つだけ
  - 絶対禁忌：除草剤のパラコート中毒．口の中が青緑色！
  - 相対禁忌：在宅酸素療法のCOPD患者．いつものSpO$_2$を参考にチビチビ酸素投与を．高濃度酸素だと自発呼吸が止まっちゃう＝CO$_2$ナルコーシス．

● ショック

- ショックの治療が最優先．意識障害の鑑別など後回しでいい

● Do「Don't」を極めるべし！

- CTをグッと我慢の「Do Don't」．
  医師は頭部CT前に「Do Don't」の呪文を唱えている……はず
- 意識障害患者に対する酸素と血糖測定はバリバリナース必須の技！

Do「Don't」

D…Dextrose ブドウ糖	低血糖なら50%ブドウ糖2A（40mL）静注 何が何でもデキスターチェック
O…Oxygen 酸素	SpO$_2$をキープ リザーバー付きマスクで酸素10～15L投与 一酸化炭素中毒ならSpO$_2$はあてにならない
N…Naloxone ナロキソン	日本では稀なのでルーチンには不要 麻薬中毒を疑ったら0.4～2.0mg静注
T…Thiamine チアミン （ビタミンB$_1$）	100mg静注．ブドウ糖注射前または同時に ウェルニッケ脳症予防のために必須 アルコール依存や低栄養の場合投与

● 低血糖

- 意識障害ならとりあえずデキスターチェック！？
- 頭部CTに行く前に必ず，治しうる病気である低血糖を否定すること
- 意識障害＋ひどい冷や汗＋（糖尿病の既往）では低血糖を疑え！
- 糖尿病治療中である病歴を積極的に聞くべし
- ステロイド中断…副腎クリーゼ…低血糖
- 低血糖で麻痺が出ることもある（2%）．麻痺があってもデキスターチェックはすること

● 意識レベルの評価，脳ヘルニアはないか!?

- Dr. 林の「3度目」の正直を3度と言わず繰り返しチェックせよ
  英語だと「LLL」と覚える

Dr. 林の「3度目」の正直

3 …3-3-9度	日本の3-3-9度（JCS Japan Coma Scale）をチェック 外傷ならGCS（Glasgow Coma Scale）もチェック 意識レベルチェックは→ 36・37p 参照
ド…ドロップテスト	手足の左右差をチェック 手を離すと，麻痺があれば，麻痺側の手が落ちる 両膝を立てて，麻痺があれば，麻痺側下肢がズリッと倒れる
メ…瞳孔不同　対光反射	瞳孔不同・対光反射消失はやばい！ 4mm以上は瞳孔散大している

L…Level of consciousness L…Laterality L…Light reflex	意識レベル（JCS, GCS） 四肢の左右差（ドロップテスト，痛み刺激） 目：対光反射，瞳孔不同

- 意識レベルの評価のJCSを覚えよう．GCSはメモをカンニングせよ
- 意識レベルがどんどん悪化してくるのは脳ヘルニアの可能性大！
- 目は口ほどにものを言う！　瞳孔不同，対光反射を探してすぐに医師に連絡を！
- 瞳孔が針でつついたように縮瞳していたら，①橋出血・梗塞，②有機リン中毒，③麻薬中毒を考える
  橋出血・梗塞なら四肢麻痺が，有機リン中毒なら全身から水（よだれ，汗，尿，便）が出る．麻薬中毒は癌治療のモルヒネなどの関与をチェック
- ドロップテスト
  患者の手を持ち上げて顔の上で離し，顔面に直撃したら麻痺あり

● 脳血管障害

- 高血圧＋徐脈があれば，頭部脳血管障害（脳圧亢進）を強く疑う！CT急げ！
- ドロップテストでチェック

急げや急げ，ホイサッサ！

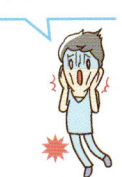

ただしバリバリナースは顔面直撃前に麻痺側患肢をキャッチしよう！ホラ，カーテン越しに家族が見てる．愛護的にネ！

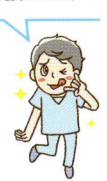

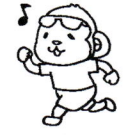

落とし穴！　脳梗塞で血栓溶解療法できるようないいタイミングで来院するのは2〜6%だけ

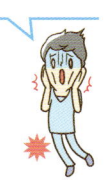

ホラ，そこ！　ドンドン揺らして移動しない！

- 高血圧の既往，意識障害前の激しい頭痛の病歴を聞くべし
- 何時何分発症かをはっきりさせる
  発症時間のわかる脳梗塞の早期なら血栓溶解療法が可能になるかも
  適応は発症から3〜4.5時間以内，血管内治療は6時間以内
- 血栓溶解療法の適応外
  朝，目が覚めたら麻痺があったというのは，寝ている間に発症したということなので適応外．血栓溶解療法なんてしたら，大出血しちゃうかも！
- CTで脳出血・クモ膜下出血があれば血圧を厳重にコントロールする
  患者の移動は細心の注意を払い，再出血を来さないように注意
- 脳梗塞はむしろ血圧は高めでいい
  安易に血圧を下げない！
- クモ膜下出血患者に安易にバルーンを入れると再出血を来すため，医師の指示を待つ

◉ 脳炎・髄膜炎

- キーワード「風邪をひいてこんなに頭が痛いのは初めて」
- 頸が固い．下を向くことができない場合は髄膜炎まっしぐら！
  めっちゃ怖い！　軽く見てはダメ！

JCS（Japan Coma Scale）3-3-9度方式

Ⅰケタ 自然開眼	Ⅱケタ 刺激で開眼	Ⅲケタ 刺激しても開眼しない
Ⅰ-1　どことなくおかしい	Ⅱ-10　普通の呼びかけで開眼	Ⅲ-100　痛み刺激で払いのけ動作
Ⅰ-2　見当識障害	Ⅱ-20　大声，強く揺すって開眼	Ⅲ-200　痛み刺激で顔をしかめたり手足を動かす
Ⅰ-3　名前・生年月日が言えない	Ⅱ-30　痛み刺激でかろうじて開眼	Ⅲ-300　痛み刺激でも反応なし

JCSは軽い意識障害の分類が細かい．JCS 0は意識清明
付加情報：R（不穏）・I（糞便失禁）・A（自発性喪失）
JCS Ⅰ-1はGCSでは15点になってしまう

- 血液培養は必ず採ろう！
  細菌性髄膜炎の半数は血培が手がかりになっている
- 細菌性髄膜炎が疑わしければ即座に抗菌薬とステロイドを投与（検査よりも先！）
- 性格変化，幻覚，妄想，錯乱➡ヘルペス脳炎→アシクロビルを投与

ただし頸が固くない髄膜炎も多いので，発熱＋激しい頭痛があれば安易に髄膜炎を否定しちゃダメよ

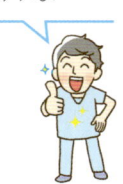

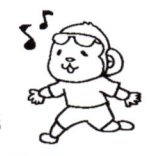

● 腎不全，尿毒症

- 透析中．腎機能悪化
- ①電解質異常（高K血症）と②肺水腫による呼吸困難にも注意！
- すぐに心電図モニターと胸部X線を
- 高K血症は心電図で見つける…テントT波，P波の消失など
- 血液ガスだと高K血症は早くわかる

● 肝性脳症

- 既往歴に肝炎，肝硬変の既往があればアンモニアをチェック！
- 針刺し事故に気を付けて！（B型，C型肝炎ウイルス，HIV）

GCS（Glasgow Coma Scale）

Eye 開眼 （4）	Verbal 言葉 （5）	Motor 運動 （6）
自然開眼（4）	見当識良好（5） （時・人・場所）	命令に従う（6）
呼びかけで開眼（3）	錯乱状態（文章）（4） 「ここはどこなの？」	痛い場所に手を持っていく（5）
強い刺激で開眼（2）	不適当な単語（3） 「やめて」	逃避屈曲（4） 脇を開いて手が逃げる
開眼しない（1）	無意味な発声（2） 「ア～ウ～」	異常屈曲（3） 脇をしめて肘を屈曲
	発声なし（1）	異常伸展（2）
		反応なし（1）

GCSは重症意識障害の分類が細かい
8点以下は昏睡
GCS3点が最低点，15点が最高点

- アンモニアの検体は氷水につけて検査室へ
- はばたき振戦を見逃さない
  腕を伸ばして手首を上げてもらうとパタパタ手を動かす

● 電解質異常

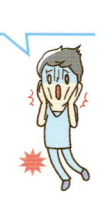

- 精神科疾患の既往，水中毒…やかんを抱えて，または水道の蛇口から直接水をたくさん飲む＝低Na血症➡痙攣，意識障害
- 低Na血症の補正はゆっくりしないと脳が腫れてしまう！
  基本は水制限．痙攣に至った場合はNaを120mg/dLまで戻すようにゆっくりと3%食塩水を点滴する
- 高Ca血症…癌の既往．輸液（生理食塩水）で治療

点滴は慌てない慌てない．入れすぎないよう注意．補正の指示受けはミスがないように気をつけること

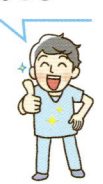

● 一酸化炭素中毒

- 冬の意識障害，頭痛や嘔吐では必ず疑うべし．暖房器具を聞こう
- 家族や同じ部屋にいた人が同じ症状を呈しているか？
- 自殺目的の人もいるので注意．病歴があやふやとなる
- 練炭？　車の排気ガス？　など聞くべし
- SpO$_2$は当てにならない（100%とよく見えてしまう）
- 100%酸素（リザーバー付き酸素マスクで15L）をガンガンいくべし
- 高圧酸素療法
  意識障害，不整脈，CO-Hb＞20〜40%，高齢者，妊婦などで考慮

教科書的サーモンピンクの皮膚色なんて，死ぬ間際じゃないと出てこないよ

● アルコール

- 意識障害をアルコールのせいにしてはいけない
- 頭部外傷が隠れていないか探そう！
- 仰臥位で嘔吐すると窒息する！
  経過観察するなら側臥位で寝かせておくべし！
- SpO$_2$ をモニターすべし
- 大酒飲みが急にお酒を飲まなくなったら要注意．興奮状態になる！
  （アルコール離脱症状）

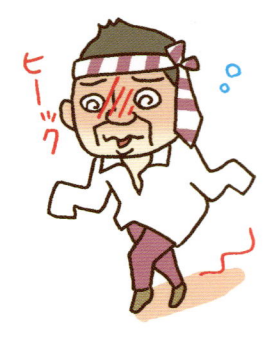

● 薬物中毒
- 精神科既往歴はないか？　家族が薬物中毒の情報を持っていないか？　以前に薬物中毒の既往はないか？　リストカットの痕はないか？
- 家のゴミ箱を調べてもらおう
- 臭い，瞳孔などが手がかりになる
- 尿検査→トライエージ提出
- 詳細は薬物中毒の項目（→229p〜）参照

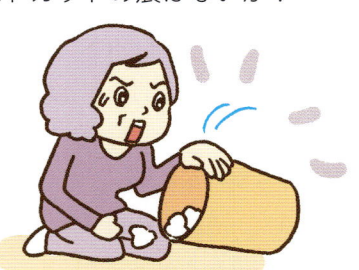

● 高体温・低体温
- 触ってみればわかりやすい．お腹を手の甲で触ってみよう
- 体温計の限界を知れ．直腸温をチェック
- 意識の悪い高体温は，熱中症，悪性症候群（精神科薬による），甲状腺ストームなどを考慮
- 熱中症はクーリングが基本．解熱薬は使用しない

● 感染症
- 高齢者の意識障害は感染症を疑え
- 肺炎，尿路感染，褥瘡をまず探すべし　他に髄膜炎，胆嚢炎，心内膜炎，肝膿瘍など
- 重症敗血症ではむしろ低体温！　説明のつかない意識障害＋低体温→血液培養を

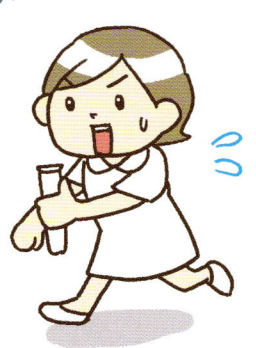

● 精神科
- ヒステリー性昏睡は人が見ているところで起こる
- 意識障害のふりをしても反射（角膜反射，睫毛反射）はごまかせない
- <u>40歳以上で初発の精神症状は精神科疾患ではない</u>　内因性疾患（敗血症低血糖など）や慢性硬膜下血腫を探せ！

● 外傷
- 慢性硬膜下血腫の半数は精神症状で出てくる（大酒飲みのおじさん！）
- 過去3か月以内の頭部外傷を聞き逃さない

> ヒステリーだと人がいないとモゾモゾ動き出す．受け身は完璧なので怪我はしない

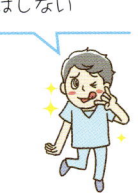

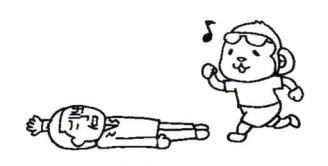

せん妄を見逃すな！

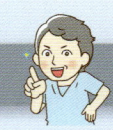

　目を開けていたら大丈夫ってわけじゃない．質問にはきちんと受け答えするが，同じことばかり言うのって，JCS Ⅰ-1 だよね．これだってれっきとした意識障害だ．救急で大声を出して興奮する場合はせん妄ってわかりやすいけど，おとなしくてどことなく変な場合の見逃しが多い．これって隠れた病気を見つけないと予後が悪くなっちゃうんだ．

　原因は多岐にわたるが，特に「薬の副作用」と「感染症」に注意しよう．睡眠薬，抗コリン薬，抗ヒスタミン薬によるものって多いんだよねぇ．高齢者が転倒して骨折しちゃうんだ．

　せん妄は①急性発症，変動性経過，②注意散漫は必須で，加えて③意識レベル低下または④支離滅裂思考で診断できる．Dr.林の「せん妄の『急変注意メッチャクチャ！』」と覚えよう！

Dr.林のせん妄の「急変注意メッチャクチャ」

①急・変…急性発症　変動性経過	せん妄は急性発症なのだ．それもまるで嘘ついてるんじゃないのというぐらい意識レベルが変動するのがせん妄の特徴．認知症は慢性だからせん妄と違う
②注…注意力散漫	注意を保つことができない．支離滅裂思考．10秒以上目を合わせられない．数字をいくつか言って「1」の数字で手を握るよう命令しても，注意を払えず従えない
③意…意識レベル低下	JCS Ⅰ-1 だって意識レベル低下
④滅茶苦茶…支離滅裂思考	石は水に浮きますか？　魚は海にいますか？　1gは2gより重いですか？　くぎを打つのに金槌を使ってよいでしょうか？……2つ以上間違えたらダメ

①+②+③=せん妄！　①+②+④=せん妄！

3 呼吸困難

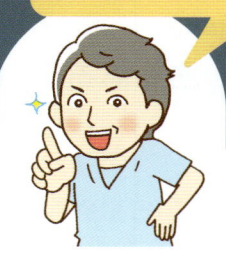

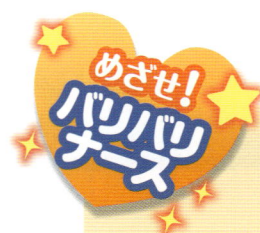

西の横綱＝気管支喘息
東の横綱＝心不全

めざせ！バリバリナース

これだけは！忘れちゃならない疾患
- 急性喉頭蓋炎など窒息する病態
- 喘息重積
- 肺塞栓症
- 心不全（急性心不全，慢性心不全急性増悪）
- 緊張性気胸
- COPD急性増悪
- 重症肺炎
- 長期にわたる咳…結核

アラーミング・キーワード
- つばも飲み込めない人生最大の喉の痛みか？
- 言葉が途切れてしまい，一文話せないのは重症！
- $SpO_2 < 92\%$ はめっちゃやばい！

トホホナース：喉が痛い人なんてたくさんいますから待っててくださいね

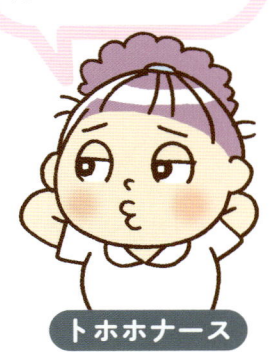

ボチボチナース：喉が結構痛そうなので早めに診察室に入ってもらいましょうか？

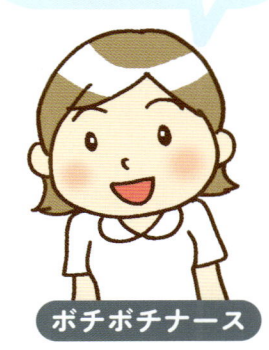

バリバリナース：つばも飲み込めないような，人生最大の喉の痛みなら，急いで診察を！酸素準備して！

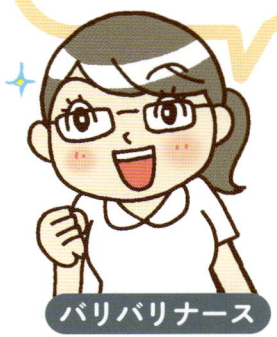

悪魔のささやき

息がつらいって……どうせ過換気でしょ？

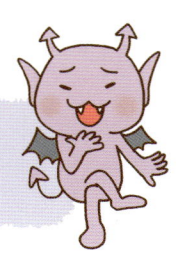

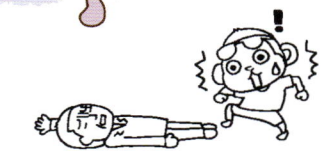

あるある，いやあったら困るよ，こんな症例

✗ 65歳女性，ただの過換気と思いきや…実はクモ膜下出血のせいで過換気になっていた！

✗ 85歳男性，初めての喘息疑いで吸入をさせていたら，意識がなくなって倒れた…急性心筋梗塞による急性心不全だった．85歳以上の心筋梗塞の最も多い主訴はなんと「息切れ」なのだ！

Worst　ワーストシナリオだったら？

気道
- ☐ 急性喉頭蓋炎
- ☐ 窒息，異物誤嚥
- ☐ 気道熱傷
- ☐ アナフィラキシー

肺
- ☐ 喘息重積
- ☐ 呼吸不全
- ☐ 心不全
- ☐ 慢性呼吸不全（COPD）急性増悪
  ＊在宅酸素療法中かどうかチェック
- ☐ 重症肺炎
- ☐ 肺塞栓症
- ☐ 緊張性気胸
- ☐ 有毒ガス吸引
- ☐ 代謝性アシドーシス
- ☐ 重篤疾患のせいで過換気に
- ☐ 長期の咳　＊結核・癌に注意

Common　よくある病気だったら？

- ☐ クループ
- ☐ 上気道炎，気管支炎，肺炎
- ☐ 過換気症候群
  （過換気の原因？心理的／身体的）
- ☐ 軽症喘息
- ☐ 自然気胸
- ☐ COPD
- ☐ 慢性心不全

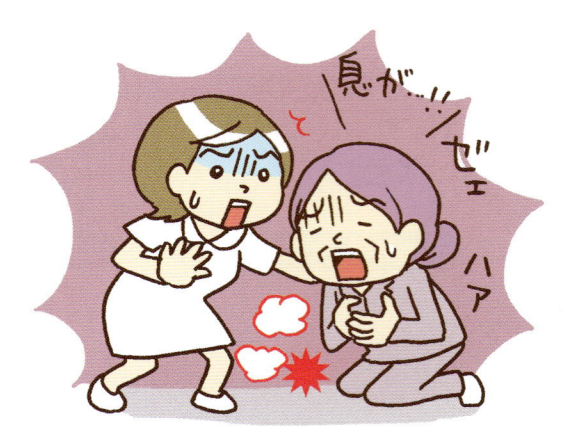

呼吸困難のトリアージ

● キーワードで探すショックの原因

- 呼吸困難を訴える場合は必ず SpO_2 測定を！
  R 蘇生 ＜90%, **E 緊急** ＜92%, **U 準緊急** 92〜94%
- 100％酸素投与しても SpO_2 ＜90%なら気管挿管を準備！（COPDは除く）
- 東の横綱は心不全，西の横綱は気管支喘息→既往歴チェックと胸部X線を素早く
- 声が出せない，話せない… **R 蘇生** →窒息，呼吸不全
- チアノーゼ（もう危ない？）… **R 蘇生**
- 呼吸数＞30回／分（2秒に1回より早い），＜10回／分（6秒に1回より遅い）… **R 蘇生** 〜 **E 緊急**
- 一文も話せない… **E 緊急** →重症呼吸不全
- 冷や汗は出ているか？ 胸痛の合併は？… **E 緊急** →急性心筋梗塞
- よだれを垂れ流している？ つばも飲めないくらい喉が痛い… **R 蘇生** →急性喉頭蓋炎
- 異物誤飲？ 窒息？ 吸気時喘鳴 stridor（窒息）… **R 蘇生** →上気道閉塞
- 自宅で何度も吸入したが喘息がよくならない→ SpO_2 をチェック… **R 蘇生** 〜 **U 準緊急** →重症喘息
- 同日再診の喘息… **U 準緊急** →中等度喘息
- 幼児がバァバァ犬吠様咳．吸気時に喘鳴… **U 準緊急** →クループ
- アレルギー？ 口も腫れぼったい．皮膚が真っ赤！… **R 蘇生** 〜 **E 緊急** →アナフィラキシー
- 在宅酸素療法中で呼吸がいつもよりつらい… **E 緊急** 〜 **U 準緊急** → COPD
- 肺塞栓のリスクあり．説明のつかない SpO_2 低下… **R 蘇生** 〜 **E 緊急** →肺塞栓
- リスク（既往歴，癌治療中，一側下肢の腫脹，ギプス，寝たきり，術後臥床，避妊用ピル，長時間座位，喀血）… **R 蘇生** 〜 **E 緊急** →肺塞栓

> 酸素投与しても90％以下はやばい！ 気管挿管考慮！

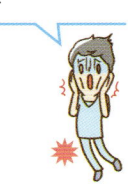

- 不安緊張恐怖など心理的要因や疼痛など身体的要因後，過換気？…
  　U 準緊急〜**L 低緊急** ⇒過換気症候群
- 高齢者の過換気症候群（実は心筋梗塞？　クモ膜下出血？など）…
  　E 緊急〜**U 準緊急** ⇒隠れ器質疾患

酸素投与のTips

デバイス	酸素流量	FIO₂（吸入気酸素濃度）	投与方法
鼻カニューラ	1〜6L	24〜44%	酸素1Lに対して酸素濃度4%ずつ増加（室内で空気の酸素濃度は20%と計算）
マスク	6〜10L	44〜60%	
リザーバー付きマスク	6〜10L	60〜100%	酸素1Lに対して酸素濃度10%ずつ増加
	10〜15L	100%	

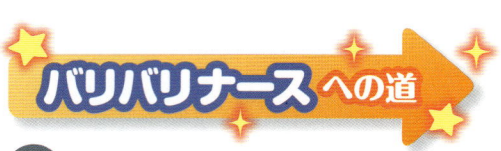

バリバリナースへの道

● 見逃すと窒息してしまう急性喉頭蓋炎

- つばも飲み込めないぐらい喉が痛い！
  タオルでよだれを拭う，こもった声で何とか呼吸をしている，高熱，咳はあまり出ない
- 甲状軟骨付近を触ると滅茶苦茶痛がる（刺激すると窒息の危険あり）
- すぐ治療を開始しないと窒息して死に至る怖い病気．抗菌薬は点滴で
- 無理に寝かせると窒息する．一番楽な体位にすべし
- 酸素投与．呼吸が止まりそうならすぐに輪状甲状靱帯切開の準備．
  手術室で気管挿管，輪状甲状靱帯切開の準備に移らないといけない
- 気道確保の名人を呼ぶ！

落とし穴…口をあけても見えない位置にある．喉を見ても一見赤くない

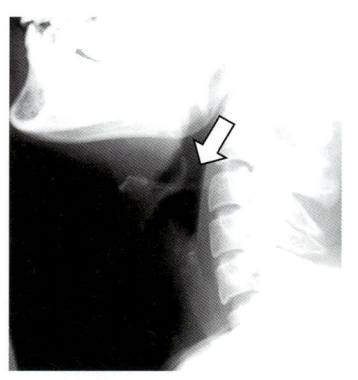

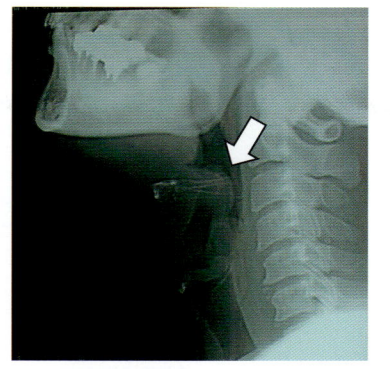

正常喉頭蓋はこんなに薄い　　急性喉頭蓋炎は腫れ上がって窒息する

● 西の横綱・喘息重積発作

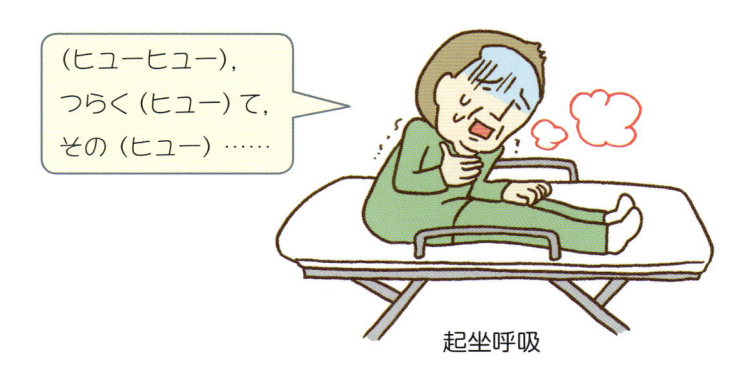

（ヒューヒュー），つらく（ヒュー）て，その（ヒュー）……

起坐呼吸

- 気管支喘息の既往を早く聞き出すべし
- **一文話せない喘息は重症！**
  すぐに気道確保し，酸素投与，血液ガスを開始
- SpO_2 をチェックすべし．$SpO_2 < 92\%$ はかなり重症！
- ピークフローもチェック！　200L／分以下ならかなり重症！
- 酸素投与しても $SpO_2 < 90\%$ なら気管挿管考慮！
- サルブタモール吸入が治療の基本
  0.3～0.5cc と生食 2cc で，20分ごとに3回．その後1～4時間ごとに吸入の指示が出ると予想しよう
- 気管支拡張薬の注射器は色付きで区別すべし！
  間違って静注したら医療事故！
- 吸入しても改善しない場合や，中等～重症の場合には早めにステロイドを点滴か経口で全身投与．メチルプレドニゾロン 2mg/kg 点滴静注またはプレドニン 1mg/kg 経口

喘息は夜中に来るのが当たり前の病気と心得るべし！優しく接してあげよう！

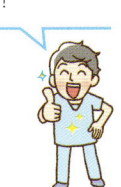

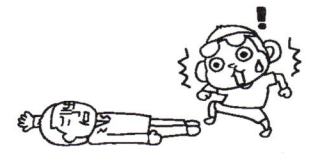

- 治療抵抗の場合，<u>気胸や肺炎の合併</u>があるかも．胸部X線を
- 10%はアスピリン喘息．痛み止めや市販の薬を内服したかを聞くべし
- 普段元気な気管支喘息患者が急性呼吸不全になったら，酸素投与はケチらない！

> **喘息　3種の神器**
> 酸素　＋　吸入　＋　ステロイド

● 東の横綱・急性心不全（慢性心不全急性増悪）

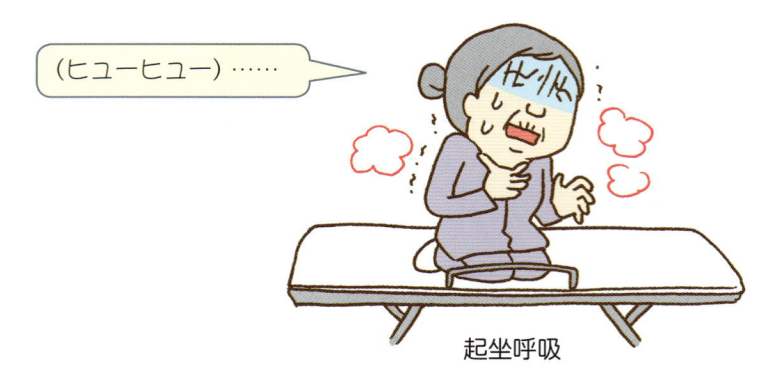

（ヒューヒュー）……

起坐呼吸

- 決め手は心不全の既往歴と胸部X線で肺水腫を探すこと
- SpO_2 が低下しているかどうかチェック
- 50歳以上＋喘息の既往なし＋喘鳴→心不全を疑う
- 85歳以上の心筋梗塞は息切れを主訴にやってくる→心電図を急いで！
- 「さるも聴診器」を忘れずに！（→25p参照）
- 心エコー，採血（BNP），血液ガス
- 肺水腫が強く容量負荷があれば利尿薬を使用する（尿道バルーン挿入）．精密バルーンで尿量測定．利尿薬のルーチン使用はしない
- 血圧コントロール．高血圧なら硝酸薬（ニトログリセリン），低血圧ならドパミンなど
- NIV (Non invasive ventilation)．CPAPやBiPAPはなかなかスゴイ！

> 右心不全があれば足が腫れる．急性左心不全は足が腫れない

クリニカルシナリオ（CS）による治療戦略

CS1… 急激発症！ 血圧＞140mmHg，肺水腫＋＋	硝酸薬，NIV	まず硝酸薬を．利尿薬は容量負荷あれば使用．なければ控える
CS2… 緩徐発症 血圧100〜140mmHg，全身浮腫＞肺水腫	硝酸薬，NIV	
CS3… 急激 or 緩徐発症 血圧＜100mmHg　低還流	強心薬	
CS4… ACS（急性冠症候群）	ACSの治療	
CS5… 右心不全，うっ血主体，肺水腫なし		

● 肺塞栓症

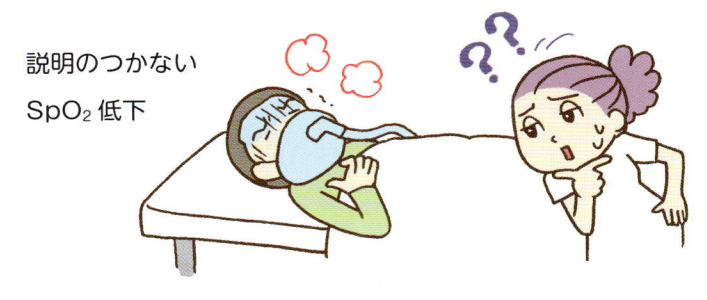

説明のつかない SpO₂ 低下

- いくら酸素を投与してもSpO₂が上がらない！
- 息切れ，胸膜痛，失神，喀血，一側下肢の腫脹など
- 90％は下肢深部静脈血栓症の血栓がはがれ，肺動脈を詰まらせてしまう→足が腫れていないかチェック
- ハイリスクを同定せよ
  ロングフライト症候群，産婦人科や整形外科の術後，避妊用ピル，下肢のギプス固定を外した，担癌患者（血栓ができやすい）など
- リスク評価（Well's criteria）が重要（→ 48p 参照）

> ロングフライト症候群は以前はエコノミー症候群と呼ばれ，中越地震でも注目された

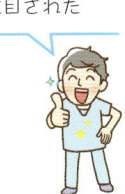

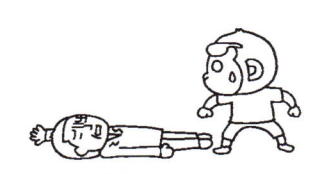

3 呼吸困難

入院絶対安静患者には必ず弾性ストッキングをはかせよう！　予防が大事

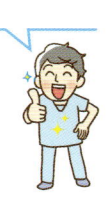

Well's criteria	
下肢の浮腫と深部静脈の圧痛	3.0 点
他の診断が見当たらない	3.0 点
頻脈＞100／分	1.5 点
固定または外科手術（＜4週）	1.5 点
PE（肺塞栓）・DVT（深部静脈血栓）の既往	1.5 点
喀血	1.0 点
癌（治療中, 6カ月以内に治療, 緩和治療中）	1.0 点
低危険群（3.6％→ PE になる）	≦2点
中等度危険群（20.5％→ PE になる）	3〜6点
高危険群（66.7％→ PE になる）	＞6点

- D-ダイマー，造影 CT，心エコー（右室拡大），心電図
- 治療はヘパリン，t-PA，下大静脈フィルター

● 慢性呼吸不全（COPD）急性増悪

……在宅酸素療法してるのにめっぽう息がつらくなって……

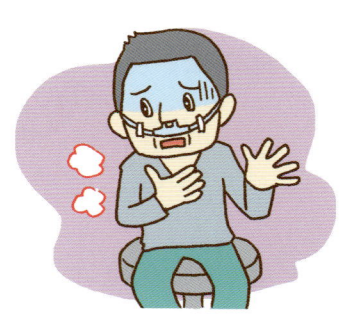

- ボチボチの呼吸不全なら少量の酸素から開始
- ひどい低酸素血症の場合，COPD だからといって低流量酸素では死んでしまう！　高流量酸素で人は死なない．CO_2 ナルコーシスとなっても自発呼吸が止まるだけ．補助換気をすればよい
- 在宅酸素療法の場合は，いつもの SpO_2 を目安に酸素投与を．SpO_2 が 90％を切っても慌てなくていい．88〜90％くらいでいい

● 緊張性気胸

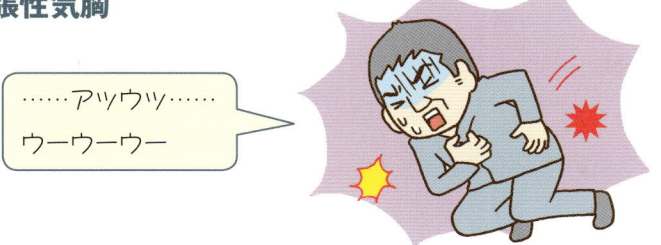

意識低下＋血圧低下＋SpO₂低下

「……アッウッ……ウーウーウー」

- チェックバルブ方式になった気胸が原因で，胸腔にこれでもかというぐらい空気が漏れ，胸腔内圧が上昇し，心臓に血が戻らない，ひいては心臓から出ていく血がなくてショックになった状態
- 難治性ショック！ 患側呼吸音減弱・打診上鼓音，頸静脈怒張（両側ともパンパンになる，外傷で出血が多いと頸静脈は張らない），皮下気腫増大（内科疾患では皮下気腫は出ない），気管偏位（見つけるのは難しい）．身体所見を覚えよう
- **ショックを伴う気胸**．ショックがなければ緊張性気胸ではない．SpO₂も意識もどんどん低下
- 臨床診断で治療しないと死ぬ！
- **外傷，喘息，気胸，中心静脈穿刺後の医原性気胸などでも起こる．特に陽圧換気（気管挿管後）で急にショックになったら疑うべし**
- 胸腔穿刺（なるべく太いサーフロー針を鎖骨中線第2肋間に刺す），胸腔ドレナージ（乳頭のラインで腋窩中線：第4～5肋間にトロッカーを入れる）

胸部X線を撮っていては現像中に心肺停止に陥る！

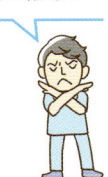

● 重症肺炎

- 発熱＋胸部X線で肺炎像．喀痰検査，培養
- 咳が1週間以上続く，最近肺炎になった，咳が激しく全身衰弱の場合疑うべし
- 抗菌薬投与は早ければ早いほどよい．来院1時間以内

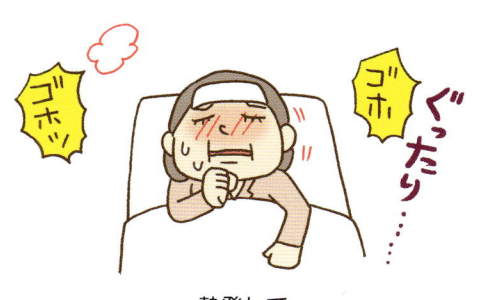

……熱発して咳が出てぐったり

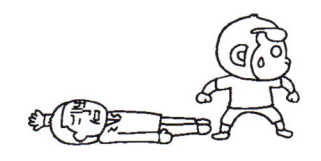

- グラム染色，喀痰培養，血液培養，胸部 CT
- 高齢者は咳がない肺炎もある．高齢者では誤嚥性肺炎も考慮
- 肺炎球菌は頑固な細菌．尿検査で肺炎球菌抗原を調べる
- 温泉に行った？➡レジオネラ肺炎．尿でレジオネラ抗原を調べる
- 若年で比較的元気な肺炎➡マイコプラズマ肺炎

● その咳，慢性なんじゃない!?

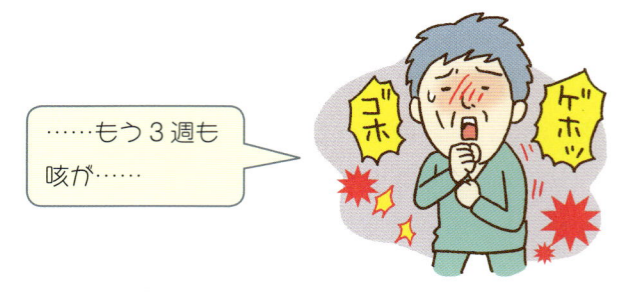

……もう3週も咳が……

慌てない慌てない

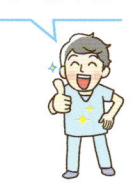

- 長期にわたる咳，体重減少，微熱➡結核を疑うべし
- 患者にサージカルマスクを着用してもらい，他の患者と隔離する
- 慢性咳は必ずしも抗菌薬はいらない．症例を見極めるのが大事
  咳喘息，上気道咳症候群，胃食道逆流，アレルギー性気管支炎，**肺癌**，**結核**，マイコプラズマ肺炎，成人百日咳，薬剤の副作用（降圧薬のアンジオテンシン変換酵素阻害薬）など……ウヘェ！

● 仮性クループ

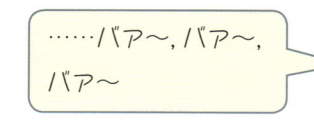

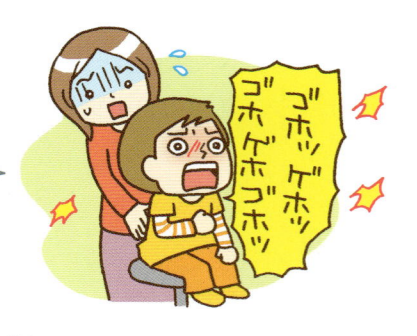

……バァ〜，バァ〜，バァ〜

犬吠様咳嗽は一度聞けば忘れない特徴的な咳

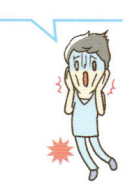

- 小児の病気．6カ月〜4歳に多い
- アザラシが鳴くように，犬が吠えるようにひっきりなしに咳をする
- 咳が激しくうるさいわりに元気．多くは入院不要．発熱あり．インフルエンザ様の症状を呈する
- ステロイドがよく効く．経口でも筋注でもOK
- エピネフリン吸入は効くが，2時間後に症状が再燃（リバウンド）することがあるので，吸入したらすぐに安易に帰宅させてはいけない

● 自然気胸

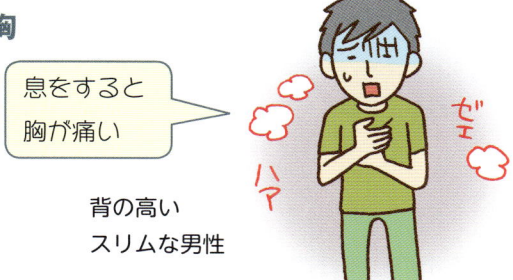

> 息をすると胸が痛い

背の高い
スリムな男性

- 痩せ型で背の高い男性に多い
  呼吸で変動する胸痛あり
- 胸部X線，胸腔ドレナージ
- 気胸を数日放置していた患者にドレナージをすると，長時間縮んでいた肺が膨らんだ際に<u>再膨張肺水腫</u>になることがある

SpO_2 のモニターを忘れずに

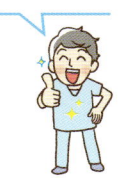

● 過換気症候群

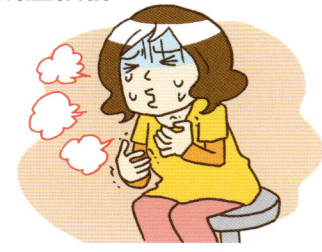

……手足先，口の周りがしびれてヒッヒフー！

- 二酸化炭素を吐き過ぎるのが原因
  口の周り，四肢指先のしびれ
  助産婦肢位になる
- 落ち着かせるのが一番
- 若年者はストレスによることが多い．発症状況をよく聞く
- <u>高齢者の過換気症候群は，原因として何か怖い病気が隠れていることがある</u>．気胸，肺炎，肺塞栓，DKA，敗血症，心筋梗塞，脳血管障害（クモ膜下出血），尿毒症，疼痛，中毒など．
  落ち着いたら，どこか痛くなかったか必ずチェックすべし

ペーパーバッグ再換気はおまじない．高齢者では低酸素になることもあるので注意

● その他

- ヘモグロビンの異常（一酸化炭素中毒，メトヘモグロビン血症，シアンガス中毒，硫化水素中毒）
- 高度貧血，肥満，妊娠，腹水

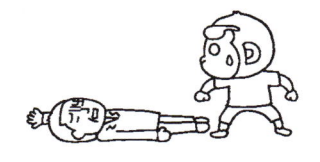

4 動悸・不整脈

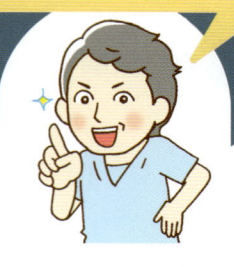

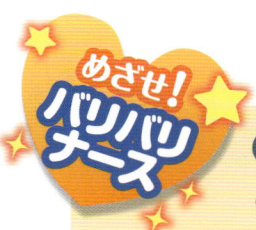

> 心肺停止の心電図に強くなる！
> 「さるも聴診器」を忘れずに！

めざせ！バリバリナース

これだけは！忘れちゃならないポイント

- 心室細動，心室頻拍，心静止，PEA に強くなる
- Wide QRS の頻脈は，とにかくドクターコール！
- 心電図モニター　Vf（心室細動）だけは見逃すな！
  　　　　　　　　ST 上昇，ST 低下
  　　　　　　　　速すぎる，遅すぎる，止まる！？
- 12 誘導心電図　ST 上昇はセット注文！
  　　　　　　　　腎不全患者ならテント T，P 波消失を探す

トホホナース：モニターの波形がギザギザしてるけどよくわかんない……

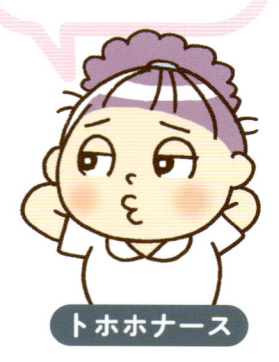

ボチボチナース：モニター波形が Vf で意識がありません！

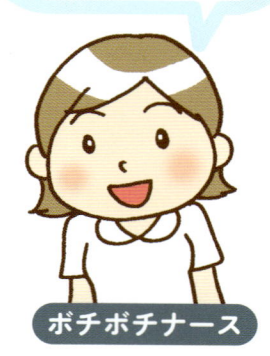

バリバリナース：モニター波形が Vf です！AED もってきて！先生呼んでください！CPR 開始します！

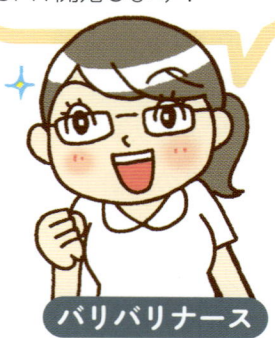

悪魔のささやき

ムリムリ！
看護師が心電図なんか読めるわけないって！
期待するのがおかしいのさ

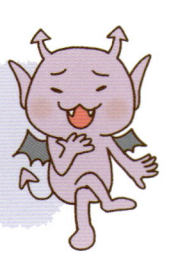

あるある，いやあったら困るよ，こんな症例

✗ 「幅の広い QRS が出てはいたんですけど，意識はありましたしぃ……」安易に PSVT（発作性上室性頻拍）だと思ってはいけない．ホラ，急速に意識がなくなってきたでしょ？　幅広の QRS を見たら VT（心室頻拍）を疑え

✗ モニターでは ST が低下していただけで…12 誘導をとると，ホラ，ST 上昇してるよ！

✗ 「心電図とれましたのでここに置いておきますね！」そこに置かれた心電図は明らかに II，III，aVF で ST 上昇…心筋梗塞の心電図が放置された

✗ 「心電図 12 誘導とれました」…この患者さん右胸心？　いえいえ，心電図の電極の付け方は正確に（実は四肢誘導の左右を間違えていた……）

Worst — ワーストシナリオだったら？
- ☐ 急性心筋梗塞
- ☐ 高カリウム血症

Common — よくある病気だったら？
- ☐ 貧血
- ☐ 甲状腺機能亢進症

BLS & AED

意識がない → 応援（救急カート）を呼ぶ！　AED！　院外なら 119 番！

正常な息なし → 死戦期呼吸（下顎呼吸）は胸骨圧迫開始

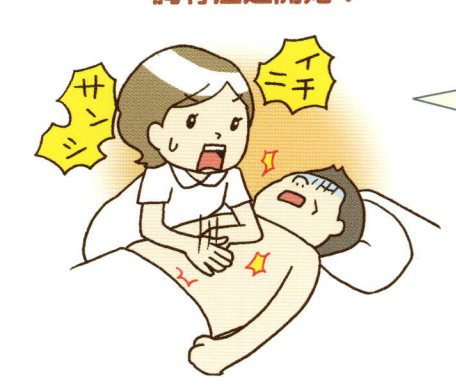

胸骨圧迫開始！

- ◆ 最初に胸骨圧迫を ≧100 回／分，圧迫深さ ≧5cm，休まない！
- ◆ 医療者は A 気道 B 呼吸も続いて行う
- ◆ 2 分ごとに再評価．人員交代
- ◆ AED を装着！
- ◆ 胸骨圧迫だけでもオッケー
- ◆ 「見て・聞いて・感じて」のお作法よサヨウナラ

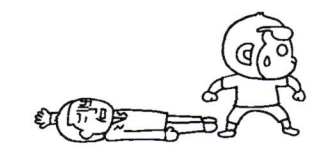

ICLS

①心室細動　Vf

②脈なし心室頻拍　pulseless VT

除細動　2分ごと
　二相性（120〜200J）
　単相性（360J）
除細動後，胸骨圧迫再開2分

⇔

エピネフリン（アドレナリン）
　1mg 静注・骨髄　3〜5分ごと
　生食20mLでプッシュ

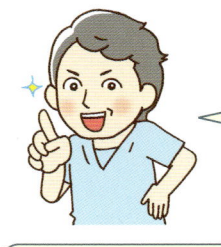

もし治りが悪ければ
・アンカロン，シンビットを考慮
・透析患者なら高K血症を考慮→カルチコール
・トルサーデポワン（紡錘形 Vf）ならマグネゾール2g静注

ポワンポワンしてたらマグネゾール2g静注

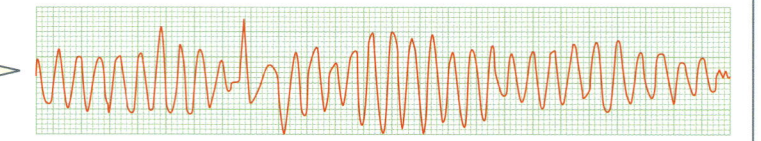

③心静止　Asystole

④脈なし電気活動　PEA

エピネフリン（アドレナリン）
　1mg 静注・骨髄　3〜5分ごと
　生食20mLでプッシュ

アトロピンはもう使わない！
治しうる原因6H & 6Tを探せ

- 心静止の落とし穴…実は細かいVfのことが（除細動できる）．心電図モニターの感度（上げる），リード（電極外れ），誘導（四肢誘導を変えてみる）を再チェック

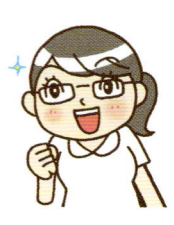

治しうる原因検索！ 6H & 6T

Hypovolemia	低循環血症	輸液！ エコー（出血源検索），X線，病歴
Hypoxia	低酸素血症	とにかく100%酸素投与
H⁺ acidosis	アシドーシス	血液ガス
Hyper-K/ Hypo-K	K↑, K↓, 代謝異常	透析中(高K) 下剤乱用（低K）
Hypoglycemia	低血糖	デキスターチェック
Hypothermia	低体温	さわれば冷たい！
Tablet/ Toxin	中毒	病歴，瞳孔，うつ病
Tamponade, cardiac	心タンポナーデ	エコー
Tension-PTX	緊張性気胸	身体所見でわかる
Thrombosis, coronary	ACS（心筋梗塞）	病歴，ECG
Thrombosis, pulmonary	肺血栓塞栓症	エコー（右室拡大，D-shape），下肢静脈血栓症，Well's criteria
Trauma	外傷	病歴

- 呼吸管理連続波形ETCO$_2$モニター→気管挿管したらCO$_2$濃度を見てみよう
  - ETCO$_2$ ＜ 10mmHg 蘇生効率再考（ダメってこと）
  - ETCO$_2$ ＞ 40mmHg 心拍再開（いいってこと）
  - 挿管チューブの位置確認にも使える
  - ETCO$_2$ ＜ 10mmHg が15～20分続いてしまうと蘇生はなかなか困難だよ

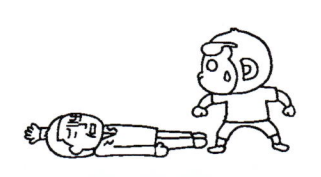

動悸・不整脈のトリアージ

- 患者の言葉に耳を傾けよう
  - 頻脈「ドキドキドキ」
  - 不整脈「ドキドキ，ドックン」（脈が飛ぶ，PVCなどに注意）
  - 徐脈「ドックン……ドックン……」
- 波形を治すな！　人を治せ！
- 病気のせいで脈が速い場合は，脈を治すな！　病気を治せ
  - <u>貧血，甲状腺機能亢進症，発熱，疼痛</u>
- 頻脈＞150で「いしき心配」（→10p）のどれかがあれば，頻脈も治す必要があるかも

> 心電図異常があっても，患者さんには全く症状がなく，けろっとしていれば安心してもいい

● 頻脈性不整脈　「ドキドキドキドキ」

- AF（心房細動），AFL（心房粗動），PSVT（発作性上室性頻拍），VT（心室頻拍）をチェック！
- バイタルが不安定なら，同期して電気ショックを（AF, VT → 100J, AFL・PSVT → 50J）

① AF　心房細動

- P波見えない，QRS間隔がバラバラ
- Ca拮抗薬（ワソラン®），β遮断薬などで治療

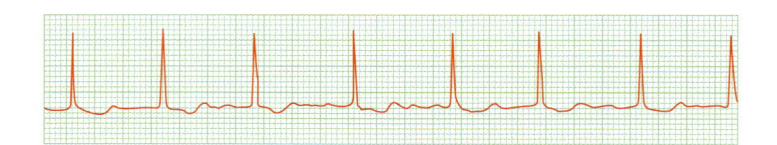

② AFL　心房粗動

- 基線がノコギリ
- Ca拮抗薬，β遮断薬など

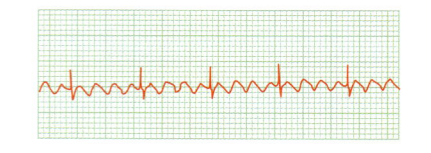

> 心電図を上下さかさまに引っくり返してみたらノコギリが見やすくなるよ！

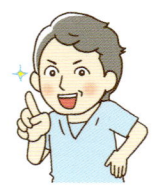

③ PSVT　発作性上室性頻拍

- 幅の狭い QRS による頻拍
- P 波見えず
- アデノシン，Ca 拮抗薬（ワソラン®）などで治療

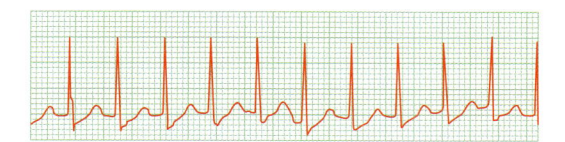

④ VT　心室頻拍

- 幅の広い QRS による頻拍
- 迷わずドクターコール
- PSVT に変更伝導やブロックがあればこうなるが，予後の悪い VT をまず考える

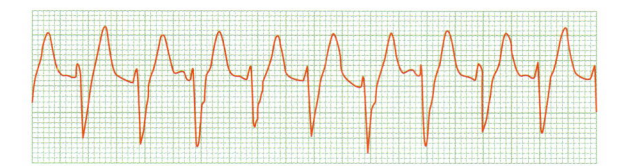

● 徐脈　「ドック…………ドック……」

Ⅲ度ブロックがコワイ！ P と幅の広い QRS がつながらない，脈＜ 40
すぐにドクターコール，経皮ペーシング準備

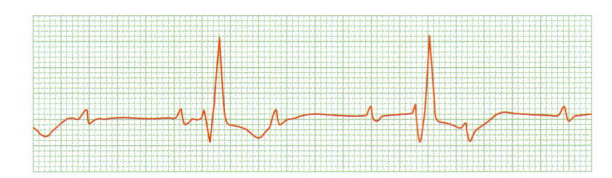

● 期外収縮　「ドキドキ，ドックン！」

PVC 心室性期外収縮かも→心電図モニター装着！
PVC が続けて連発（run）したらすぐにドクターコール

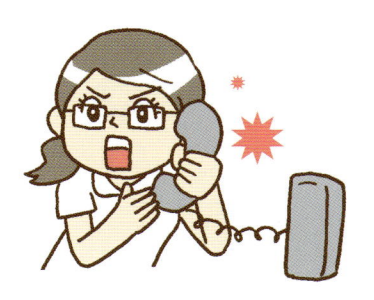

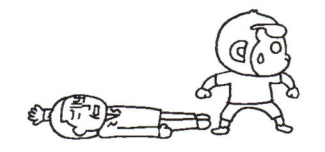

その他

高カリウム血症

腎不全（透析患者），重症糖尿病の患者では必ず高カリウム血症を考慮せよ！　すぐにドクターコール．12誘導心電図，採血，Kを含まない点滴（生食，ソリタT1など）をつなぐ

- テントT（先の尖った左右対称性の高いT波）
- P波の消失，徐脈，幅の広いQRS

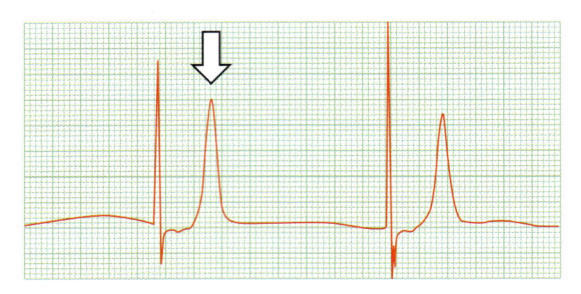

低体温

徐脈，J波：QRSの下り坂にくびれができる．Osborn波ともいう

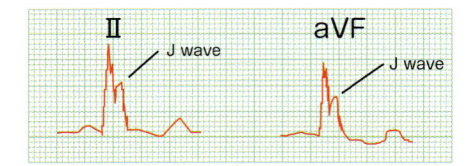

心外膜炎…発熱

ほぼ全誘導でST上昇，ミラーイメージは絶対出ない

バリバリナースへの道

心電図モニター編

- Vf（心室細動）だけは見逃すな！　一目瞭然．ギザギザの波！
  →すぐに除細動!!　決して見逃してはいけない致死的不整脈
  - 意識があったらVfではない．通常30秒以上Vfになると意識はなくなってしまう

- 脈が触れない！　コワイ心電図波形はこの4つ！

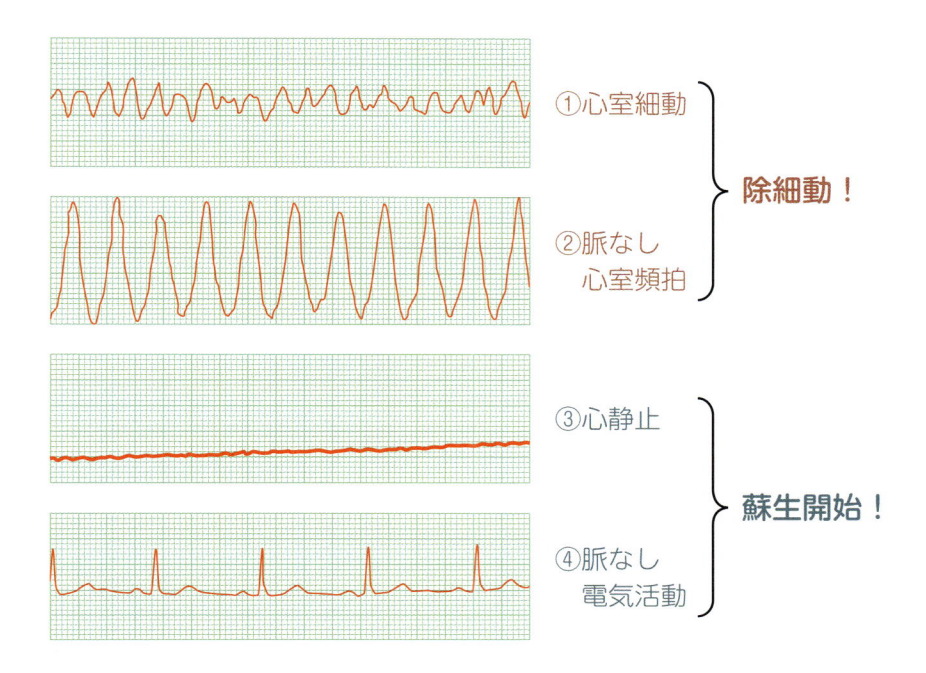

① 心室細動
② 脈なし心室頻拍
　　　　　　　　　}除細動！

③ 心静止
④ 脈なし電気活動
　　　　　　　　　}蘇生開始！

- ST上昇，ST低下はないか？
  - 心筋梗塞？　虚血変化？　胸痛を訴えST上昇・低下をみたら心筋梗塞や狭心症を考えて12誘導心電図をとろう．モニターでST低下でも，12誘導ではST上昇が見つかることがある！

12誘導心電図編

ST上昇型心筋梗塞を見逃さない！

- STがちょっとでも上がっていればアウト！　同じ壁で2誘導以上どの電極が心臓をどこから見ているかがわかっていれば簡単！

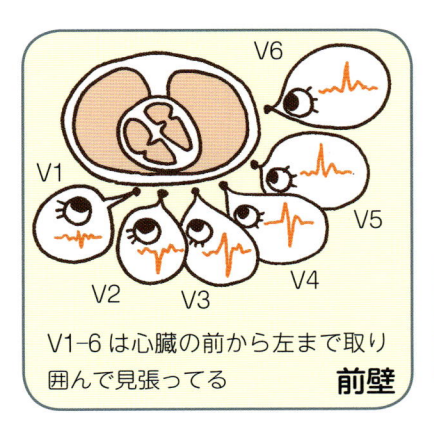

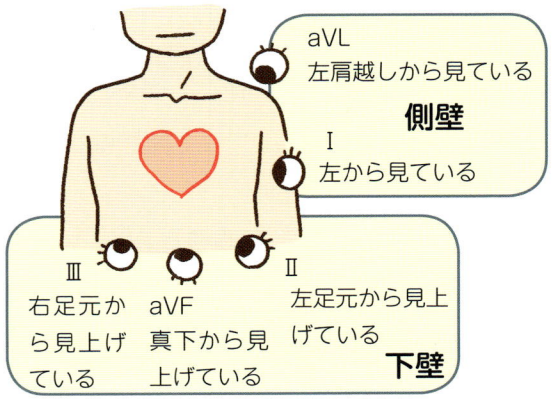

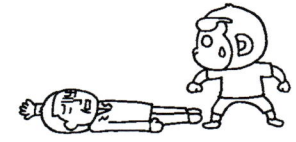

V1–6は心臓の前から左まで取り囲んで見張ってる　**前壁**

aVL　左肩越しから見ている　**側壁**
Ⅰ　左から見ている
Ⅲ　右足元から見上げている
aVF　真下から見上げている
Ⅱ　左足元から見上げている　**下壁**

● 原則その1：ST上昇はセットで探せ！

- Ⅰ，Ⅱ，Ⅲの順に心電図を読んではダメ！　セットで読もう！
  - 側壁セット　Ⅰ，aVL
  - 下壁セット　Ⅱ，Ⅲ，aVF
  - 前壁セット　V1〜V6
- 同じ壁でST上昇を2つ以上認めれば心筋梗塞（例外はあるけどね）

● 原則その2：ミラーイメージがあったら絶対心筋梗塞！

- 一番見つけやすいのは下壁梗塞！
- Ⅱ，Ⅲ，aVFでST上昇していたら，反対の壁Ⅰ，aVL，V5-6でST低下を探そう！

| ST上昇　Ⅱ,Ⅲ,aVF…下壁 | ⇔ | ST低下　Ⅰ，aVL，V5-6 |
| ST上昇　V1〜V6…前壁 | ⇔ | ST低下　Ⅱ，Ⅲ，aVF |

● 必殺技！　ひとつ上をいく裏技

下壁梗塞を見たら　Ⅱ，Ⅲ，aVF ST上昇　→　V4R,V5Rの電極追加

右冠動脈の根っこで詰まると右室梗塞になってしまう．右冠動脈の根っこ近くに電極をつければいい．それがV4R，V5R！

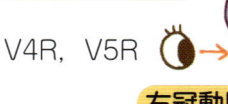

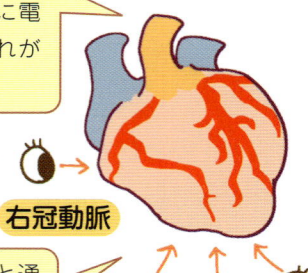

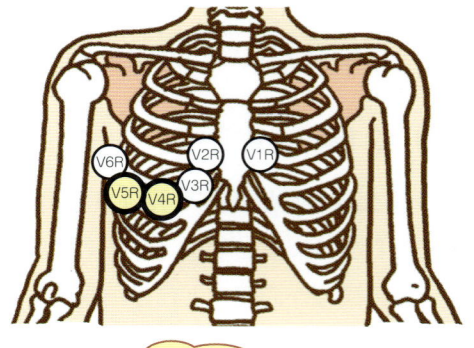

V4R, V5R → 右冠動脈

右冠動脈の先で詰まると通常の下壁梗塞だけど……

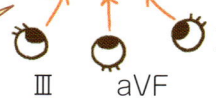

Ⅲ　aVF　Ⅱ　下壁梗塞!?

右室梗塞のニトログリセリンは禁忌だよ！

- 下壁梗塞の場合，右室梗塞を合併しやすい（右冠動脈の根っこが詰まってる場合）
- V4R, V5RでもST上昇（せいぜい1mmぐらいだけど）を見つけたら，ニトログリセリンを使うと血圧が下がっちゃうよ！　右室梗塞の場合，血圧低下に対しては昇圧薬ではなく，輸液負荷なんだよね

心電図のとりかた

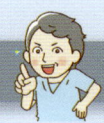

心電図は命綱！　なんたって急性冠症候群を疑ったら，**来院10分以内！**にとらなきゃいけないんだから．医師の指示を待たずに心電図をとるように病院のマニュアルを徹底しておかないと，世界のスタンダードに乗り遅れちゃうよ．バリバリナースは早く正確にとり，素早く危険な心電図所見を見つけちゃうのだ！

①前胸部誘導の電極位置の覚え方「あきみちゃんのブラジャーは紫！」

あ（赤）→	き（黄）→	み（緑）→	ちゃ（茶）→	ブラジャー（ブラック）→	紫
V1	V2	V3	V4	V5	V6

V1，V2は第4肋間だよ．胸骨角（胸骨の出っ張ってるところ）についている肋骨が第2肋骨．この骨の下が第2肋間（第2肋骨と第3肋骨の間）．きちんと数えないと，間違ってよく第3肋間に電極をくっつけている人がいるんだよなぁ……．

他にも「せきぐちくん」=「せ（赤色）き（黄）ぐ（グリーン）ち（茶）く（黒）ん（む：紫）」，「あきみちゃん国試」=「あ（赤）き（黄）み（緑）ちゃ（茶）国（黒）し（紫）」など，いろいろあるけどね．

②四肢誘導は右手（赤）→左手（黄）→右足（黒）→左足（緑）

aVRのQRSは下向きじゃないといけない．もしこれが上向きなら左右の電極付け間違いかも（または内臓逆位の右胸心）．

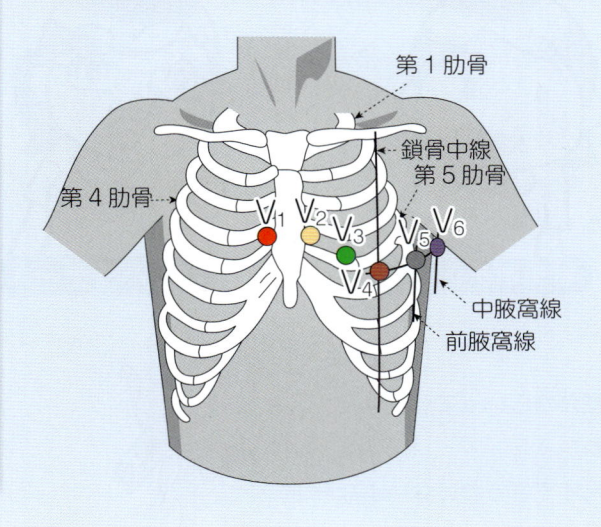

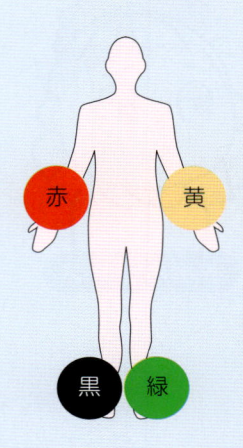

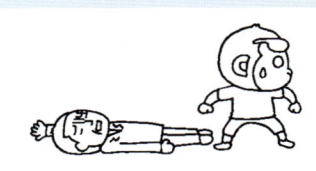

第1肋骨
鎖骨中線
第5肋骨
第4肋骨
中腋窩線
前腋窩線

5 胸痛

心筋梗塞・大動脈解離・肺塞栓
恐怖の三大王に気をつけろ！

めざせ！バリバリナース

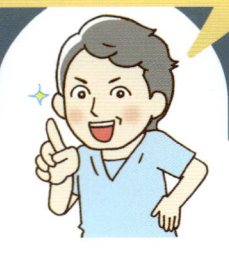

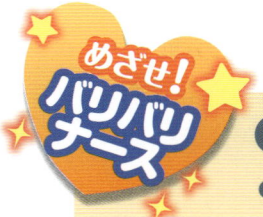

これだけは！忘れちゃならない疾患
- 胸痛はまず心筋梗塞から疑う！
- 大動脈解離　　●肺塞栓

アラーミング・キーワード
- 心臓中心に30cm範囲内の圧迫感＋冷や汗いっぱい！（心筋梗塞）
- 胸から背中が裂けるように痛い．血圧左右差（大動脈解離）
- 胸痛＋SpO_2低下＋片足が腫れている（肺塞栓）

中年男性が胃が重苦しいと言って来院嘔吐あり．冷や汗をかいて顔色が悪い

二日酔いは
つらいわよね……
（胃痛＋吐き気で
二日酔いってかぁ？）

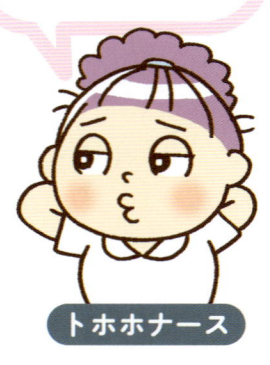

トホホナース

胃カメラを
しないと……
（胃潰瘍を心配する）

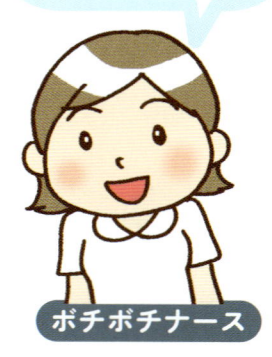

ボチボチナース

まず心電図から
チェックよ！
（心筋梗塞を心配する）

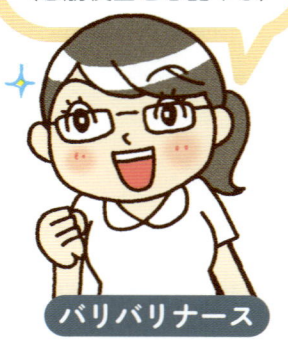

バリバリナース

悪魔のささやき
心臓が悪いなら，心臓がつらいって
言ってもらわないとねー♪
そうでないと診断なんてできるわけないよなー♪

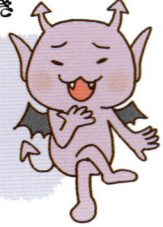

あるある，いやあったら困るよ，こんな症例

- ✗ **胃が痛い**と来院した冷や汗いっぱいの患者は，実は**心筋梗塞**だった！
- ✗ **息切れ**を主訴に来院した糖尿病の高齢女性が，実は**心筋梗塞**だった！
  （胸痛なしぃぃぃ！）
- ✗ **背中が痛かった**が今は痛くない患者が，**胸部大動脈解離**だった！
  （発症時がすごく痛い）
- ✗ **失神**で来た**息切れ**の患者が，**肺塞栓**だった！
  （そういえばSpO_2低かったわねぇ……）

Worst ワーストシナリオだったら？

- ☐ 急性心筋梗塞
- ☐ 胸部大動脈解離
- ☐ 肺塞栓症
- ☐ 不安定狭心症
- ☐ 心外膜炎，心筋炎，心内膜炎
- ☐ 食道破裂
- ☐ 緊張性気胸（むしろ呼吸不全＋ショック）

Common よくある病気だったら？

- ☐ 安定狭心症
- ☐ 逆流性食道炎
- ☐ 肺　炎
- ☐ 気　胸
- ☐ 帯状疱疹
- ☐ 心臓神経症
- ☐ 肋軟骨炎
- ☐ モンドール病（静脈炎）
- ☐ 不安神経症

胸痛のトリアージ

- 胸痛は原則緊急性が高い！　遠慮はいらない！
  少しでも心臓を疑ったら，すぐに心電図モニター！
  12誘導心電図！

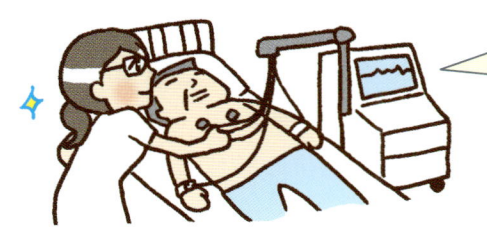

来院10分以内に！

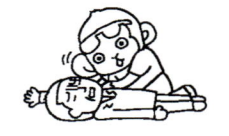

冷や汗と心筋梗塞は関連が深い

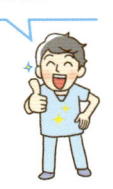

- 胸痛＋呼吸不全，ショック… R 蘇生 ➡ 恐怖の三大王を考慮
- 胸痛＋冷や汗… E 緊急 ➡ 心筋梗塞
- 狭心症の既往？　以前の狭心痛と比べて悪化しているか？…

  E 緊急 ➡ 急性冠症候群

  > 持続時間が長くなった
  > 頻度が多くなった
  > 痛みの程度がより強い
  > ニトロに対する反応が鈍くなった

  ➡ 不安定狭心症！

- 胸痛の範囲はどのくらい？（自分で指し示してもらう）
  - 手のひらの範囲，握りこぶし… E 緊急　心臓が原因らしい
  - 指先… U 準緊急 ～ N 非緊急　心臓以外かも（心臓神経症）
- 胸痛の強さはどれくらい？（10点満点で8/10以上）… E 緊急

  ➡ 恐怖の三大王を考慮
- 既往歴に心筋梗塞・狭心症・深部静脈血栓症，肺塞栓… E 緊急

  ➡ 恐怖の三大王
- 「Dr. 林の30 cmの法則（放散痛）」＋「冷や汗」… E 緊急

  ➡ 心筋梗塞！

胃，両肩の痛みに注意しよう．心筋梗塞ではむしろ右肩が痛い！

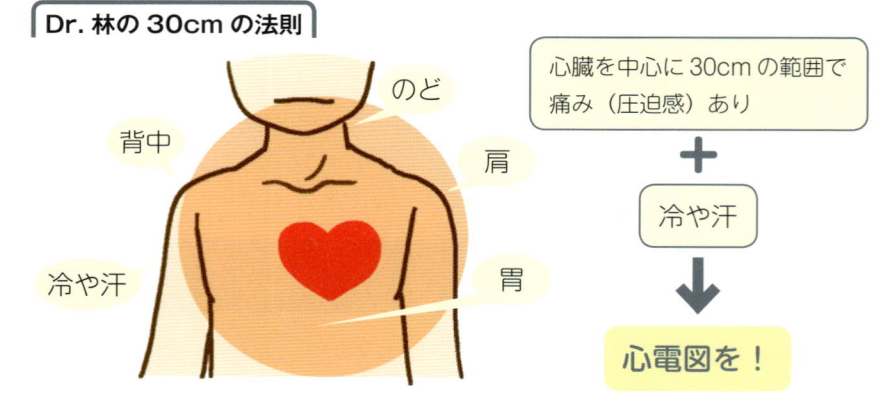

Dr. 林の30cmの法則

のど／背中／肩／冷や汗／胃

心臓を中心に30cmの範囲で痛み（圧迫感）あり
＋
冷や汗
↓
心電図を！

象使いを呼んでも無駄ぁぁぁ！

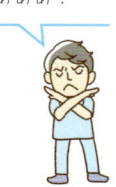

- 胸痛の性質はどんな感じ？
  - 押さえつけられるような感じ，圧迫感… E 緊急 ➡ 心筋梗塞
  - 象に踏まれた感じ… E 緊急 ➡ 心筋梗塞
  - （食事をしていないのに）喉が詰まる感じ，死ぬかと思った…

    E 緊急 ➡ 心筋梗塞

- ・裂けるような痛み，とても鋭い痛み… **E 緊急** ➡胸部大動脈解離
- ・痛みが移動する（胸痛〜背部痛〜腰痛，血管に沿って広がる）…
  E 緊急 ➡胸部大動脈解離
- ・刺すような感じ，呼吸で痛む感じ… **U 準緊急** 〜 **L 低緊急** ➡胸膜炎？ 気胸？
- 高齢女性＋糖尿病＋冷や汗… **E 緊急** ➡無痛性心筋梗塞？ 低血糖？
- 女性の全身倦怠・嘔気・嘔吐・息切れ… **E 緊急** ➡無痛性心筋梗塞？
- 高齢者（>85歳）の息切れ（高齢者は胸痛よりも息切れ！）… **E 緊急**
  ➡心筋梗塞？
- 肺塞栓のリスクの有無？
  - ・深部静脈血栓症の既往，ギプス固定解除直後，狭いところで長時間
    … **E 緊急** ➡肺塞栓
  - ・寝たきり，産後，癌… **E 緊急** ➡肺塞栓
  - ・酸素投与しても SpO$_2$ 上がらず… **E 緊急** 〜 **R 蘇生** ➡肺塞栓
- 若年男性＋長身＋呼吸で胸痛↑＋呼吸音左右差… **U 準緊急** ➡気胸
- 肺炎を疑う病歴（発熱，激しい咳，胸痛）… **U 準緊急** 〜 **E 緊急** ➡肺炎
- 胸壁に水疱を伴う集簇性皮疹… **U 準緊急** ➡帯状疱疹
- 空腹時に胸焼け，食べると楽… **U 準緊急** 〜 **N 非緊急** ➡逆流性食道炎
- 心配が心配で心配なの（笑）… **N 非緊急**
  あなたの共感力が患者さんを救う！
- 恋して胸が苦しいの… **N 非緊急**

> 高齢女性＋糖尿病＋冷や汗，これはよく見逃されるパターン！

> 在宅酸素療法患者は例外

> …草津の湯にでも行ってください！

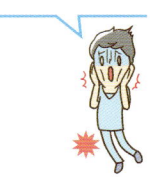

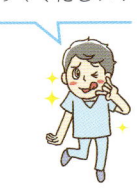

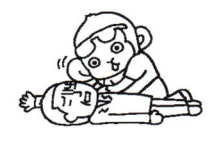

アクション！ 心筋梗塞

- さるも聴診器！
  - 心電図は来院10分以内に！ ← ナースの判断で心電図を！
  - ガイドライン順守！
  - 心カテは90分以内！ ← マニュアル整備を！

MONA「モナ」	
M…Morphine	モルヒネ
O…Oxygen	酸　素
N…Nitroglycerin	ニトログリセリン（舌下スプレー）
A…Aspirin	アスピリン（2錠内服）

- 血圧が低い場合，ニトログリセリン，モルヒネは慎重に！
- 高血圧なら，ニトログリセリン持続点滴
- ショックなら，ドパミン（カタボン®）持続点滴

> 状態が悪い患者が来たら，合言葉は
> **さるも聴診器**
> 酸素，ルート確保，モニター，超音波，心電図，胸部X線ポータブルを急げ！！

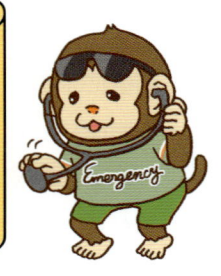

バリバリナースへの道

このページを10回は読もう！

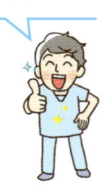

- **明らかに心筋梗塞・不安定狭心症＝急性冠症候群**
  - 合言葉は「さるも聴診器」
  - 心電図は頻回にとるべし！　ID入力を忘れないこと
  - MONA「モルヒネ・酸素・ニトログリセリン・アスピリン」
  - 呼吸困難なく，$SpO_2 \geq 94\%$なら酸素投与は不要（ガイドライン2010）
  - 酸素投与はSpO_2を94〜99％に（100％までは上げ過ぎだよ）

- 点滴確保は左手で．右手から PTCA をすることが多いからね
- モルヒネ，ニトログリセリン！
    - 血圧 90mmHg 以下ならどちらも投与できない（血圧低下！）
    - どちらも，使用したら，血圧が下がってこないか頻回チェック
    - どちらも，投与の時間を記録すべし
    - モルヒネはニトログリセリンが効かない ST 上昇心筋梗塞で 2～5mg ずつ使用する
    - モルヒネの薬剤管理は厳重に！　余っても安易に捨ててはいけない
- アスピリン，バイアスピリンは 2 錠，ガリガリ噛んで飲み込んでもらう
- 早めにポータブル胸部 X 線を
- 人を集めて応援を呼ぶ．CCU に早めに連絡を
- 下壁心筋梗塞（Ⅱ，Ⅲ，aVF で ST 上昇）を見たら右側誘導（V4R，V5R）もとる．医師に指示をもらおう．右室梗塞の合併を考慮すべし

右室梗塞の注意点
　①ニトログリセリンやモルヒネで血管を開くと血圧が落ちてしまう
　②右室梗塞のショックの治療は輸液負荷（昇圧薬じゃない）

- シグマート®，ヘパリン，t-PA を使用することがあり，薬剤の適応や使用量に注意しよう．投与時間を記録すべし
- 心筋梗塞を合併する胸部大動脈解離もある．最初に裂けるように痛かったかどうか聞く

右冠動脈の起始部が詰まると右室梗塞になるんだ

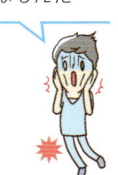

● 心筋梗塞かも？　まだ不確定のとき

- 急性冠症候群の落とし穴を知るべし．大事なのは病歴！　来院時に心電図，血液検査は正常，症状のみあるということはいくらでもある
- 病歴がひっかかったら，心電図，血液検査が正常でも，じっくりフォローアップすべし！
- フォローアップ（心電図，血液検査）は患者のリスクに合わせてリスクが低ければ 3～4 時間，既往歴があるなどあやしい場合は 8～12 時間
- 医師が患者を帰宅させると決めた場合，胸痛再発の際はいつでもどこでも何としても，すぐに対応することを耳打ちして帰宅してもらう．バリバリナースが患者を救う！
- 来院時，典型的心電図は 13～69% のみ．繰り返しとる必要あり

ねっとり・ねちねち・まったり（？）と，時間がかかるものとあきらめよ！　リスクが高ければ原則入院

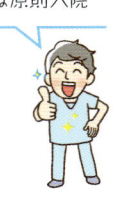

- ●やっぱり大事なのは病歴！
  - ・不安定狭心症は病歴で決める．血液検査と心電図は正常である．不安定狭心症の10％が心筋梗塞に進展する
  - ・以前の狭心症よりも悪化していれば（不安定狭心症）安易に帰宅させない！（痛みの強さ↑，持続時間↑，頻度↑，ニトロに対する反応↓，安静時にも症状出現）
  - ・以前にも心筋梗塞になったことがある場合は，以前の心筋梗塞の痛みと同じ性状か聞く
- ●胸が痛いとは言わない患者が多い！
  - ・「押さえつけられる」「圧迫感」あるいは「象に踏まれたみたい」
  - ・女性の約4割は胸痛なし！
    「全身倦怠」「嘔気・嘔吐」「息切れ」が主訴
  - ・85歳以上の高齢者は「息切れ」が主訴
  - ・糖尿病患者も痛いと言わず，とにかくつらがる
  - ・高齢＋女性＋糖尿病は見逃されやすい
- ●放散痛が主訴になっている患者がいる
  - ・胃の痛みを訴える中年以上の患者の場合，特に冷や汗があれば，まず心電図からアプローチ
  - ・両肩への放散痛はまず心臓を疑うべし
  - ・放散痛…胃，喉，肩（左右），背中などあり
- ●二度あることは三度ある？　狭心症，心筋梗塞の既往がある人はハイリスク！
- ●心筋酵素の血液検査（CPK–MB，ラピチェック，トロポニンTなど）でひっかかるのは半数のみ．発症1時間以内に来院すると心筋酵素は10～40％しかひっかからない．8時間過ぎてはじめて9割以上ひっかかってくる．4～12時間のフォローアップ再検が必要
- ●心エコーで壁運動低下を認めるが，初期には認めないことが多い

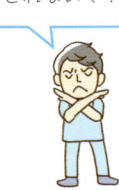

だまされないで！

無痛性心筋梗塞の3分の1は糖尿病あり

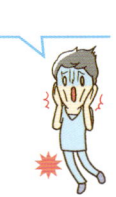

●胸部大動脈解離

- ●ポイントは3つ
  ①裂けるように痛い！　血管が裂けるから滅茶苦茶痛い．発症時は激痛
  ②痛みの移動の病歴！　大動脈に沿って痛みが移動する
  ③血圧の左右差！　大血管が裂けて枝分かれした血管の流れが妨げら

れることがある
- 左肩甲骨内側，ここが痛いのは要注意！（大動脈の場所だよ）
- 落とし穴
    - 胸部X線で上縦隔拡大が見られない例もあり
    - 発症時は激痛でも，裂けるのが止まると痛みがなくなる症例も
    - **失神**で来院する例がある！
- 胸部X線で上縦隔拡大を探す．上記のように，上縦隔拡大がなくても否定できないけどね
- 造影CTを行うので輸液のつなぎ目はしっかりと，外れないように
- アレルギーをチェック．喘息，ヨードアレルギーの有無，造影剤使用同意書の確認も
- 十分な降圧管理が必要．高血圧だと血管がどんどん裂けてしまう．ペルジピン，インデラルなどを使用
- 血圧が低ければ心タンポナーデの合併なども考慮しエコーを準備．治療は心嚢穿刺
- 治　療
    - スタンフォードA：上行大動脈を含む大動脈解離→原則手術で治療
    - スタンフォードB：上行大動脈以外の大動脈解離→降圧治療でまず内科的にがんばる．症状や痛みが悪化する場合は手術
- アスピリン，ヘパリン，t-PAは禁忌！　血が止まらなくなってしまう
- 血管が解離すると，大動脈から枝分かれした血管が閉塞してさまざまな症状（片麻痺，対麻痺，血圧左右差，腎不全，腸が腐るなど）が現れる．

● 肺塞栓

- 肺動脈に血栓が詰まってしまい酸素を取り込めなくなる
- 血栓の原因は90％が下肢由来（深部静脈血栓），上肢由来は10％
- 胸痛（呼吸で変動），息切れ，喀血，**失神**などの症状を呈する
- 酸素を投与してもSpO_2が上がらない！　ヤバイ！
- 足の静脈がよどんで停滞していた人に多い
    - 海外旅行に出かけ，長時間狭い飛行機内で足が窮屈だった
    - 狭い車の中で寝返りもせずに寝ていた
    - 避妊用ピル内服中

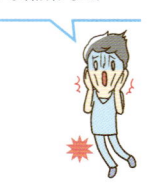

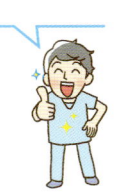

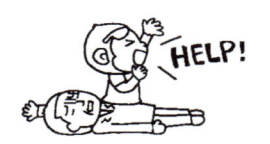

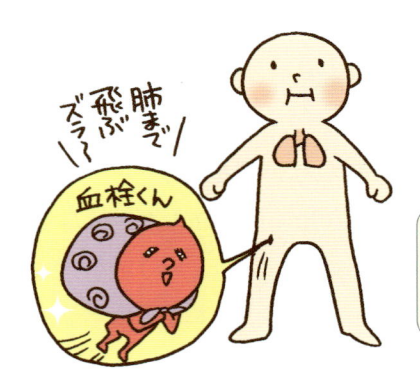

9割は下肢から静脈血栓が飛んでくる

- ・下肢の血栓性静脈炎の既往あり
- ・癌, 寝たきり, 足のギプスを巻いていた, 大手術後
- ・お産の直後, 婦人科の手術後…骨盤の静脈を圧迫していた子宮が手術でなくなった, またはお産で小さくなったため
- ●エコー…①右室の拡大, ②足の静脈に血栓があると静脈は潰れない
- ●血液検査でD-dimerをチェック
- ●造影CTで肺動脈に血栓がないかチェック
- ●リスク評価にWell's criteria（→ 48p）が便利

● 心外膜炎

- ●心電図でほぼ全誘導で（aV_R, V_1以外）ST上昇
- ●持続性の胸痛, 左下側臥位で胸痛悪化
- ●心臓外科手術, 先行する上気道炎, 心筋梗塞の既往など

● 心筋炎

- ●胃が痛いと訴えることが多い. 全身倦怠
- ●小児. ウイルス性（コクサッキーウイルスが多い）
  1/3が致死的, 1/3は治療で治る, 1/3は軽症
- ●心筋酵素上昇, 心電図では非特異的ST変化. いざとなれば体外循環

● 食道破裂　Booerhaave（ブールハーヴェ）症候群

- ●激しい嘔吐の後の胸痛. 大酒飲みに多い. その他排便, 分娩など. 56%は医原性
- ●胸部X線, CTで縦隔に空気を認める

- 感染を伴うと命にかかわる．緊急手術

● 緊張性気胸

- 胸痛よりもむしろ呼吸困難とショックになる
- チェックバルブ弁の気胸のため胸腔に空気が漏れ続け，胸腔内圧が上昇してしまう．そのため心臓に血液が戻らなくなりショックになる
- 多くは胸部外傷患者．喘息やCOPD患者も緊張性気胸になる
- 気管挿管後，急に血圧低下したら必ず疑わないといけない疾患
- 胸部X線を撮影していたら間に合わない
- 処置は胸腔穿刺，胸腔チューブ．臨床診断で治療開始

ショックになってしまった気胸のこと．急激な血圧低下，SpO₂低下が決め手

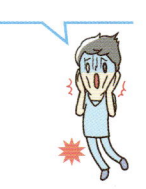

● その他

- 安定狭心症…一定の労作で心臓に負担がかかるもの．いつもと同じつらさで，安静で治るもの
- 帯状疱疹…肋間神経に沿って水疱．チリチリピリピリと痛くなり，数日後に水疱が出てくる
- 逆流性食道炎…いわゆる胸焼け．よくある．食べると楽になる
- 気胸…痩せ型の若年男性．呼吸により痛みが変動．ショックはない
- 肺炎，胸膜炎…発熱，咳嗽．鋭い胸痛．呼吸による胸痛の変動
- 肋軟骨炎…鋭い痛み．肋軟骨に圧痛あり
- 妊婦・産褥婦は血管が弱いと心せよ！　心筋梗塞（冠動脈解離），大動脈解離，肺塞栓の「恐怖の三大王」と密接な関係あり
- 心臓神経症…指先で指す範囲の胸痛．元気．心配が心配で心配なの

ホラ，あの常連さん……

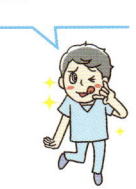

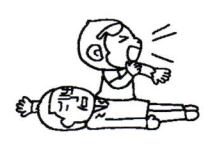

6 失神

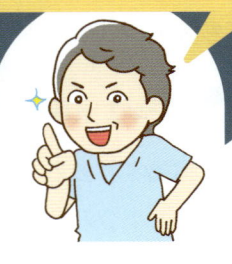

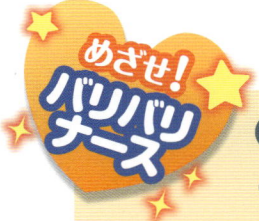

> 心血管性失神と起立性失神は見逃すな！　頭は最後に考える

めざせ！バリバリナース

これだけは！忘れちゃならないポイント

- 心血管性失神…見逃すとコワイ．死亡率↑
- 起立性失神…起立して3分以内に急に血圧が低下する
  　　　　　出血，貧血，脱水，薬剤

アラーミング・キーワード

- 失神前に胸痛があった
- 仰臥位で失神した
- タール便があった

トホホナース：ちょっと意識がなくなっただけでもう治ってるんでしょ　TIAでしょ，どうせ

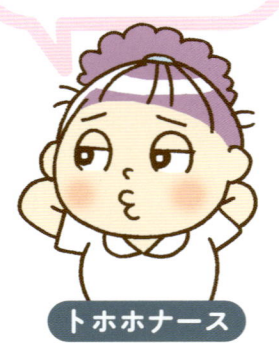

ボチボチナース：高齢者の失神はコワイかも……

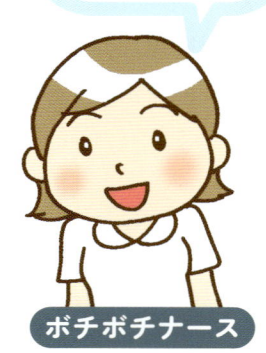

バリバリナース：仰臥位で失神を起こしたんですか？すぐに心電図をとらないと！

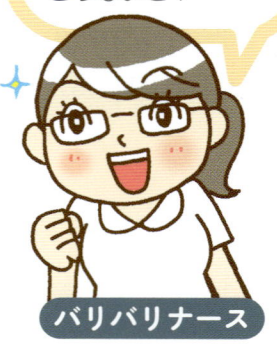

悪魔のささやき

失神なんてびっくりすれば誰でも起こすんだよ
点滴してれば大丈夫

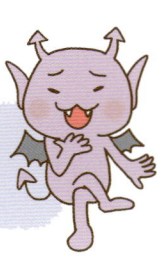

あるある，いやあったら困るよ，こんな症例

- ✗ 一過性の意識障害を安易に TIA（一過性脳虚血発作）と決め付ける…誤診の元
- ✗ 排尿時の失神と決め付ける…実は胃潰瘍からのひどい貧血もあった
- ✗ 意識がなくなった？ 頭部 CT さえとれば安心？…頭が原因の失神は稀．心血管性失神の見逃しは3人に1人が死んでしまう

Worst　ワーストシナリオだったら？

- ☐ 心血管性失神
  - ・不整脈（頻脈［Vf, VT］，徐脈（ブロック），洞不全症候群，ブルガダ症候群，QT 延長症候群）
  - ・器質的疾患（**心不全，心筋梗塞，肥大型心筋症**，弁膜症［大動脈弁狭窄症］，心筋炎）
  - ・血管（**大動脈解離，肺塞栓**，クモ膜下出血）

- ☐ 起立性失神
  - ・消化管出血（潰瘍，静脈瘤，癌など）
  - ・異所性妊娠
  - ・薬　剤
  - ・その他出血，貧血

- ☐ TIA（麻痺やしびれ，ろれつが回らないなど神経所見を伴う）

Common　よくある病気だったら？

- ☐ 神経調節性失神
  - …あくまでも除外診断！
  - ・**血管迷走神経反射性失神**（驚愕，痛みなど）
  - ・**状況失神**（排便，排尿，嘔吐，咳）
  - ・頸動脈洞過敏症
  - ・起立性低血圧（自律神経失調症）
- ☐ 薬剤性失神
- ☐ 鎖骨下動脈逸脱症候群，高安病
- ☐ ヒステリー
- ☐ 失神と鑑別が難しいもの（てんかん，低血糖）

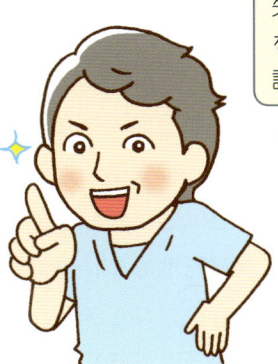

失神の3羽ガラスを念頭に置いて問診を！

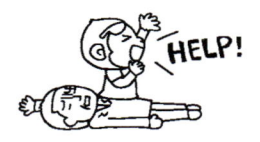

失神診療の極意

- 失神の3羽ガラスを見逃さない！
    - ①心血管性失神
    - ②起立性失神（出血，貧血，脱水）
    - ③血管迷走神経反射性失神
- 病歴＋身体所見＋心電図……失神の50％は診断できる
- 3種の神器　①血算　②心電図　③妊娠反応
- 意識消失が長く，ぼーっとしていたら，失神ではない！
    意識障害と考えよ

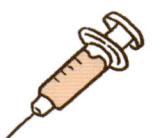

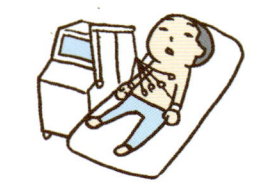

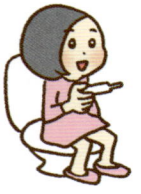

失神のトリアージ

失神の3羽ガラス
①心血管性失神
②起立性失神（出血，貧血，脱水）
③血管迷走神経反射性失神

皮膚にブツブツが……それは湿疹でしょ？　失神じゃないよ（笑）

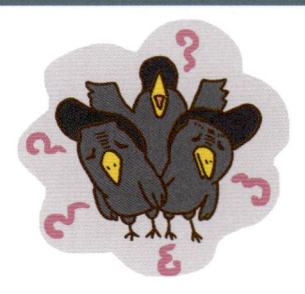

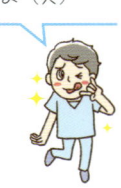

- 失神とは，全身の脱力を伴い短時間（数秒〜数分）意識消失を伴い，完全に元に戻ったもの！
- なんとなくまだぼぉっとしている場合→失神ではない．意識障害として鑑別を
- 「奈落の底に落ちるように」「目の前にカーテンが降りるように」意識が遠のいた
    →頭から血の気が引いたという病歴は，重力の影響を受けている起立性失神や血管迷走神経反射性失神を疑え！
- 意識はしっかりしているがふらつく場合
    →回転性めまいや浮動感として鑑別し直す

| ショックバイタル，顔面蒼白はないか… **R 蘇生** →ショック！
| 心血管性失神を疑うRed flagはあるか？… **E 緊急** →心血管性失神

- 高齢者（60歳以上）の失神は心血管性失神をまず疑ってかかる…
  E 緊急～**U 準緊急** ➡ 心血管性失神
- 前駆症状（嘔気，奈落の底に落とされる感じ，目の前が暗くなる感じ）
  - 前駆症状あり… **E 緊急**～**U 準緊急** ➡ 起立性失神，血管迷走神経反射性失神
  - 前駆症状なし，あっという間に意識消失… **E 緊急** ➡ 心血管性失神
  - 疼痛，驚愕，怒り，排尿，排便，咳，ストレス… **U 準緊急**～**N 非緊急**
    ➡ 血管迷走神経反射性失神
- 消化管出血を思わせる病歴はあるか？
  - タール便，消化性潰瘍の既往，肝硬変の既往（食道静脈瘤）… **E 緊急**
    ➡ 消化管出血
- 生理が遅れている．腹痛を伴う？… **E 緊急** ➡ 異所性妊娠
- 貧血の既往… **U 準緊急**～**E 緊急** ➡ 起立性失神（貧血）
- 激しい胸痛を伴ったか… **E 緊急** ➡ 心筋梗塞，大動脈解離，肺塞栓
- 激しい頭痛を伴ったか… **E 緊急** ➡ クモ膜下出血
- 吐き下しでほとんど食べていない… **U 準緊急** ➡ 胃腸炎による脱水
- 神経局在所見はあるか？ 性格変化は？… **E 緊急** ➡ TIA，てんかん
- 意識消失の前後に神経症状があったか（片麻痺，ろれつが回らないなど）… **E 緊急** ➡ TIA
- 意識消失の持続時間は？
- どことなくぼぉっとしている… **U 準緊急** ➡ これは失神ではない．**低血糖やてんかん後など意識障害の鑑別を**
- てんかんの既往？ 詳細な病歴？ 薬の飲み忘れ？… **U 準緊急**～
  E 緊急 ➡ てんかん
- 現在服用中の薬を確認（β遮断薬，睡眠薬，抗不整脈薬など）…
  U 準緊急 ➡ 薬剤性
- 頸を捻った，髭剃り中… **U 準緊急**～**N 非緊急** ➡ 頸動脈洞過敏
- 彼にふられた，ケンカをした… **N 非緊急** ➡ ヒステリー
- 仕事場でいじめられ，ストレスが多く，今日も口論した… **N 非緊急**
  ➡ ヒステリー

> 失神は通常数分以内，10分以上は他疾患を考慮

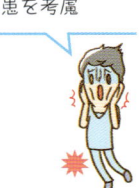

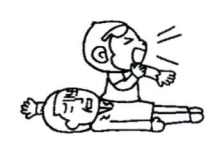

バリバリナースへの道

バリバリナースの失神アプローチ

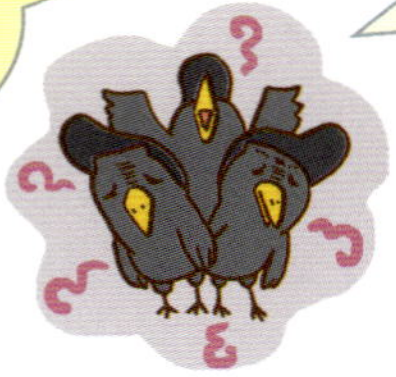

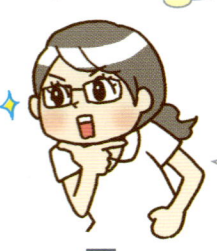

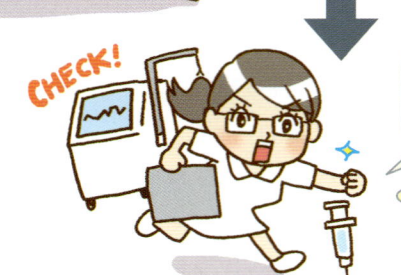

本当に失神なの？

失神でーす！

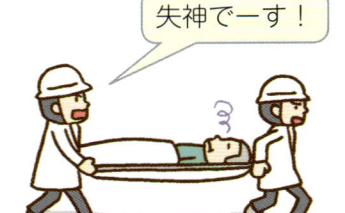

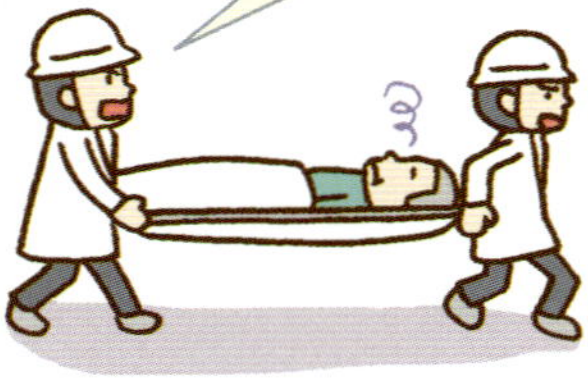

本当に失神なら意識消失は短いはず
意識が戻ったら完全に元通りになっているはず（麻痺などなし）
完全に戻っていなければ意識障害と考えよう！
糖尿病治療中なら何が何でもデキスターチェックを

CHECK!

バイタルチェックは基本中の基本！
すぐに心電図モニター，採血，輸液路確保

もしショック，頻脈なら起立性失神かな？
（出血，貧血，脱水）

仰臥位発症・胸痛・前駆症状なしなら心血管性失神の可能性大！　急げ！

病歴聴取は3羽ガラスを考えて聞こう！
① 心血管性失神？
② 起立性失神？（出血，貧血，脱水）
③ 血管迷走神経反射性失神？

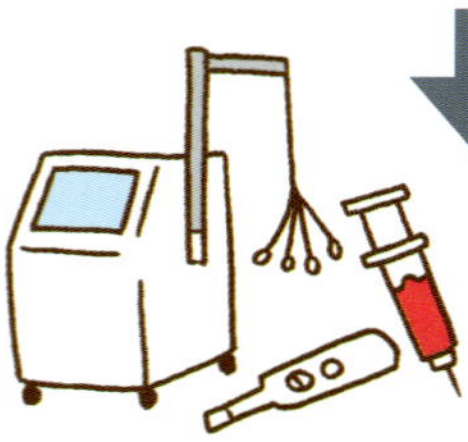

3種の神器はもう終わった？
① 血算　② 心電図　③ 妊娠反応

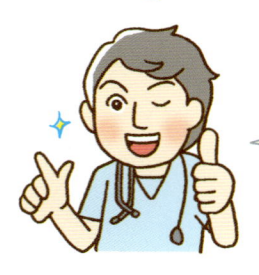

ありがとね！　助かった！
後は必要に応じて検査を追加しておくよ！
（胸部CT，心エコー，血液ガス，胃カメラ，腹部エコーなど）

● どうして3羽ガラスなの？

- 5〜10秒にわたって頭に血が行かなくなる，または35％以上血流が減少すれば，意識がなくなる！
- 失神では数秒後に血流が戻り意識が回復する．5分以上にわたり意識がなければ，意識障害の鑑別を！

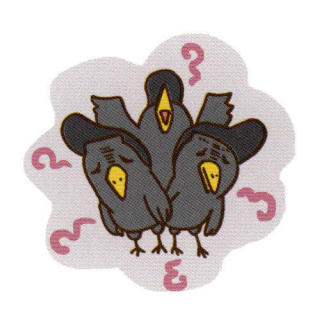

心血管性失神	起立性失神	血管迷走神経反射性失神
・心臓のポンプ失調のため頭に血が行かなくなる．その他，**大動脈解離**や**肺塞栓**も血管因子として念頭に置いておこう ・一瞬で意識消失し前駆症状が全くない場合がある（不整脈）のが特徴 ・胸痛（心筋梗塞，大動脈解離，肺塞栓），息切れ（心不全，肺塞栓）など胸部症状が先行する ・不整脈だと仰臥位でも起こるのが特徴	・出血，貧血，脱水があるため，立ち上がってすぐに立ちくらみが起こり失神する．だって血が足りないんだもん！立ち上がると重力の影響で血が足に行ってしまい，どうしても脳に栄養が行かないので，脳貧血状態になって失神する ・前駆症状あり！ ドキドキ，嘔気，奈落の底に落ちるような感じがして，受け身もできずにぶっ倒れる．寝転べば血が頭に戻ってくるから意識はすぐに回復しちゃう	・立っている状態で，驚愕，怒り，排便，排尿などで副交感神経が頑張っちゃうから，急に血管が広がって血液が足に移動して脳貧血を起こす ・最初はドキドキ交感神経が緊張し，突然副交感神経が逆転して強くなり，徐脈，ショックとなる ・前駆症状あり！ ドキドキ，嘔気，奈落の底に落ちるような感じがして，受け身もできずにぶっ倒れる．寝転べば血が頭に戻ってくるから意識はすぐに回復しちゃう ・倒れる前の状況把握が大事
前駆症状なし，または胸痛や息切れの先行．仰臥位でも発症する 頻度は少ないが見逃すと死亡率↑	立ち上がって数歩歩いてぶっ倒れる もともと出血，脱水，貧血があるため，少し血が下がるだけで脳貧血になる．前駆症状あり 出血，貧血，脱水の原因検索を	ビックリ，怒り，痛み，排便，排尿，激しい咳，食後（高齢者），嘔吐などが引き金になり，脳貧血になる．立位または座位で発症．前駆症状あり

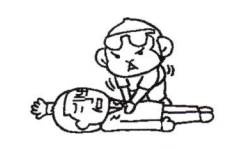

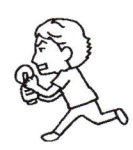

● 心血管性失神

- バリバリナースは心電図モニター，12誘導心電図をとるのが早い！
- 頻度は少ないけど，見逃すと怖いのは心血管性失神！ 1年後の死亡率は約3割

心血管性失神の原因疾患

心臓	機能性不整脈	速い（Vf，VTなど），遅い（ブロック），止まる（洞不全症候群），ブルガダ症候群，QT延長症候群など
	器質性	**心不全，心筋梗塞**，大動脈弁狭窄症，**肥大型心筋症**，心筋炎，心タンポナーデなど
血管		大動脈解離（痛みの移動，血圧左右差） 肺塞栓（SpO₂低下），クモ膜下出血

心血管性失神を疑うキーワードに強くなるべし！

心血管性失神のRed Flag 〔暗記〕

✓	仰臥位のまま失神発症➡不整脈	✓	高齢者…何が何でも心臓だい！
✓	労作時発症➡大動脈弁狭窄，肥大型心筋症	✓	動悸や胸痛の先行➡大動脈解離，肺塞栓，心筋梗塞など
✓	前駆症状なし（あっという間に意識消失）	✓	説明のつかないSpO₂低下➡肺塞栓
✓	心疾患既往（特に心不全）	✓	頭痛の先行➡クモ膜下出血
✓	家族歴（特に突然死，肥大型心筋症）	✓	新しい心電図変化

- 注意すべき心電図

    脚ブロック，心房細動（特に徐脈），房室ブロック，QT延長，WPW症候群，虚血性変化，ブルガダ症候群（右脚ブロックとST上昇は致死的不整脈に）

- 心エコー，Holter心電図，心カテなど
- 胸部大動脈解離，肺塞栓→造影CT．頭痛があれば頭部CT➡クモ膜下出血

● 起立性失神・立ちくらみ

- 頻脈，ショックインデックス 0.9 ～ 1 以上（脈＞収縮期血圧）に敏感になろう．出血，脱水，貧血を示唆する所見だよ
- 起立試験：仰臥位でバイタルサインを検査し，起立直後と 3 分後にバイタルチェックし変化をみる．血圧 20mmHg 以上の低下，20 以上脈拍増加，立ちくらみの再現は，起立性失神として考える

起立性失神の Red Flag　出血，貧血，脱水？

✓	立ちくらみ，立ち上がって 3 分以内に目の前が真っ暗	
✓	消化管出血はないか？	タール便，空腹時心窩部痛，消化性潰瘍の既往，肝硬変（食道静脈瘤）
✓	婦人科疾患の出血はないか？	異所性妊娠の可能性？　生理は順調か（期間，量）？　性行為の有無
✓	脱水の病歴はないか？	吐き下し，飲み食いしていないなど

暗記

> 結膜が白くなくても，貧血は否定できないよ

- 急性の出血ではヘモグロビンは低下しない
- 大量下血は上部消化管から出血していることも考慮すべし
- 上部消化管出血を疑ったら，経鼻胃管を入れましょう
- 治療は止血術（胃カメラ，大腸ファイバー，手術など）

サンフランシスコ失神ルール

C…Congestive Heart failure	うっ血性心不全の既往あり
H…Ht<30%	ヘマトクリット低下（<30%）
E…ECG	洞調律以外
S…Shortness of breath	息切れ，呼吸困難
S…Systolic BP<90mmHg	ショック　血圧<90mmHg

上記 1 つでもあれば入院

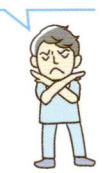

> 頭文字で CHESS と覚える

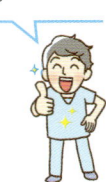

● 神経調節性失神

- 血管迷走神経反射性失神がその代表
  - 驚愕，疼痛，精神的ストレスで副交感神経が優位になって血管が広がり，血液が足に移動して脳貧血になる
  - 点滴して寝かせておけば多くは治る
  - 患者を坐らせて，トホホナースが何度も注射を失敗したとき，患者が気分が悪いと青ざめて意識が遠のいていけば，コレ！

> 彼の浮気現場を見つけてクラッと来たら，コレ！

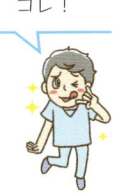

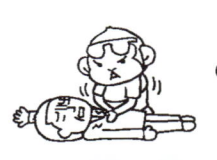

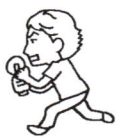

- ● **状況性失神**
    - ・排便，排尿，嘔吐，咳嗽により副交感神経が強くなる．血管迷走神経反射と同じ機序
    - ・でっかいウンチをやっと出した後，目の前が暗くなるのはコレ！
  - ● あくまでも除外診断．心血管性失神と起立性失神をまず除外すべき
  - ● ほかに頸動脈洞過敏症（頸の頸動脈洞刺激で副交感神経亢進），自律神経失調症（糖尿病，パーキンソン病など．徐々に血圧が下がる）
- ● **その他の失神**
  - ● 薬剤性失神：降圧薬，筋弛緩薬，QT延長を来す薬（抗アレルギー薬，マクロライド抗菌薬，テオフィリン，抗真菌薬など），電解質異常を来す薬
  - ● 風邪などで発熱していたら血管が広がっているので，急に体位変換をすると起立性失神は起こりうる
  - ● 精神疾患でも失神は起こりうる
- ● **稀だけど頭が原因で失神を起こすのは…TIA**
  - ● TIAのポイントは意識消失＋神経局在所見
  - ● TIAの際は意識消失時間は5〜15分と長い（通常の失神は1〜3分）
  - ● **失神前後に随伴する神経所見（片麻痺，ろれつが回らない，複視，回転性眩暈，顔面神経麻痺，小脳失調など）**
  - ● 頭部CTは神経局在所見がなければ不要
  - ● クモ膜下出血も失神を起こすことがある．頭痛の先行を見逃さない

● 失神以外との鑑別

- ● てんかん
    - ・てんかんの既往（抗てんかん薬の飲み忘れが多い），舌の横を噛む，全身の筋肉が硬直していなかったか，意識回復しても30分ほどぼぉっとしているのが特徴
    - ・目撃者がいないと失神との鑑別は難しい
    - ・脳波は痙攣がない限り不要
- ● 低血糖
    - ・意識回復後もぼぉっとしている．糖尿病治療中に多い．
- ● 意識障害の鑑別を→ AIUEO TIPS（→31p参照）

意識消失のみではTIAと言ってはいけない！

なんとなくはっきり目が覚めていない感じがしたら疑ってみよう

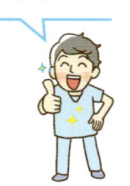

デキスターチェックは簡単なので，全例血糖測定はしておいて損はない！

7 体温異常

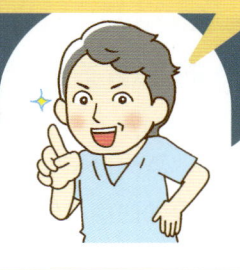

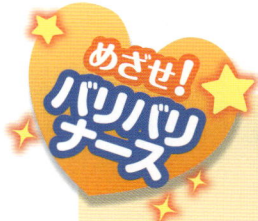

発熱＋○○が決め手！
低体温の敗血症を見逃さない！

めざせ！バリバリナース

これだけは！忘れちゃならない疾患
- 重症敗血症
- 髄膜炎
- 熱射病

アラーミング・キーワード
- 発熱＋ショック，発熱＋意識障害
- 発熱＋人生最大の頭痛，発熱＋免疫不全
- 原因不明の低体温（敗血症）

子どもが熱出しちゃって心配なの……

トホホナース：さくっと解熱薬飲んで下げちゃいましょう！

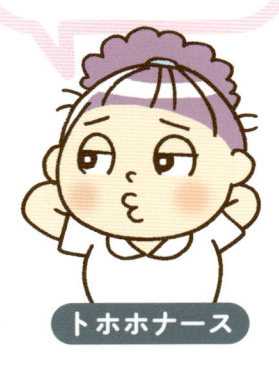

ボチボチナース：子どもさんにはよくあることです 心配いりませんよ

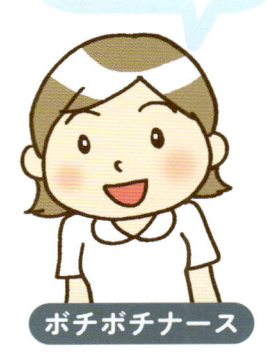

バリバリナース：それはご心配ですね ほかにどういった症状がありますか？ 周りに同じ症状の人がいますか？

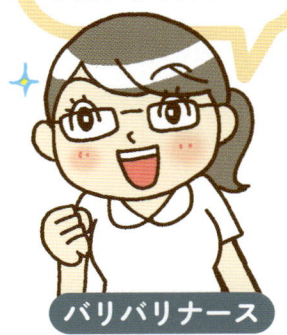

悪魔のささやき
熱なんてすぐ下がるわけないんだから
それぐらいで夜中に来るなっての……

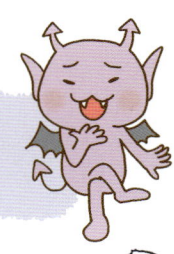

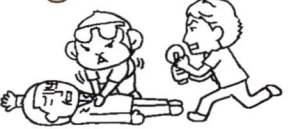

あるある，いやあったら困るよ，こんな症例

✗ 頸が固くないから髄膜炎ではないと思い，待たせてしまった…頸の固くない髄膜炎は多い．痛みの程度が大事
✗ 敗血症なのに，通常の抗菌薬治療だけで帰してしまった
✗ 大した熱じゃないと思いきや，実は来院前に解熱薬を使用していた
✗ 「風邪ぐらいで」と思いきや，実は免疫不全患者（プレドニン®内服中，癌など）だった．甘く見ると……oh！
✗ 熱中症は冷やせばいいのよ…実は感染症を合併していた
✗ 1カ月の乳児．風邪だと思ったら敗血症だった…生後2～3か月までは母親の免疫をもらっているので普通の風邪はひかない．熱が出たら細菌感染を疑うべし
✗ 低体温は温めればいいのよ…実は敗血症だった

Worst

ワーストシナリオだったら？

- ☐ 敗血症
- ☐ 髄膜炎
- ☐ 脳炎
- ☐ 肝胆道系感染症
  （肝膿瘍，重症胆管炎）
- ☐ 化膿性関節炎
- ☐ 急性喉頭蓋炎
- ☐ 感染性心内膜炎
- ☐ 心筋炎
- ☐ 前立腺炎
- ☐ 壊死性筋膜炎
- ☐ 膜外膿瘍，化膿性脊椎炎
- ☐ 腸腰筋膿瘍
- ☐ 子宮留膿腫
- ☐ 顆粒球減少症
- ☐ 熱中症
- ☐ 悪性症候群

Common

よくある病気だったら？

- ☐ 上気道炎
- ☐ インフルエンザ
- ☐ 溶連菌感染症
- ☐ 肺　炎
- ☐ 腎盂腎炎
- ☐ PID（骨盤腹膜炎）
- ☐ 感染性腸炎
- ☐ 中耳炎
- ☐ 副鼻腔炎
- ☐ 術後吸収熱
- ☐ 薬剤性発熱
  （覚醒剤，麻酔薬，抗コリン薬，抗ヒスタミン薬，カフェイン，アルコール離脱，サリチル酸，MAO阻害剤など）

体温異常の原因疾患

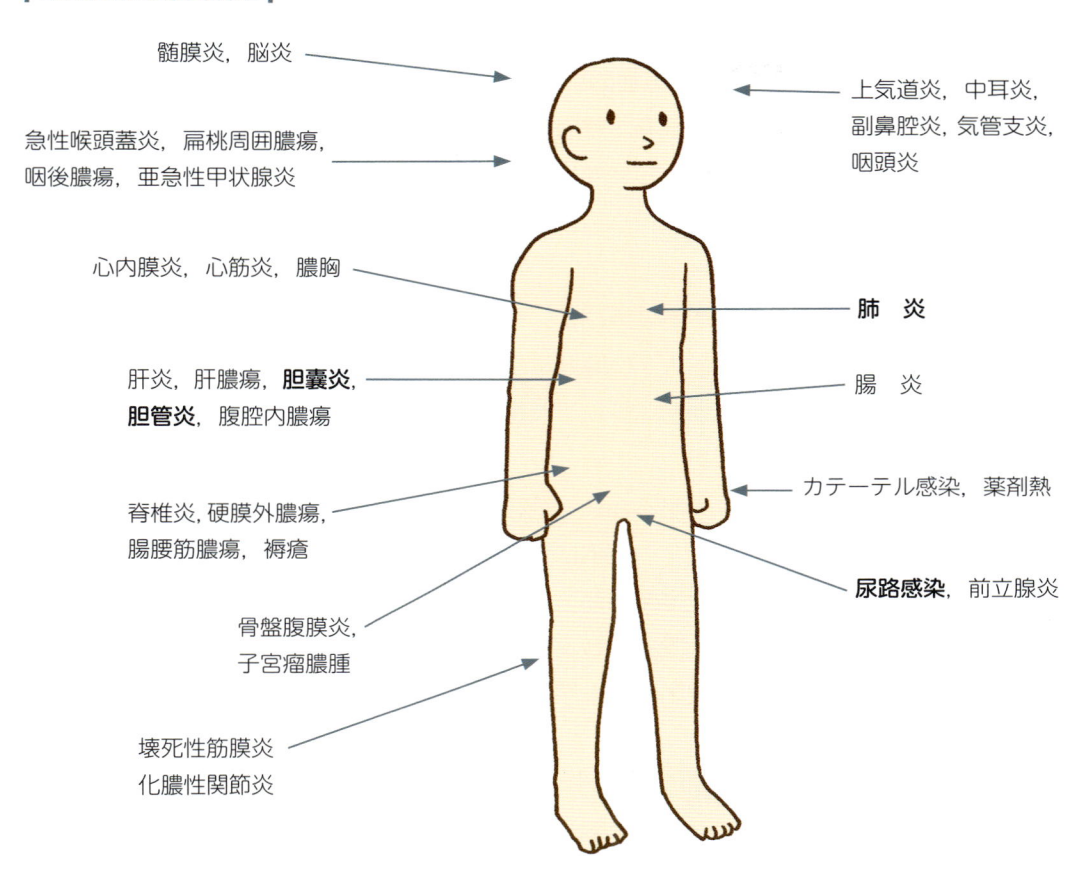

- 髄膜炎，脳炎
- 上気道炎，中耳炎，副鼻腔炎，気管支炎，咽頭炎
- 急性喉頭蓋炎，扁桃周囲膿瘍，咽後膿瘍，亜急性甲状腺炎
- 心内膜炎，心筋炎，膿胸
- **肺炎**
- 肝炎，肝膿瘍，**胆嚢炎**，**胆管炎**，腹腔内膿瘍
- 腸炎
- 脊椎炎，硬膜外膿瘍，腸腰筋膿瘍，褥瘡
- カテーテル感染，薬剤熱
- **尿路感染**，前立腺炎
- 骨盤腹膜炎，子宮溜膿腫
- 壊死性筋膜炎，化膿性関節炎

感染症の三銃士
1. 肺炎
2. 尿路感染
3. 胆嚢炎，胆管炎

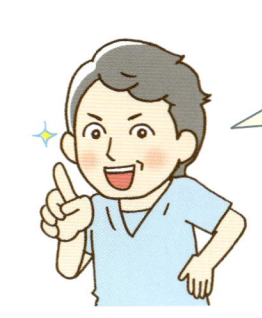

> 冷や汗が多いと脇の下での検温は低めに出る．直腸温を計測しよう！　直腸温41℃以上はあなどるなかれ！　重症感染症または熱中症，悪性症候群など非常に怖い疾患を考えるべし

体温異常のトリアージ

- quick SOFA（→85p）＋感染源があるか？… **E 緊急** ➡ 敗血症
- 年齢は3か月以内か？… **E 緊急** ➡ 重症感染症
- うつ熱の環境ではないか？　熱中症の可能性？… **E 緊急** ➡ 意識状態が悪ければ**熱射病**

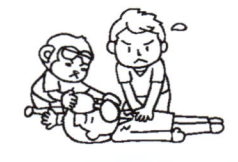

発熱＋○○（随伴症状）＝？が大事！

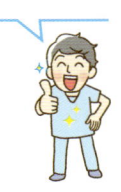

- 既往歴をなめたらいかんぜよ！… **E 緊急** ➡重症感染症
  - ①免疫不全？　白血病，化学療法，ステロイド，癌，顆粒球減少…
    E 緊急 ➡重症感染
  - ②既往歴？　腫瘍・膠原病，心不全，糖尿病，呼吸不全，腎不全，肝不全…重症化しやすい
  - ③社会歴？　旅行（寄生虫 ➡ **感染性腸炎**），性生活 ➡ STD，不法な薬（覚醒剤など）
- 同じ発熱の患者は周囲にいたか ➡ **インフルエンザ，ノロウイルス**など
- 頭痛は人生最大？　嘔吐は激烈？… **R 蘇生** ～ **E 緊急** ➡髄膜炎
- 皮疹はあるか？　特に下肢の紫斑，稀だが髄膜炎菌は紫斑ができる！
  ➡発疹性疾患
- 咳・痰はよく出るか？（結核は要注意）… **E 緊急** ～ **U 準緊急**
- 咽頭痛は激烈？　嚥下は全くできない？… **E 緊急** ➡急性喉頭蓋炎
- 下痢は水様性で頻回か？… **E 緊急** ～ **U 準緊急** ➡感染性腸炎
- 血便，激しい腹痛，しぶり腹，粘液便… **E 緊急** ➡細菌性腸炎
- 背部痛，排尿困難，排尿時痛，頻尿… **E 緊急** ～ **U 準緊急** ➡尿路感染
- 胆石など肝胆道系疾患の既往… **E 緊急** ～ **U 準緊急** ➡胆道感染
- 興奮しているか？　精神状態・性格に変化はあるか？… **R 蘇生** ～
  E 緊急 ➡脳炎，髄膜炎，敗血症
- 四肢の発赤や腫脹，疼痛が激烈… **E 緊急** ➡壊死性筋膜炎
- 排尿時痛，残尿感，頻尿（膀胱炎では通常発熱はない）… **E 緊急** ～
  U 準緊急 ➡腎盂腎炎
- 側腹部痛，背部痛… **E 緊急** （尿路結石疑いで感染があれば緊急）～
  U 準緊急 ➡尿路感染
- 複数の sex partner が存在するか？… **U 準緊急** ➡性行為感染症
- 性交時の痛みはあるか？　帯下が汚いか？… **U 準緊急** ➡骨盤腹膜炎
- 6か月～6歳児で発熱＋一過性の痙攣，今は元気… **U 準緊急** ➡熱性痙攣
- 精神科の薬剤内服中，意識障害，四肢関節が固い… **E 緊急** ➡悪性症候群
- 頻脈，甲状腺腫，眼球突出，甲状腺機能亢進症の治療中断… **E 緊急**
  ➡甲状腺クリーゼ

- 原因不明の低体温…**E 緊急** ➡ 敗血症

バリバリナースへの道

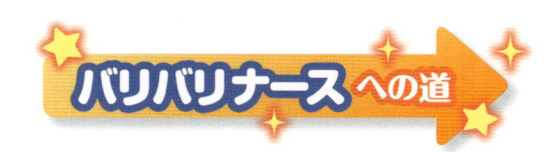

- 発熱の原因病巣を頭に想像しながら問診すること．発熱そのものが問題になることは少ない
- どこに敵がいるのかを考えて問診をとろう！
  - よくある場所…扁桃，肺炎，尿路（感染），胃腸（炎）
  - 症状が出にくく隠れた感染…褥瘡，髄膜炎，感染性心内膜炎，肝胆道感染，前立腺炎，脊椎炎，副鼻腔炎，カテーテル感染，腫瘍熱
  - **髄膜炎，心筋炎，敗血症**は特に怖い
- 発熱は感染により視床下部が命令して体温を上げている．解熱薬が有効．高体温は外部から与えられた熱のために体温が上がっている（視床下部は無関係）．解熱薬は無効．熱中症に解熱薬は使用しない
- 高体温で見逃したくないのは？
  - 熱中症，悪性症候群（精神科薬剤による），甲状腺ストーム（甲状腺機能亢進症）
  - 暑い夏，初夏には熱中症も考慮せよ

バリバリナースは風邪にも強い！体力だけでなく，風邪に関する知識・対応法にも

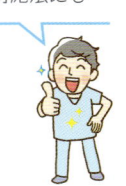

● 敗血症

- 敗血症の診断は2016年から定義が変わったよ！ SIRSはもう使わない
  - ERなど非ICUでは…qSOFA（quick SOFA；sequential organ failure assessment）**2点以上** 死亡率10%

以下のうち2つ以上（各1点）

| 呼吸数≧22分 | 意識障害 GCS<15 | 収縮期血圧≦100mmHg |

- ICUでは…SOFAで**2点以上増加（変化に注意）**．次のページの表で6項目について評価する．スコア5点を超えると死亡率は20%

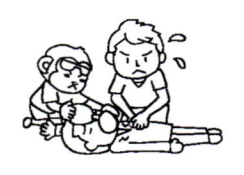

SOFA スコア		0	1	2	3	4
呼 吸	PaO$_2$/FIO$_2$ (mmHg)	> 400	≤ 400	≤ 300	≤ 200 人工呼吸	≤ 100 人工呼吸
凝固系	血小板 (/mm^3)	> 15万	≤ 15万	≤ 10万	≤ 5万	≤ 2万
肝機能	Bil (mg/dL)	< 1.2	1.2〜1.9	2.0〜5.9	6.0〜11.9	≥ 12.0
心血管系		低血圧なし	MAP < 70mmHg	DOA ≤ 5γ DOB ≤ 5γ	DOA > 5γ Epi > 0.1γ NE ≤ 0.1γ	DOA > 5γ Epi > 0.1γ NE > 0.1γ
中枢神経系	GCS	15	13〜14	10〜12	6〜9	< 6
腎機能	Cr (mg/dL) 尿量	< 1.2	1.2〜1.9	2.0〜3.4	3.5〜4.9 < 500mL/日	> 5.0 < 200mL/日

MAP：平均血圧　DOA：ドパミン　DOB：ドブタミン　Epi：エピネフリン　NE：ノルエピネフリン

- 敗血症性ショック：死亡率 42.3%

[十分な輸液したのに リンゲルor生食 ≥ 30mL/kg] + [昇圧薬使ってようやく 平均血圧 ≥ 65mmHg] + [乳酸値 > 2mmol/L (18mg/dL)]

> 実は重症敗血症が進行すると低体温になってしまう

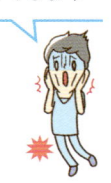

- 40℃以上は精査を．42℃以上は危険
- 敗血症性ショックではまず輸液（まずリンゲル液 30mL/kg）が大事！輸液は最初の6時間で6〜10Lになることもあり．中心静脈圧を見ながら輸液していく．エコーで下大静脈をみる

> ドパミンはもう推奨されない

- 十分輸液しても血圧が低ければ昇圧薬を使用する（ノルアドレナリンやエピネフリンの持続点滴）
- 酸素化が悪ければ，輸血（Ht < 30%のとき）やドブタミン（SvO$_2$ 混合静脈血酸素飽和度 ≥ 70%になるように）を使う．乳酸も組織の酸素利用を反映する
- 適切な抗菌薬を，診断したら<u>1時間以内に</u>，適切な量（十分量）使う
- 血液培養は十分量を最低2セットとる．心内膜炎を疑ったら3セット
- 生後3か月未満の熱発はすべて精査．ママの母乳から免疫をもらっているのでこの時期には原則風邪はひかない．熱発したら細菌感染を疑い入院精査！　感染巣不明の場合10%が細菌感染

> どこに敵がいるか想像のできる問診ができればバリバリナース

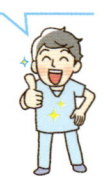

髄膜炎

→「2-8 頭痛」の項参照（→ 93p〜）

風邪かな？と思ったら考える7つの病気

- ウイルスか細菌かで治療が変わる！　細菌には抗菌薬を使う．ウイルスは対症療法のみ（自分の免疫が退治してくれる）．風邪の診断で抗菌薬処方は「ありえない！」

風邪かな？と思ったら考える7つの病気

①やっぱり風邪 鼻　咳 　のど	・ウイルスなので放っておけば治る ・ウイルスは全身に広がるのが特徴（ウイルスは鼻－喉－気管支まで広く住んでいる住所不定な奴なのだ） ・だから症状も多彩．上気道から下気道まで（鼻水，鼻づまり，咽頭痛，咳嗽）．微熱が多いが，高熱もあり．熱のわりに比較的元気．鼻水の色は関係ない（緑でもウイルス）．喉の痛みはものを飲み込むとむしろ楽になることが多い． ・抗菌薬処方はダメ（菌交代現象が起こる）．3～5日で自然治癒．長引けば精査
②インフルエンザ	・ウイルスなので症状は風邪と基本的に同じだが，風邪より全身症状が強い．迅速検査は初日は約6割しかひっかからない． ・「私はこんなに体力がなかったのかぁ」というくらいつらい．節々が痛く（関節痛，筋肉痛），全身倦怠も強い ・周囲に流行っていることが診断に大事．妊婦こそ予防接種すべき．10代にタミフルは原則控える（異常行動の報告．エビデンスないけどネ）
③副鼻腔炎	・副鼻腔に一致する痛み．膿性鼻汁．多くはやはりウイルス感染 ・抗菌薬適応は症状が7～10日続く場合，片方からの膿性鼻汁が続く場合，副鼻腔の痛みが強い場合，一度風邪が良くなったのに再度悪化して膿性鼻汁になってきた場合
④中耳炎	耳が痛い．鼻水が先行しており，耳まで炎症が及ぶ．8割がウイルス感染なので，原則，慌てて抗菌薬はいらない．症状が強くなければ痛み止めでまず3日様子を見る．乳幼児は両耳が痛い，鼓膜所見によっては早期投与もあり
⑤咽頭炎	細菌もウイルスもつきやすい場所．<u>特に溶連菌感染を見逃したくない！</u>　センタークライテリアをチェックすべし
⑥気管支炎	ほとんどウイルス感染．原則対症療法．全身状態が悪い，肺炎の既往などがあれば抗菌薬を使うこともある
⑦肺　炎	X線，CTで診断．ほとんど細菌．咳をしまくって1週間も続いているなら元気でも肺炎を疑う．結核も常に考慮して，感染防御に努めましょう

● 咽頭痛

- 喉が痛い患者は常に溶連菌感染による扁桃炎かどうかをチェックせよ
- 扁桃炎は風邪（ウイルス）じゃない！　細菌感染！
  抗菌薬（アンピシリン）を10日投与！
- 抗菌薬（ペニシリン系，マクロライド系）を7～10日間

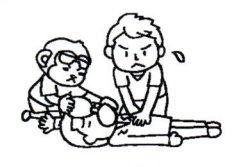

センタークライテリア Centor criteria

①高熱＞38℃
②前頸部リンパ節腫脹・圧痛
③扁桃発赤・白苔
④咳なし！

暗記

4項目全部あっても約4割はウイルス感染（EBウイルスなど）
4項目全部あったら抗菌薬を考慮してもいい
3～4項目あれば溶連菌迅速検査をしよう
0～2項目なら溶連菌の可能性は低い

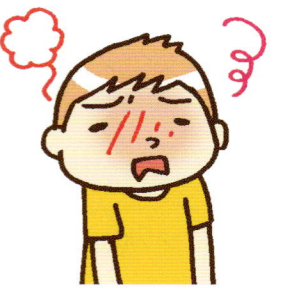

- 決して抗菌薬を3日ぐらいでやめてはいけない
- 以前扁桃炎になった既往があったら要注意
- 扁桃の白苔だけならウイルスでも起こることも（アデノウイルス，EBウイルスなど）
- つばも飲み込めない場合は検査する．急性喉頭蓋炎も考慮
- 急性喉頭蓋炎は見逃したら死ぬ！（→44p参照）
- 喉仏の痛みは急性喉頭蓋炎，亜急性甲状腺炎かも
- 口蓋垂（ノドチンコ）が左右どちらかに寄っていたら扁桃周囲膿瘍を考慮．造影CTを
- 喉の痛みを訴えてくる心筋梗塞がある！　ドッヒャー！
  中年以上の患者で冷や汗＋発熱なし→心電図をとってみるべし

> 窒息して目の前で死んでしまうかも！

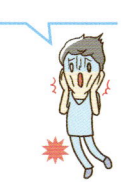

● 肺　炎

- 咳嗽が1週間以上続いてたら要注意
- 必ずSpO_2をチェックせよ．$SpO_2 \leq 92\%$はすぐに応援を呼ぶべし（ただし在宅酸素療法のCOPDは例外で，これぐらいならへっちゃら）
- グラム染色，喀痰培養，血液培養，胸部X線，必要に応じて胸部CT
- やっぱり多い肺炎球菌肺炎．重症化しやすい．尿中肺炎球菌抗原検査
- 2週間以上なら結核も考慮．マスクをつけて，他の患者から隔離せよ
- 繰り返す小児の肺炎は異物を疑え
- 元気な学童，学生はマイコプラズマ肺炎を疑う．マクロライド等じゃないと効かないよ
- 温泉好きはレジオネラ肺炎！　尿中レジオネラ抗原検査．マクロライドやテトラサイクリンじゃないと効かないよ

> 2歳以下のピーナッツは誤飲しやすい

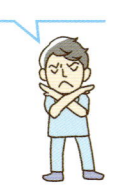

- 胸部正面 X 線だけでは見逃すことも．胸部側面 X 線や CT も必要に応じて追加

肺炎の重症度分類「A-DROP」

A…Age：年齢	男性 70 歳以上，女性 75 歳以上
D…Dehydration：脱水	BUN 21mg/dL 以上または脱水あり
R…Respiration：呼吸不全	$SpO_2 \leq 90\%$（$PaO_2 \leq 60Torr$ 以下）
O…Orientation：意識障害	
P…Blood Pressure：血圧	収縮期血圧 ≦ 90mmHg 以下

0 項目該当→軽症：外来診療
1or2 項目該当→中等症：外来または入院
3 項目該当→重症：入院治療
4or5 項目該当→超重症：ICU 入院
ショックがあれば 1 項目のみでも超重症とする
（日本呼吸器学会　成人市中肺炎診療ガイドライン）

● 尿路感染

- 頻尿，残尿感，1 回の尿量が少ない
- 発熱は腎盂腎炎を考慮．肋骨脊椎角叩打痛
- 中間尿を採るべし．または導尿を
- 小児の採尿バッグは雑菌が混じりやすい．陰部をまず濡れガーゼでよく拭いてから貼る．理想はカテーテル採尿
- 男性は尿路感染を起こしにくいはず．もし尿路感染があれば，前立腺肥大や性行為感染症を考慮すべし
- 尿管結石に腎盂腎炎を合併したら緊急性が高い．キケン！

● 感染性心内膜炎

- 長引く発熱，感染巣がわかりにくい…疑わないとわからない
- 血液培養 3 セット，心エコー…心臓の弁に疣贅（細菌の塊，細菌のアジト）が！
- 細菌が心臓からあちこちに飛んで症状を出す…爪下出血，結膜出血，Osler 結節，脳梗塞など
- 化膿性関節炎や化膿性脊椎炎の原因になっていることも
- 長期間の抗菌薬投与が必要
- 修正版 Duke 心内膜炎診断基準をチェック

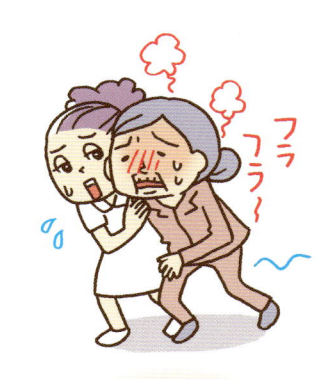

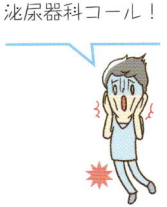

「熱ぐらいで……」はダメ！

● 熱恐怖症

- 親の熱恐怖症には共感を持って問診すること
- 熱恐怖症の患者は永遠に減らない．教育が大事
- 親の「熱恐怖症」を理解し，正確な情報を与えることができたらバリバリナース

Feverphobia；熱恐怖症の妄想

熱はあるだけで怖い病気	→むしろ防御機構の表れ．発熱は味方．水分が摂れて元気なら心配無用 →熱と重症度は関係なし．むしろぐったりしているかどうかがキモ →解熱薬は一時的に熱を下げるだけ．その隙に水分を与えて安静を保つ →体温42℃超えないと頭はバカにならない．超えると脳障害が起こるので精査必要 →熱を頻回に測定しても意味がない（1～2時間ごとではむしろ神経がすり減ってしまう）
体温が37℃を超えると熱がある	→37.5℃までは正常，腋窩温は不正確
風邪には抗生物質が必須	→抗菌薬は解熱薬ではない →ウイルス感染に抗菌薬は無効，むしろ害がある
風邪なら2日以上続くはずがない	→10～14日続くこともある．フォローアップは大事
解熱薬を飲めばすぐ治る	→病気を治すのは他でもない自分の体（免疫）
解熱薬使用で熱性痙攣が予防できる	→予防できない．使用するならむしろ抗痙攣薬
解熱薬が効けば軽い病気	→解熱薬の反応と重症度は相関がない →全身状態や発熱以外の症状をしっかり見るべし
解熱薬が効かない！　不安	→解熱薬は実は効いている．1時間後に平均1℃下がればOK．4～6時間後には効果が切れて当たり前 →量が少なすぎる（アセトアミノフェンを15mg/kg）

● 熱中症……コワイ！

- 体温を逃がす（汗など）より，熱が蓄積するほう（高温環境下，筋肉による熱発生）が上回ってしまう

- 腋窩温はあてにならない．必ず直腸温をチェック
- 2種類の熱中症を知るべし
    - ①**運動性熱中症**…高温環境下で運動した若年者．多量発汗し，脱水を伴う．横紋筋融解になりやすい．輸液および冷却を
    - ②**古典的熱中症**…乳児，高齢者．車の中に残された乳幼児．熱帯夜が続いた後の高齢者．必ずしも脱水は伴っておらず，大量輸液はむしろ危険．冷却するしかない
- 3段階の熱中症
    - ①**熱痙攣**…多量発汗したのに水分のみ補充した場合．塩分不足から寝返りぐらいでも筋肉がつってしまう
    - ②**熱疲労**…熱のためふらつき，全身症状，めまい，頭痛などが出現．中枢神経は大丈夫．循環虚脱
    - ③**熱射病**…中枢神経まで障害．太陽によるものを日射病という．最重症
- 危険な合併症
    - **横紋筋融解症**…筋肉が溶けて腎不全に．十分な輸液で尿量確保．メイロン®投与
    - **高K血症**…不整脈が起こってしまう．心電図モニターを　グルコン酸カルシウム，メイロン®，グルコース・インスリン療法
    - **肝障害，痙攣**…熱射病の痙攣は48時間以内に治さなければ死亡
- 治療は冷却と水分・塩分の補給
- 冷　却
    - 霧吹きで水を吹きかけて扇風機であおぐ．冷房の部屋へ．腋窩，鼠径部，両側頸部を冷却
    - 座薬は禁忌

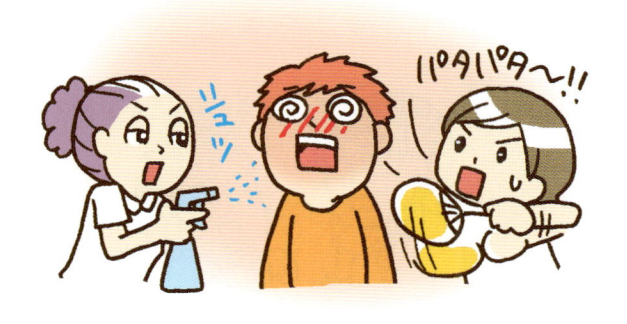

湿気が多いと汗が蒸発せず，熱中症になりやすい

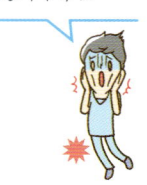

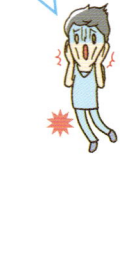

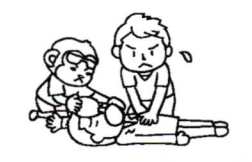

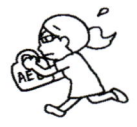

● 悪性症候群……コワイ！

- 精神科患者が高熱で来たら要注意
- 高熱があり，筋肉が固く，関節がこわばっていたら，すぐにドクターコール
- 向精神薬内服中＋高体温＋筋肉固縮＝悪性症候群…死亡
- 高CPK血症（横紋筋融解），肝障害，中枢神経障害
- 治療は原因薬（向精神薬）の中止．ダントロレン（筋弛緩薬），ブロモクリプチン，ジアゼパム投与

● その他の豆知識

■ 見逃したくない川崎病

- 小児で発熱あり，つらそう…高熱×5日以上，両目の充血，イチゴ舌，両手両足が赤い／腫れぼったい，頸が回りにくそう（頸部リンパ節腫脹），体全体にいろんな形の発疹出現
- BCGの跡が発赤・硬結となる
- 心臓の冠動脈に瘤ができてしまう疾患．突然死！　これはコワイ！
- アスピリン，免疫グロブリン大量療法

■ 発疹を伴う風邪

- 発疹を伴う風邪は他の待合室の患者から隔離せよ
- カタル症状が強い…はしか（麻疹）に注意
- 突発疹…高熱3日後，解熱して発疹出現．元気．自然に治る

■ 海外渡航歴

- マラリア，デング熱，ラッサ熱，エボラ出血熱，腸チフスなど
- デング熱…蚊が運ぶ．頭痛，筋肉痛，関節痛，血小板減少，白血球減少，肝機能異常

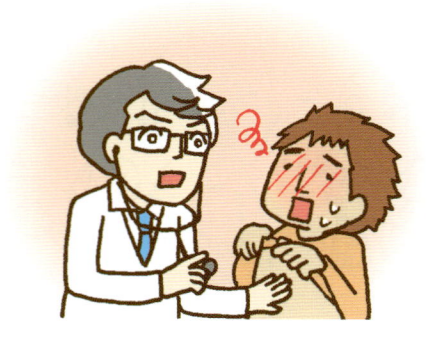

8 頭痛

> クモ膜下出血と髄膜炎だけは見逃さないように問診しよう！

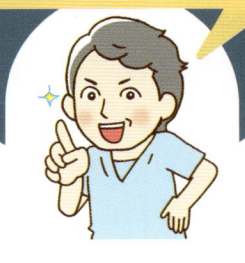

めざせ！バリバリナース

これだけは！忘れちゃならない疾患
- クモ膜下出血
- 髄膜炎

アラーミング・キーワード
- 突然発症の殴られたような頭痛
- 人生最大の頭痛

トホホナース
頭が痛いんですか？
私も片頭痛もちで
夜勤明けはつらくて……
じゃ，待っててください

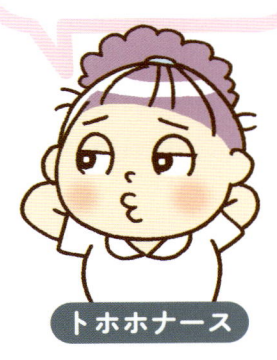

ボチボチナース
えっ！ 急に頭痛が
出たんですか？
人生最大ですか？

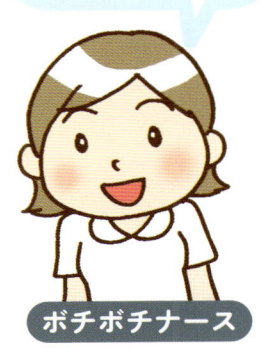

バリバリナース
えっ！ 急に頭痛が
出たんですか？
何をしていたときに
痛くなりましたか？
動けないほどですか？

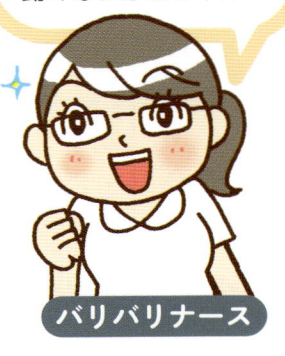

悪魔のささやき
頭痛なんてさ，どうせ95%は
死なない病気なんだよね……

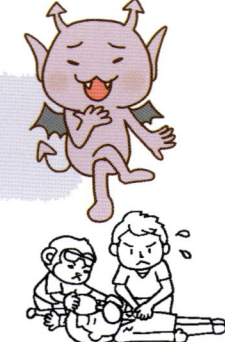

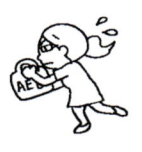

あるある，いやあったら困るよ，こんな症例

✗ 歩いてきた頭痛患者…実はクモ膜下出血だった．麻痺がないのは当たり前！

✗ 熱があれば頭ぐらい痛いですよ．頸が硬くなければ大丈夫…実は髄膜炎だった．項部硬直のない髄膜炎は多い

✗ 吐いて吐いて大変，胃カメラ？…実は後頭部も痛く，フラフラで歩けず，小脳出血だった．小脳出血は頭痛とめまいで吐きまくるが，つらくて訴えられない

✗ 今は痛くないんでしょ…痛みが治まってから来院するクモ膜下出血がある．突然発症の頭痛があったという病歴が大事

Worst ワーストシナリオだったら？

- ☐ クモ膜下出血　☐ 髄膜炎
- ☐ 高血圧性脳症（血圧＞220/130mmHg）
- ☐ 脳出血（麻痺）
- ☐ 外傷（慢性硬膜下血腫など）
- ☐ 急性隅角閉塞性緑内障
- ☐ 一酸化炭素中毒

やや稀
- ☐ 内頸動脈・椎骨動脈解離
- ☐ 側頭動脈炎（高齢女性）
- ☐ 静脈洞血栓症　☐ 下垂体出血
- ☐ 前子癇　☐ 脳腫瘍，脳膿瘍
- ☐ 偽脳腫瘍　☐ 視神経炎

Common よくある病気だったら？

- ☐ 片頭痛
- ☐ 緊張型頭痛　☐ 副鼻腔炎
- ☐ 頸性頭痛　☐ 発熱に伴う頭痛
- ☐ 眼精疲労（メガネが合わない）

やや稀
- ☐ 側頭上顎関節炎
- ☐ 大後頭神経痛，三叉神経痛，舌咽神経痛
- ☐ 群発性頭痛　☐ 性行為頭痛
- ☐ アイスクリーム頭痛（受診しないけどネ！）

雷鳴様頭痛（突然発症の人生最大の頭痛）を訴える患者さんの8〜10％にCTでクモ膜下出血が見つかるのよ！9割はCTで正常だけど，オーバートリアージはOK！若年者でもクモ膜下出血はありうるので注意してね！中高年は動脈瘤が，若年では動静脈奇形が多いわね！

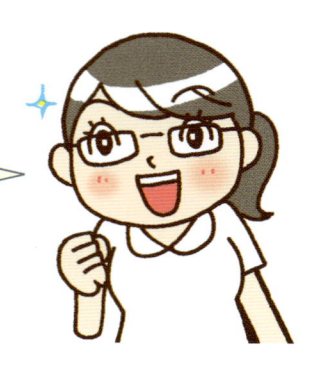

● 頭痛のトリアージ

- 突然の激しい頭痛か？… **E 緊急** → クモ膜下出血
  何時何分何秒発症といえるくらいの急なものは血管が切れた証拠！
  バットで殴られたみたいに突然起こる

🦻「何をしているときに頭痛が起こりましたか？」…時間がはっきりわかるか？（5〜10分以内に最強度に達する超急性の経過，睡眠から目覚めてしまうものも含む）

- 人生最大の頭痛か？　8/10点以上の頭痛… **E 緊急** → 危険な頭痛
- 頭痛のせいで作業が続けられなくなりましたか？… **E 緊急** 〜 **U 準緊急** → 危険な頭痛かも
- 高熱＋人生最大の頭痛「こんなに激しい頭痛の風邪は初めて」… **E 緊急** → 髄膜炎
- 高血圧の既往？　血圧＞220/130mmHg？… **E 緊急** → 高血圧脳症
- SNOOPにひっかかる頭痛… **E 緊急** 〜 **U 準緊急** → 二次性頭痛

> 話を聞き出すのが腕の見せ所！　クモ膜下出血と髄膜炎だけは見逃さないように！

二次性頭痛のポイント「SNOOP」

S…Systemic symptoms 　　Systemic disease	全身症状（発熱，倦怠，るい痩，筋痛） 全身性疾患（悪性疾患，AIDS）
N…Neurological	神経欠落症状，意識障害を伴う
O…Onset abrupt	突然の発症，雷鳴様頭痛，急速に悪化
O…Older	40歳以上の新規発症
P…Pattern change	以前と異なる頭痛（頻度・持続・性状・重症度）

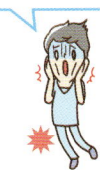

- 運動，性行為，バルサルバ法（息ごらえ）により惹起された頭痛… **R 蘇生** 〜 **E 緊急** → 二次性頭痛
- 担癌患者（癌を持つ患者），免疫不全患者，妊婦の初めての頭痛… **E 緊急** 〜 **U 準緊急** → 二次性頭痛
- 5歳未満もしくは40〜50歳以上の初めての頭痛… **U 準緊急** → 二次性頭痛
- 経過観察中悪化する頭痛（二次性頭痛疑い）… **U 準緊急** → 二次性頭痛
- 発熱＋頭痛＋項部硬直（頭を前屈しづらい）… **E 緊急** → 髄膜炎
- 発熱＋頭痛＋頭をブンブン振ることができる… **U 準緊急** 〜 **L 低緊急**
  …髄膜炎は否定的
- 練炭をたいていなかったか？　不完全燃焼の環境？… **R 蘇生** 〜 **E 緊急** → 一酸化炭素中毒

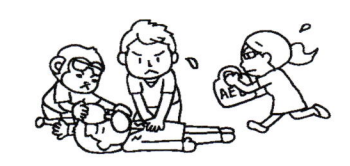

> この頭痛？　ン〜，ただものじゃない，何かあるはず！

- 目の奥が痛い？　緑内障の既往？　瞳孔が中等度散大し真っ赤…
  E 緊急 ➡緑内障
- 副鼻腔炎の既往？　鼻づまり？　鼻水？　副鼻腔の圧痛？…
  U 準緊急～**L 低緊急** ➡副鼻腔炎
- 高齢女性，側頭部の圧痛？　側頭動脈の発赤腫脹…**E 緊急**～
  U 準緊急 ➡側頭動脈炎
- 外傷の既往は？　性格変化？…**E 緊急**～**U 準緊急** ➡慢性硬膜下血腫
- 片側性頭痛既往？　中～重度の痛み（日常生活を妨げるほどの）？　動くと悪化？…**U 準緊急**～**L 低緊急** ➡片頭痛
- 悪心，嘔吐，光過敏症，音過敏症…**U 準緊急**～**L 低緊急** ➡片頭痛
- 職業柄？　肩凝りの有無？…**N 非緊急** ➡緊張型頭痛

頭痛番付表

	頻度の高い疾患	稀な疾患
ランク1	クモ膜下出血，髄膜炎，高血圧性脳症，脳出血，外傷（慢性硬膜下血腫など）	頸動脈・椎骨動脈解離，静脈洞血栓症，下垂体出血
ランク2	緑内障，一酸化炭素中毒，副鼻腔炎	側頭動脈炎，脳腫瘍，脳膿瘍，偽脳腫瘍，前子癇，視神経炎
ランク3	片頭痛，緊張型頭痛，頸性頭痛，大後頭神経痛，三叉神経痛，舌咽神経痛，眼精疲労，発熱に伴う頭痛，側頭上顎関節炎，帯状疱疹，歯性頭痛	群発頭痛，性行為後頭痛，低髄圧症候群
番外	アイスクリーム頭痛 （受診してこないよねぇ……） ○○Drと一緒の夜勤のため頭痛 （？？笑）	

バリバリナースへの道

🔵 クモ膜下出血に強くなる

👂「頭痛が起こったとき何をしていましたか？」…時間がはっきりわかれば，血管切れたのかも！

👂「今まで行っていた作業ができなくなった」…尋常じゃない頭痛の恐れあり

- 警告出血（事前にチョロッと出血して頭痛が出現，出血量が少ないのでCTでも見つけにくい）の病歴を持つことがある（20～50％）

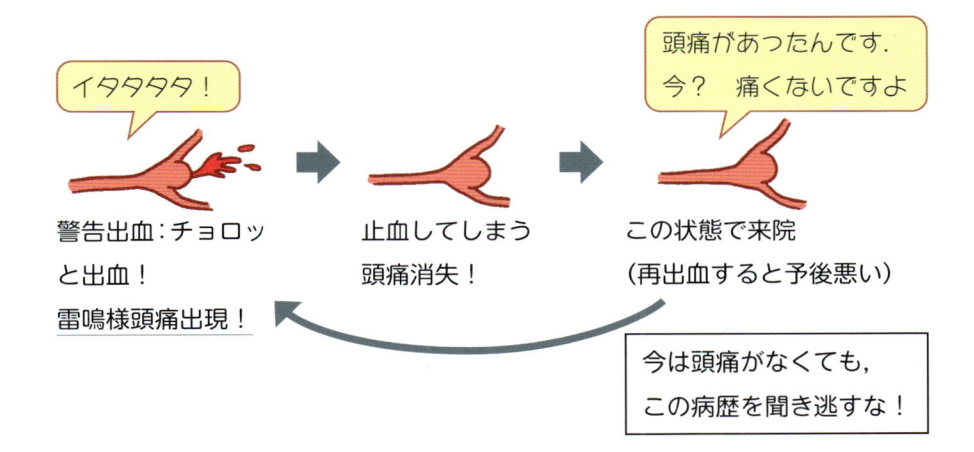

イタタタタ！
警告出血：チョロッと出血！
雷鳴様頭痛出現！

→ 止血してしまう 頭痛消失！

→ この状態で来院（再出血すると予後悪い）

頭痛があったんです．今？ 痛くないですよ

今は頭痛がなくても，この病歴を聞き逃すな！

- 頭部CTを急げ！ 発症から6時間以内だと見つけやすい！

あぁ，無常…CTの弱点

- 発症から時間が経ってしまうとCTで映らない
- 貧血（Hb＜10g/dL）だと映らないこともあり
- CTの実力は98％ぐらい．2％は見逃す
- CTの読影って，プロでも結構難しい

- 病歴がクモ膜下出血らしいのに，CTで異常なし…腰椎穿刺をするかも
- 左手に輸液ラインをとる．右手から血管造影を行うことが多い
- 血圧をコントロールする．ペルジピン® は1mgずつ様子を見ながら
- 必要に応じて鎮静を…実は痛みによる血圧の変動が一番再出血に悪い
- 医師の指示なしでバルーンは×．痛み刺激で動脈瘤が再破裂の恐れあり

アンプルの剤形を間違わないで！

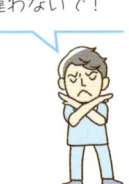

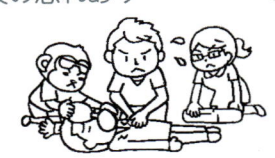

- 意識レベル，瞳孔の大きさ・対光反射，バイタルサインの変化を経時的に記録すること
- 知っておきたい脳ヘルニア徴候…高血圧，徐脈，呼吸数減少，意識レベルの進行性低下

● 髄膜炎に強くなる

- 高熱＋人生最大の頭痛がキーワード！
- 頸が固ければ（項部硬直）があるとヤバイ！
- 頭を下げても，階段を下りても，頭痛が響いて激しいのが特徴．頭をブンブン振ることができれば髄膜炎は否定的（97％）Jolt accentuation test を
- 白血球数や CRP は診断には役に立たない．何が何でも腰椎穿刺！
- 腰椎穿刺の介助では，患者さんの後頭部を押さえてはいけない．頸を過屈曲して気道閉塞を来す．意識が低下しているときは SpO_2 モニターを忘れずに！
- 髄液のスピッツは最低3本．顕微鏡検査・細菌培養・冷凍保存用
- 血液培養は2セット．細菌性髄膜炎の半数は血液培養で見つかっている！
- 目標は来院1時間以内に抗菌薬を！
- 抗菌薬投与前，または同時にステロイド（デキサメタゾン）使用．髄膜炎合併症が減る（聴力低下，生命予後）
- 少しでも疑わしければヘルペス脳炎の治療も考慮（アシクロビル）
- 予防接種歴を確認すべし！ 肺炎球菌ワクチンとインフルエンザ桿菌ワクチンの予防接種を2回以上ずつ施行している場合，細菌性髄膜炎は非常に稀

逆は真ならず！頸が柔らかくても髄膜炎は否定できない！

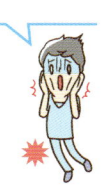

腰椎穿刺は体位が命．成功したら医者がうまいんじゃない！ ナースの押さえかたがよかったのだ！

髄膜炎の Tips

| 項部硬直 | あれば診断に役立つ
しかし，なくても髄膜炎のことあり |

| 頭ブンブンテスト | できれば否定に役立つ
しかし，できなくても髄膜炎以外のことあり |

● 一酸化炭素中毒に強くなる

- 冬に来院する頭痛患者は，一酸化炭素中毒の関与を疑って問診すべし
- 頭痛が団体さんでやってきたら疑うべし．家で不完全燃焼はないか？
- 頭痛で嘔吐を来すが下痢は稀．胃腸炎と誤診するな（胃腸炎は嘔気・嘔吐，水様下痢）
- SpO_2 は役に立たない！　100%になってしまう．血液ガス検査でCO-Hb（カルボキシヘモグロビン）を測定しないとね！

> 自殺企図患者の病歴はマトモにとれない．つじつまが合わない言動に着目しよう

● その他の頭痛

- 緑内障
  ・目は口ほどにものをいう…急性隅角閉塞性緑内障：高齢女性，赤い目（毛様充血），瞳孔中等度散大，対光反射消失
  ・緑内障の既往を聞くのが手っ取り早い！
  ・何か薬を飲んで頭痛が起こってないか？　抗コリン作用薬（鼻水の薬，風邪薬，抗アレルギー薬，抗うつ薬，ブスコパン®）などで悪化
- 側頭動脈炎
  高齢女性に起こりやすい．側頭部にコリコリと痛い動脈を触れる．異様に肩凝りが強いことも．リウマチ性多発筋痛症の合併が多い

● 死なない病気だけど，とってもつらい片頭痛

- **動くとつらい中等度以上の頭痛＋嘔気・嘔吐＋光過敏・音過敏**
- 「まぶしいのがイヤ！」「うるさいのがイヤ！」…片頭痛を疑うべし
- 拍動性頭痛は5割．前兆があるのは3割．片側のみの頭痛は4割
- 家族歴
- 若い頃から頭痛持ち
- 40歳以上で初めての頭痛なら，片頭痛ではないと考えるべし
- 症状強ければ，やはり頭部CTでクモ膜下出血を除外すべし
- 中等度〜高度片頭痛にはトリプタン系薬（イミグラン®やレルパックス®など）をまず使用．効果なければNSAIDs座薬を追加
- プリンペラン®は吐き気止めだけじゃない！　ゆ〜っくり静注すれば，単独で片頭痛に効く

> バリバリナースは片頭痛にも強い！

> プリンペランは飲み薬では効かないよ

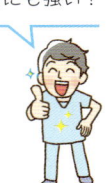

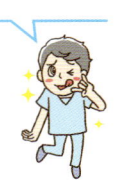

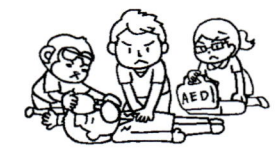

前兆のない片頭痛の診断基準

A：B〜Dを満足する発作が5回以上あり
B：頭痛発作が4〜72時間持続する
C：次のうち2つ以上を満たす 　　①片側性頭痛 　　②拍動性 　　③中〜重度の痛み（日常生活を妨げる） 　　④動くと悪化
D：発作中，次の1項目を満たす 　　①悪心，嘔吐 　　②光過敏症，音過敏
E：その他の疾患によらない

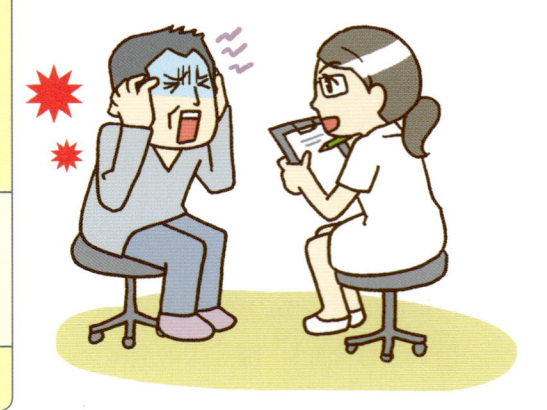

9 麻痺

FASTをチェックだ！

めざせ！バリバリナース

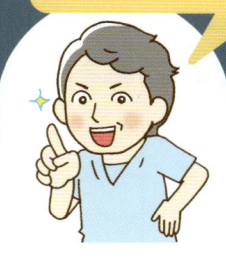

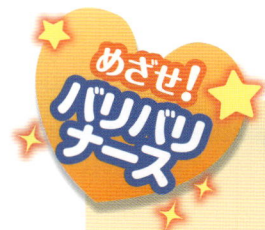

これだけは！忘れちゃならないポイント
- 脳出血か脳梗塞か，それが問題だ
- 低血糖は必ず否定すること

アラーミング・キーワード
- イーッと歯を見せられるか？
- 片麻痺…手を挙げていられるか？
- ろれつが回らない

あらあら片麻痺だわね
血圧高いわねぇ
早く血圧を下げないと

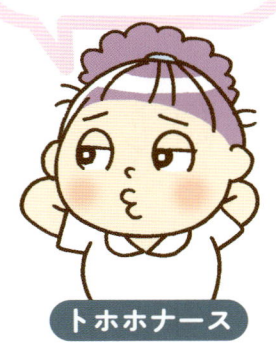

トホホナース

片麻痺ですか．血圧は
あわてて下げずに
まず頭部CTですかね

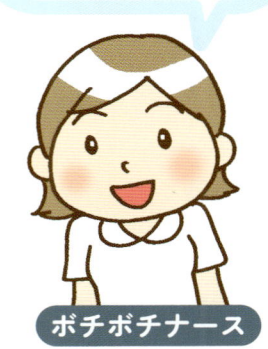

ボチボチナース

頭部CTは当然として
発症時間はいつですか？
3〜4.5時間が
決め手だから！

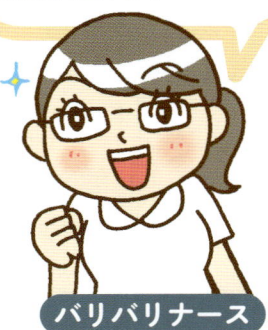

バリバリナース

悪魔のささやき

血圧が200mmHgもあったら，
それ下げないでどうすんの!?
病棟の指示もいつもそうでしょ!?

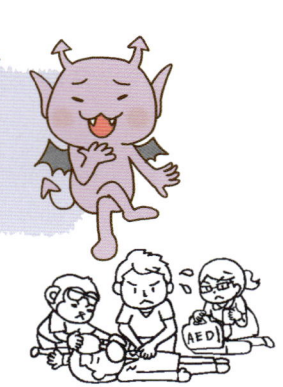

あるある，いやあったら困るよ，こんな症例

✘ 神経所見がある人を待たせてはいけない
✘ 脳梗塞なのに血圧を下げてしまう…脳梗塞の範囲が広がってしまった
✘ 突然発症といいつつ，実は目が覚めた時間を発症時間と間違えていた…これ最悪！　血栓溶解療法をしちゃうと出血のリスクが上がる！

Worst　ワーストシナリオだったら？

- ☐ 脳出血
- ☐ 脳梗塞
- ☐ 胸部大動脈解離
- ☐ 低血糖
- ☐ 内頸動脈解離，椎骨動脈解離
- ☐ 脳静脈洞血栓症
- ☐ 脳腫瘍，脊髄損傷・脊髄腫瘍
- ☐ 硬膜外膿瘍，硬膜外出血
- ☐ 慢性硬膜下血腫
- ☐ 脳炎，髄膜炎，脊髄炎
- ☐ ギランバレー症候群

Common　よくある病気だったら？

……って麻痺なんてそうそうよくあるわけじゃないけどね

- ☐ トッドの麻痺（Toddの麻痺）
- ☐ ヒステリー
- ☐ 末梢神経障害（神経の圧迫による）

訴えが麻痺だけど，ホントは麻痺じゃないもの

- ☐ 過換気症候群
- ☐ 脱水，発熱，低カリウム血症

低血糖でも麻痺は出る！　デキスターチェックを忘れたら打ち首獄門！

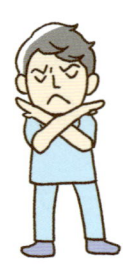

● 麻痺のトリアージ

- 発症時間が明確…**E 緊急** ⇒ 脳梗塞なら血栓溶解療法の適応かも！
- 突然発症の片麻痺…**E 緊急** ⇒ 脳梗塞，脳出血，大動脈解離，低血糖（大穴）
- 突然発症の片麻痺＋頭痛…**E 緊急** ⇒ 脳血管障害
- 突然発症の片麻痺＋胸背部痛…**E 緊急** ⇒ 大動脈解離

- 頭部外傷数か月後の片麻痺… E 緊急 ～ U 準緊急 ➡ 慢性硬膜下血腫
- てんかん発作後の片麻痺… L 低緊急 ➡ トッドの麻痺
- 突然発症の対麻痺… E 緊急 ➡ 脊髄障害，大動脈解離
- 半側顔面と対側の温痛覚障害… E 緊急 ➡ 延髄外側症候群
- 半分の顔面神経麻痺… L 低緊急 ➡ ベル麻痺
- 口角だけの顔面神経麻痺… E 緊急 ➡ 脳梗塞
- 感冒後，両下肢脱力，徐々に上行性に麻痺進行… E 緊急 ～ U 準緊急 ➡ ギランバレー症候群
- 明らかに過換気で両手両足口の周囲のしびれ… U 準緊急 ➡ 過換気症候群
- 腕枕をして寝た後，ベンチで酔っ払って寝た後から手首が上がらない… L 低緊急 ～ N 非緊急 ➡ 橈骨神経麻痺
- ずっとしゃがんで作業してたら足首が背屈できない… L 低緊急 ～ N 非緊急 ➡ 脛骨神経麻痺

バリバリナースへの道

● 麻痺を早く見つけよう！

- 3～4.5時間が勝負！「早く早く，FASTをチェック！」

脳梗塞かな？と思ったらすぐ「FAST」をチェック

F… Facial droop 顔面神経麻痺	口角が垂れる．「イー」と歯を見せてくださいというと左右非対称なのがよくわかる
A… Arm drift 片麻痺	両手の平を上に向けて手を前に出してもらうと，麻痺側は手が回内しながら落ちてくる
S… Speech 構語障害，失語	構語障害（ろれつが回らない），失語（話そうとしても言葉が出ない）
T… Time 発症時間	本当に急激発症か？ 発症時間をはっきりさせる

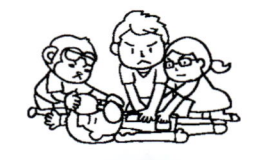

- これにひっかかったらすぐに CT！ 出血の有無を早く判断せよ！
- 脳梗塞なら血栓溶解療法．脳梗塞の 74％は「FAST」のどれかにひっかかってくる

● Facial droop；顔面神経麻痺

1/4 →中枢性顔面神経麻痺，1/2 →末梢性顔面神経麻痺（ベル麻痺）
脳梗塞で生じる顔面神経麻痺は顔の 1/4 が障害される

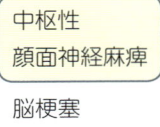

中枢性
顔面神経麻痺

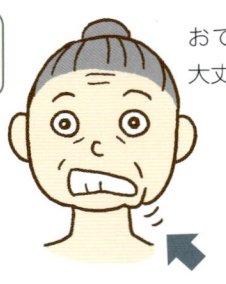

脳梗塞
脳出血

おでこの皺は大丈夫！

末梢性
顔面神経麻痺

ベル麻痺

この領域の麻痺をチェック！
「イーッ」と歯を見せてもらうのだ！

おでこも含め，顔半分が麻痺する
これは脳梗塞じゃない！

無口な人と思ってはいけないよ

● Arm drift；麻痺

特に左右差がないか．上肢，下肢ともにチェックしよう

● Speech；構語障害，失語

構語障害はろれつが回らないのでわかりやすい．失語は話そうと思っても話せない状態．特に右半身麻痺のときに失語になりやすい

● Time；発症時間

脳梗塞なら「確実な」発症時間から 3～4.5 時間以内に血栓溶解療法．まずは頭部 CT をとらないといけないので，発症から 2 時間以内に来院の必要あり．Time is brain！

血栓溶解療法の適応は 4.5 時間までのびたが，それほど成績はよくない．やっぱりなるべく早いに越したことはない

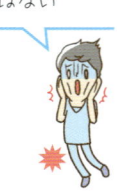

● 血圧が高くてもビビるな！

- 脳梗塞の場合，血圧が高いほうが麻痺が進行しない！ 血圧を下げると麻痺が広がる！ 臨床所見からだけでは出血か梗塞かはわからない
  ・まずは頭部 CT を．出血があるかないかを早く判断せよ
  ・脳出血の場合は血圧をちょい下げる
  ・脳梗塞の場合は血圧高めを保つ．しかし血圧＞ 220/130mmHg なら高すぎるので下げてもいい（←このエビデンスいまイチ……）

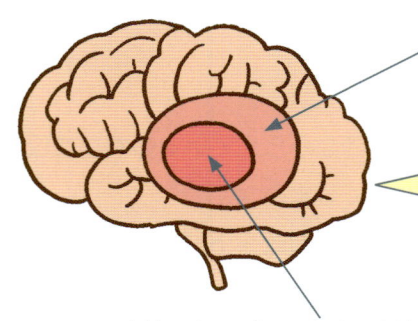

高血圧のおかげでなんとか周囲から血流をチビチビ保っている死にかけの脳（ペナンブラ）

血圧を上げてやっと血流を保っているんだから，ここで血圧下げないでぇ〜！　血圧が下がったら，脳梗塞が広がっちゃうよぉ〜！

血流ストップ！　血流が途絶えて脳が死んだところ（脳梗塞）

● 片麻痺を見たら

- 低血糖でも麻痺が出ることがある．デキスターチェックは常に行う
- 脳ヘルニアのサインをチェック！
  - 意識レベル…GCS≦8点，JCS≧Ⅱ-30，経過中にGCSが2点以上低下
  - 瞳孔不同，対光反射
  - 進行する片麻痺
  - 高血圧，徐脈，呼吸数低下…クッシング徴候
- 昏睡状態（JCS Ⅱ-30以上，GCS≦8点）なら気管挿管を要する

脳ヘルニアは慌てるので怖いんだ！

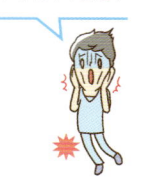

● 脳出血

- 血管が切れると強い頭痛を伴う
- 血圧コントロールは大事．高血圧のままでは血腫が増大する．平均血圧を15〜20％低下させる
  平均血圧＝（収縮期血圧－拡張期血圧／3）＋拡張期血圧
- 血圧コントロールはあくまで頭部CTを撮って，出血があることを確認してから行うこと
- 除脳硬直（刺激を与えると手が回内しながらぐいっと伸びる），除皮質硬直（肘がぐっと曲がる）は予後不良
- ワーファリンを内服していたら，FFP（新鮮凍結血漿），ビタミンKを投与して止血

血圧を140まで下げても大丈夫だけどね

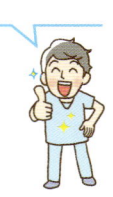

ワーファリンやバイアスピリンを内服中なら，血腫が増大してくるぞ！

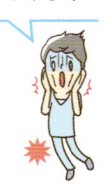

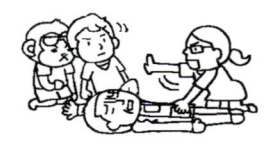

● 脳梗塞

- 脳梗塞の高血圧は安易に下げない！
- 脳梗塞周囲の脳は高血圧のおかげで生きながらえているのだ．血圧を下げてしまうと脳梗塞の範囲が広がってしまう
- 血圧が 220/130mmHg 以上高いときのみ血圧を下げる．平均血圧を 10〜15%下げる（気持ちちょっと下げる）
- ただし，血栓溶解療法を行う場合は血圧を 180/105mmHg 未満に下げる
- 発症 3〜4.5 時間以内なら血栓溶解療法ができる
- 麻痺の有無を早く見つけるのがカギ！ 早く早く「FAST」！（→ 103p）これにひっかかったらすぐに頭部 CT へ．来院から 45 分以内に頭部 CT 読影終了を目指す
- 落とし穴…滅茶苦茶頭痛があって片麻痺出現，頭部 CT で出血がなければ，血管の解離を疑え！ 特に**胸部大動脈解離**．内頸動脈まで解離が及んで片麻痺が出ることがある

寝ていて目が覚めたら麻痺があったというのは，発症時間が寝ている間なので，血栓溶解療法の適応にはならない

通常，脳梗塞は発症時にそんなに頭は痛くならない

● 一過性脳虚血発作（TIA；Transient Ischemic Attack）

- 脳梗塞の子分．脳の血管が一時的に詰まって再開通した
- 心房細動の患者に多い．心電図をとって心房細動を探そう
- 意識消失のみで TIA と言ってはならない．意識消失の前後で神経局在所見が出る
- 麻痺，言語障害，回転性めまい，複視など神経局在所見が大事
- TIA が脳梗塞になってしまうリスクをチェックしよう！

TIA の脳梗塞再発リスクチェック「ABCD²」

A… Age	60 歳以上	1 点
B… Blood Pressure	高血圧 ≧ 140/90mmHg	1 点
C… Clinical	片麻痺	2 点
	言語障害のみ	1 点
D… Duration	持続時間 10〜59 分	1 点
	持続時間 ≧ 60 分	2 点
D… DM	糖尿病	1 点

合計 6〜7 点あると 2 日以内に 8%が脳梗塞になってしまう

● ギラン・バレー症候群

- 弛緩性麻痺，腱反射低下，髄液検査（蛋白細胞解離）
- 下肢から上行性の進行性麻痺，重症例は呼吸筋麻痺，その他脳神経麻痺，外眼筋麻痺など
- 先行感染の後，足に力が入らないとやってくる
- 60％に先行感染あり（カンピロバクター，EBウイルス，サイトメガロウイルス，マイコプラズマ，インフルエンザ，水痘，帯状疱疹など）
- 治療は免疫グロブリン大量療法，血漿交換，ステロイドパルス療法など

● その他

■ 緊急性の低いもの
- トッドの麻痺（てんかん後しばらく麻痺が残ることがある），ヒステリー，末梢神経障害（神経の圧迫による）など

■ 訴えが麻痺だけど，ホントは麻痺じゃないもの
- 過換気症候群…麻痺というよりしびれだけど
- 脱水，発熱，低カリウム血症…麻痺じゃなくて脱力だった

> 末梢神経障害は正座の後，腕枕，ベンチで寝込んで上腕外側を圧迫してしまったとかね

> お腹すいて力が入らない……

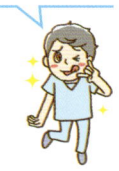

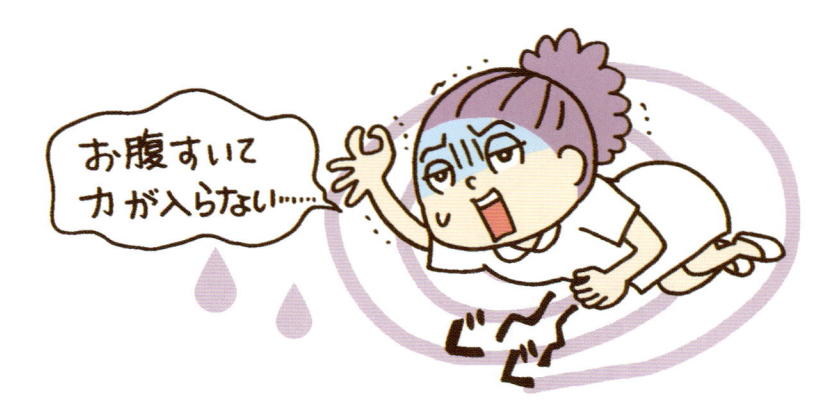

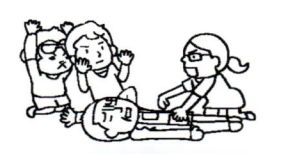

10 めまい（回転性）

> 激しいめまい＋頭痛を伴う場合 出血（小脳）を考慮！

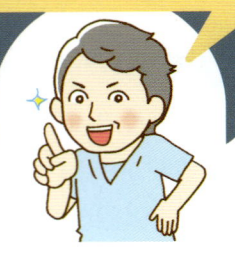

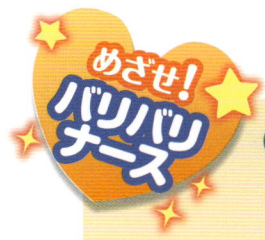

めざせ！バリバリナース

これだけは！忘れちゃならない疾患
- 中枢性めまい（小脳・脳幹の出血・梗塞）
- 良性発作性頭位変換めまい（問診で診断可能，検査不要）

アラーミングキーワード
- ふらついて座っていられない，ろれつが回らない（中枢性回転性めまい）
- 回転性めまい＋激しい頭痛がある＋激しい嘔吐（小脳出血）

トホホナース: お風呂上りとかよくありますよねーお腹空いてませんか？

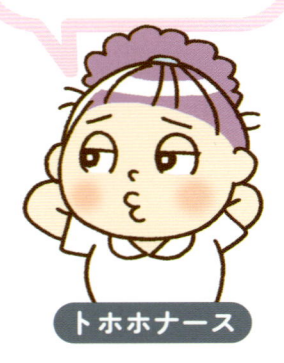

ボチボチナース: CT検査になるかと思いますので少々お待ちください

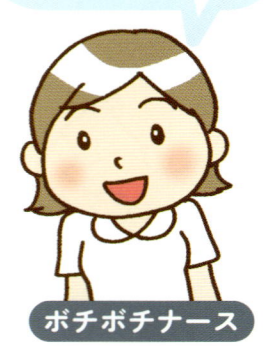

バリバリナース: グルグル回る感じですか？意識を失いましたか？それともフワフワ浮く感じですか？

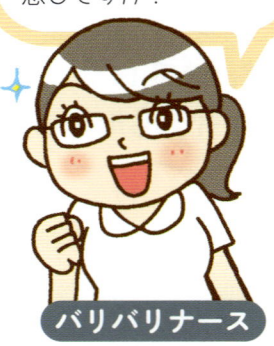

悪魔のささやき

めまいなんてメイロン®でも点滴して寝てれば勝手に治るんじゃ？

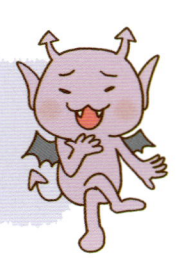

あるある，いやあったら困るよ，こんな症例

✗ めまいが強く耳鼻科に入院していたら，麻痺も出てきた…実は小脳・脳幹梗塞だった

✗ 激しく嘔吐し吐血少々（マロリー・ワイス症候群），頭痛，めまい…小脳出血だった

✗ 初発の回転性めまいを「あぁ，メニエル病でしょ」…メニエル病は繰り返さないと診断できない

Worst ワーストシナリオだったら？

中枢性めまい
- ☐ 小脳・脳幹出血
- ☐ 小脳・脳幹梗塞
- ☐ 慢性硬膜下血腫
- ☐ TIA（一過性脳虚血発作）
- ☐ 椎骨脳底動脈循環不全
- ☐ 椎骨動脈解離
- ☐ 脳腫瘍（聴神経腫瘍）

末梢性めまい
- ☐ メニエル病　☐ 外リンパ瘻
- ☐ 薬剤性聴神経障害

Common よくある病気だったら？

末梢性めまい
- ☐ 良性発作性頭位めまい症（BPPV）
- ☐ 前庭神経炎…聴力はOK
- ☐ 蝸牛炎…聴力低下
- ☐ 突発性難聴
- ☐ 副鼻腔炎
- ☐ 片頭痛（片頭痛関連性めまい）
- ☐ 内耳震盪
  （脳震盪の親戚みたいなもの）

回転性めまいのトリアージ

- 回転性めまい＋激しい頭痛！　嘔吐！… **E 緊急** ➡ 小脳出血疑い
- 回転性めまい＋一人で座れない… **E 緊急** ➡ 小脳・脳幹の梗塞・出血
- 回転性めまい＋神経所見… **E 緊急** ➡ 小脳・脳幹の梗塞・出血など
  - ・ろれつが回らない，顔面神経麻痺，顔がしびれる，複視，座っていられない，立っていられない
  - ・垂直眼振，全方向性眼振あり

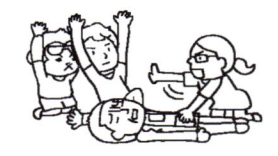

●めまいをひとくくりにしない！　以下の3つに分類すべし

①グルグル？　　　　②目の前真っ暗？　　　　③フワフワ？
（回転性）　　　　　　（失神）　　　　　　　（浮動感）

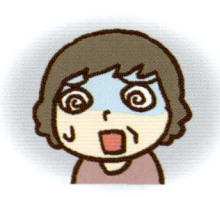

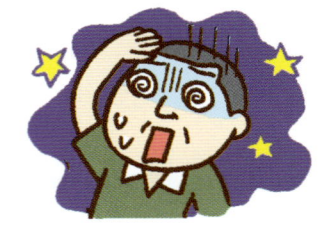

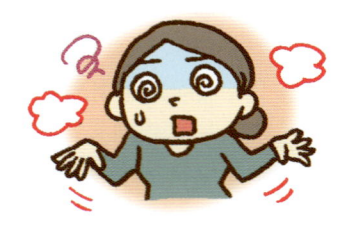

回転性めまい
・グルグル回る感じ
・世の中が流れてしまう感じ
・車酔いのような感じ
・回転するとは訴えないことも多いので，患者の訴えによく耳を傾けること．意識は遠のかない！

前失神
・急に意識を失いそうになる感じ．奈落の底に落ちるような，目の前が真っ暗になるような感じ
・そのまま意識を失えば失神となる
・失神と同じ鑑別を（→72p「2-6 失神」参照）

浮動感，平衡障害
・フワフワする感じ，ふらつき
・視覚，脊髄路，神経筋，前庭，小脳・脳幹，自律神経など
・心筋梗塞，脳血管障害，パニック障害，過換気症候群，高血圧，神経筋疾患，疲労，寝不足，低血糖，パーキンソン，低K血症，頚椎症，視力低下，夜勤明け，失恋，姑の嫁いじめなど，なんでもあり
・身体的，精神社会的アプローチが必要

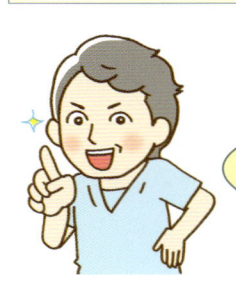

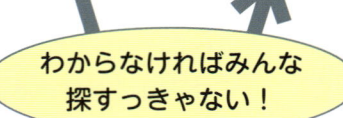

わからなければみんな探すっきゃない！

● 回転性めまいはめまいの「質」より「激しさ」と「持続時間」が大事！
「動くとめまい」とみんな言うので鑑別には役立たない！

時間	疾患	特徴
1分以内	BPPV	じっとしていれば1分以内にすぐおさまる！　激しい！
数分	TIA	なんとなくめまい＋しびれ，麻痺，ろれつが回らない
数時間	メニエル・片頭痛	過去にも同じエピソードあり！
数日	前庭神経炎・蝸牛炎	体動時めまいが強く，持続性
数日〜数週	脳疾患（小脳・脳幹／出血・梗塞，脳腫瘍など）	激しいめまい…出血　なんとなくめまい…梗塞

- 安静時も回転性めまい＋耳鳴り，聴力低下… U 準緊急 ➡内耳性めまい
- 安静時も回転性めまい＋風邪の先行，聴力正常… U 準緊急 ➡前庭神経炎
- 体位変換時のみ回転性めまい＋安静で1分以内に治る… L 低緊急 ～ U 準緊急 ➡良性発作性頭位めまい症
- 脳震盪後，めまい持続… U 準緊急 ～ L 低緊急 ➡内耳震盪
- 回転性めまいを繰り返す，聴力低下… U 準緊急 ～ L 低緊急 ➡メニエル病
- フワフワする（浮動感）… L 低緊急 ～ N 非緊急 …鑑別は多岐に渡る
- 鼻をかんでから回転性めまい… L 低緊急 ➡外リンパ瘻
- パニック発作に伴う… U 準緊急 ～ L 低緊急 ➡心因性めまい

回転性めまいの鑑別ポイント　末梢性 vs 中枢性

	末梢性めまい（前庭・内耳）	中枢性めまい（小脳・脳幹）
嘔気・嘔吐	高度	中等度（高度：小脳出血）
発症	突然	徐々に
眼振 　タイプ 　方向（急速相） 　固定 　減弱 　強度	水平性－回旋性，垂直ではない 一方向 注視で軽減 注視を繰り返すと軽くなる 急速相を注視すると強くなり，反対を注視すると弱くなる	全方向性，垂直性 両方向あり 注視でも変化なし 注視を繰り返しても同様 注視方向によって変わらない
歩行 　ふらふら 　転倒，方向転換	軽度 急速相の反対側へ	重度（しばしば歩行不能），起座保持不能 どちらへでも
Romberg test	急速相の反対側へ	どちらへでも
聴力低下，耳鳴り	一般的	稀
神経学的徴候	なし	あり

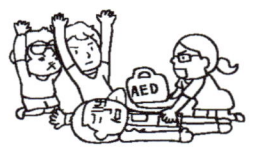

バリバリナースへの道

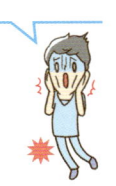

● 良性発作性頭位めまい症

- Benign Paroxysmal Positional Vertigo,「BPPV」と略して言う
- 三半規管の中に浮遊結石があり，ちょうどスノーボールの中の砂粒のようにフワーッと動く感じ
- 体位変換時にのみ回転性めまいが起こる．じっとしていれば1分以内におさまる（めまいの持続は数10秒）

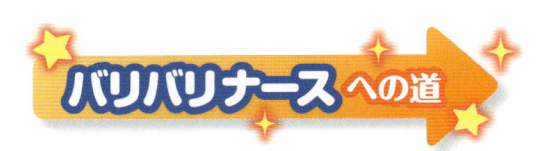

三半規管内を石がフワーッと動くことでめまいが起こる！

体位変換で結石がフワーッと動く（めまい出現）　→　数秒後，結石が着地する（めまい止まる）

BPPVには薬は不要．体操で治るんだ．治らなければ処方するけどね

Dix-Hallpike 試験：体位変換試験．後半規管の浮遊結石がわかる

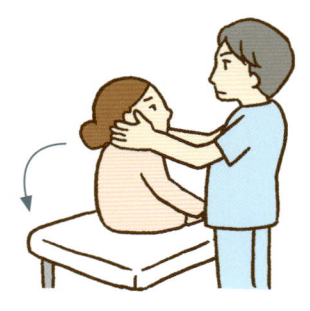

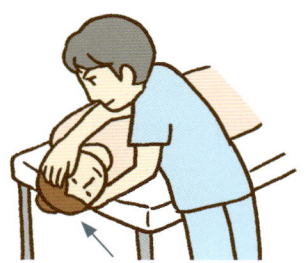

右45°に顔を向けて懸垂頭位でめまい・眼振出現→右後半規管の結石
左45°に顔を向けて懸垂頭位でめまい・眼振出現→左後半規管の結石

> BPPV なら……
> ①めまい出現までちょっと遅れる＝フワーッと動くから（潜時）
> ②じっとしてればすぐに治る（数秒）
> ③繰り返すとめまいが軽くなる（疲労現象）

Epley法：浮遊結石を卵形嚢に戻せば治る

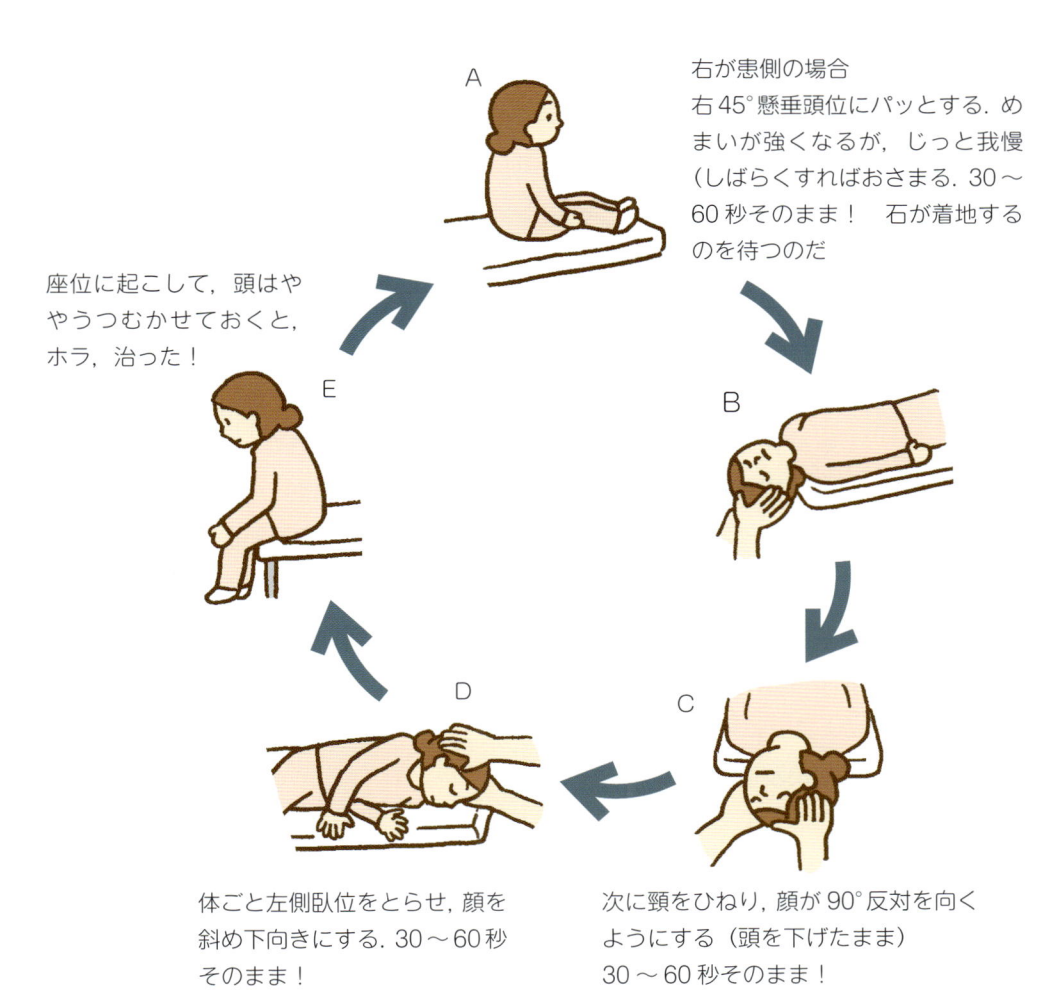

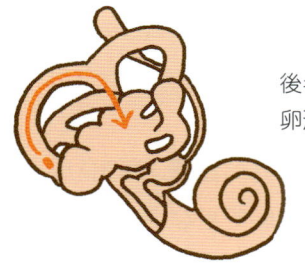

A　右が患側の場合
右45°懸垂頭位にパッとする．めまいが強くなるが，じっと我慢（しばらくすればおさまる．30〜60秒そのまま！　石が着地するのを待つのだ

B

C　次に頸をひねり，顔が90°反対を向くようにする（頭を下げたまま）30〜60秒そのまま！

D　体ごと左側臥位をとらせ，顔を斜め下向きにする．30〜60秒そのまま！

E　座位に起こして，頭はややうつむかせておくと，ホラ，治った！

後半規管に迷い込んだ結石を卵形嚢に戻す（石は卵形嚢で自然吸収される）

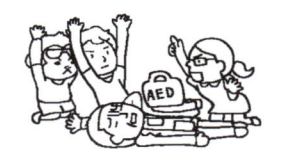

- ### 小脳・脳幹の梗塞・出血…神経症状を見逃さない！
  - 絶対に見逃したくない回転性めまい
  - 小脳は運動失調と躯幹動揺の2つをチェック
    - ・運動失調：指鼻試験，膝踵試験，回内回外試験
    - ・躯幹動揺：ふらついて，立ったり座ったりできない．さまざまな方向に倒れていく．立って足踏みしてみてもらおう
  - 脳幹…顔面神経麻痺（片側口角の下垂，片側口唇しわの消失），顔面のしびれ（玉ねぎの皮のような分布になる），ろれつが回らない，複視など
  - 強い頭痛を伴う場合は小脳出血，片頭痛性めまいを考慮
  - なんとなくはっきりしない回転性めまい〜激しいめまいまでさまざま
  - 70歳以上で「なんとなくはっきりしないめまいだなぁ」…小脳・脳幹の梗塞は多い！
  - 出血はCTで，梗塞はMRIで確認

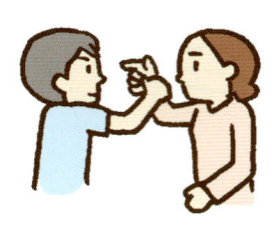

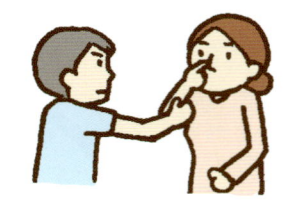

- ### 前庭神経炎
  - 半数に上気道炎の先行あり．風邪のウイルスが前庭についちゃう！
  - 聴力低下なし！（聴力低下があったら蝸牛炎）
  - 数日めまいが続く…だって風邪も治るまで数日かかるでしょ

- ### メニエル病
  - 繰り返す激しい回転性めまいと嘔吐，難聴，耳鳴り，聴力低下
  - 繰り返す疾患なので，初発では診断できない
  - ストレスと関連あり

- ### 突発性難聴
  - 耳鳴り，聴力低下がむしろ主訴．めまいを伴うこともある

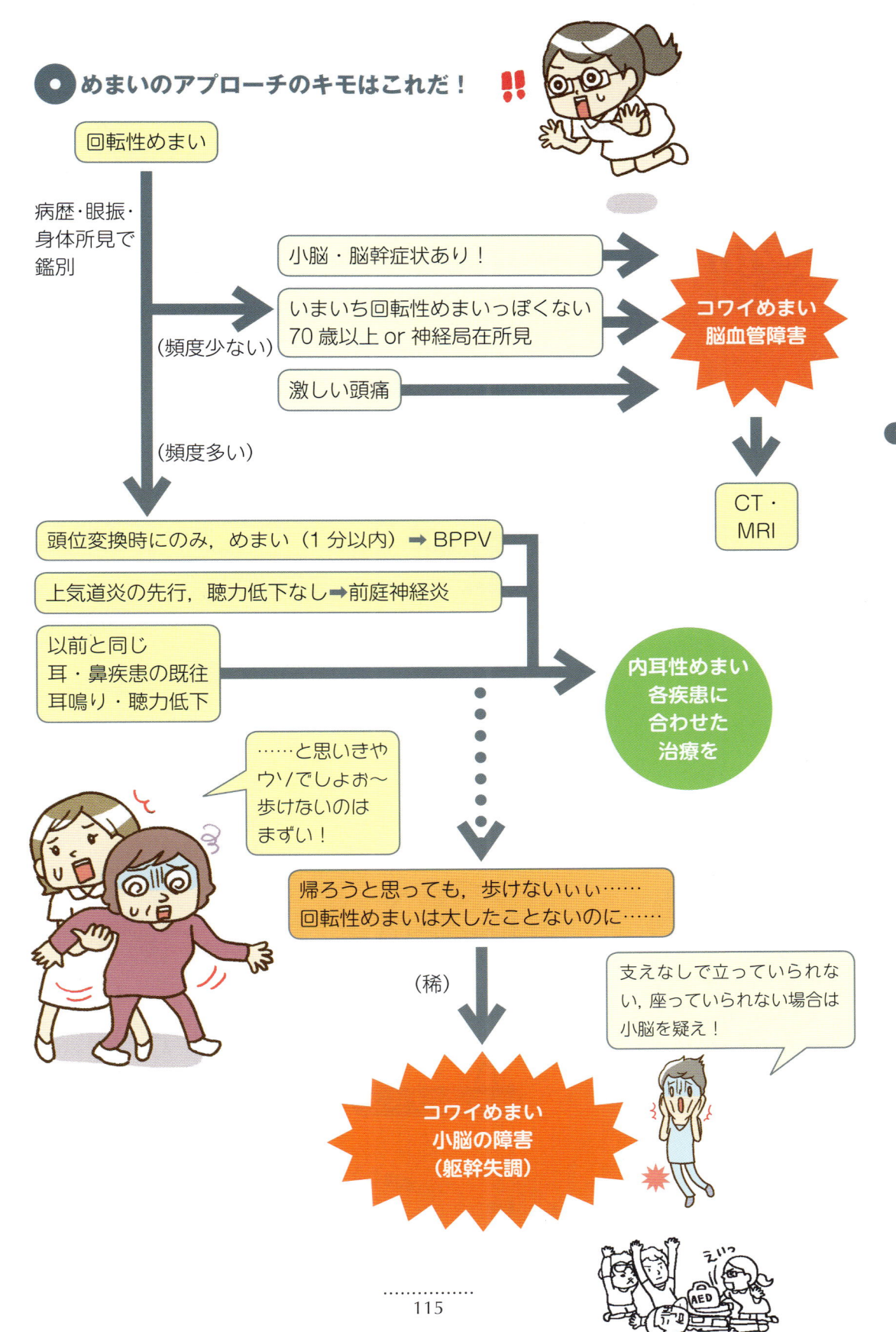

Part 2 症状・疾病別トリアージ

● めまいのアプローチのキモはこれだ！

回転性めまい

病歴・眼振・身体所見で鑑別

（頻度少ない）
- 小脳・脳幹症状あり！
- いまいち回転性めまいっぽくない 70歳以上 or 神経局在所見
- 激しい頭痛

→ **コワイめまい 脳血管障害** → CT・MRI

（頻度多い）
- 頭位変換時にのみ，めまい（1分以内）➡ BPPV
- 上気道炎の先行，聴力低下なし ➡ 前庭神経炎
- 以前と同じ／耳・鼻疾患の既往／耳鳴り・聴力低下

→ **内耳性めまい 各疾患に合わせた治療を**

……と思いきや ウソでしょお〜 歩けないのはまずい！

帰ろうと思っても，歩けないいい……
回転性めまいは大したことないのに……

（稀）

→ **コワイめまい 小脳の障害（躯幹失調）**

支えなしで立っていられない，座っていられない場合は小脳を疑え！

10 めまい（回転性）

115

11 腹痛

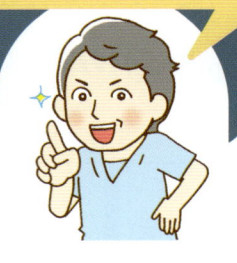

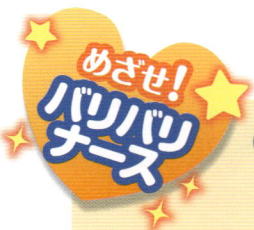

解剖学的に攻めるのがポイント！
虫垂炎と子宮外妊娠が難しい

めざせ！バリバリナース

これだけは！忘れちゃならない疾患

- 血管が詰まる／破れる（大動脈瘤破裂・解離，肝癌破裂，上腸間膜動脈閉塞）
- 消化管が詰まる／破れる（腸閉塞，消化管穿孔）
- 心窩部痛（心筋梗塞）…胃痛を訴える
- 見逃されやすい疾患（異所性妊娠，急性虫垂炎）
- 怖い炎症（急性膵炎，重症急性胆管炎）

アラーミング・キーワード

- 突然の腹痛（血管系，消化管破裂，心筋梗塞）
- 冷汗を伴う腹痛，耐え難い人生最大の腹痛

80歳の腹痛患者が来院☆

トホホナース：（お年寄りだし……便秘じゃない？もしくは胃腸炎？）

ボチボチナース：（腹膜炎じゃない？）ちょっとお腹をさわりますねー（硬くはないなー…）

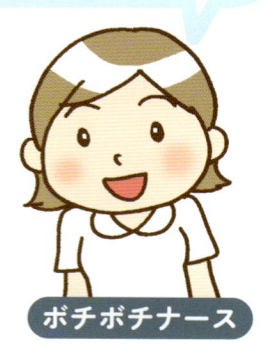

バリバリナース：（突然発症で冷汗を伴う人生最大の腹痛……腹部は硬くない……腹部大動脈瘤破裂!?）すぐに処置室へ!!

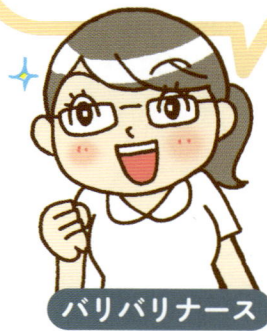

悪魔のささやき

腹痛はたいてい便秘か胃腸炎でしょ
ブスコパンでいいんじゃない？

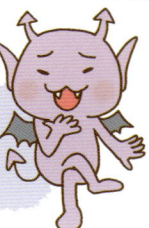

あるある，いやあったら困るよ，こんな症例

✘ 高齢女性の間欠的腹痛…パンツを下ろしたら，大腿ヘルニアが見つかった
✘ 若年女性の腹痛．生理はあると言っていたが…急変！ 異所性妊娠だった
✘ 胃痛で消化器科を受診，胃カメラの最中に心肺停止…心筋梗塞だった

Worst ワーストシナリオだったら？

- ☐ 心筋梗塞（ACS）
- ☐ 大動脈解離・腹部大動脈瘤（切迫破裂）
- ☐ 腸間膜動脈閉塞（解離）
- ☐ 腎梗塞（腎動脈閉塞）
- ☐ 腹腔内出血（外傷，異所性妊娠，卵巣出血など）
- ☐ 腸閉塞（イレウス），捻転，小児の腸重積
- ☐ ヘルニア嵌頓（大腿・鼠径・閉鎖孔）
- ☐ 消化管穿孔（食道・胃・十二指腸・小腸・大腸）
- ☐ 虫垂炎（破裂）
- ☐ 重症急性膵炎
- ☐ 重症急性胆管炎（総胆管結石嵌頓）
- ☐ 腹膜炎
- ☐ 大腸型腸炎（高熱，粘血便，しぶり腹，強い腹痛）
- ☐ 精巣捻転・卵巣嚢腫茎捻転
- ☐ 糖尿病性／アルコール性ケトアシドーシス

Common よくある病気だったら？

- ☐ 便秘
- ☐ ウイルス性胃腸炎・細菌性腸炎
- ☐ 急性胃炎，急性胃腸炎
- ☐ 大腸憩室炎
- ☐ 虚血性腸炎（高齢者，左腹痛）
- ☐ 胆石・胆嚢炎
- ☐ 骨盤腹膜炎（＝ PID）
- ☐ 生理痛，子宮内膜症，卵巣出血，排卵痛
- ☐ 尿路結石（腎結石，尿管結石）
- ☐ 腎盂腎炎・膀胱炎含む尿路感染症
- ☐ 精巣上体炎・精巣炎
- ☐ 帯状疱疹
- ☐ アレルギー性紫斑病
- ☐ 心因性腹痛
- ☐ 薬の副作用
- ☐ 筋肉痛，腹直筋血腫

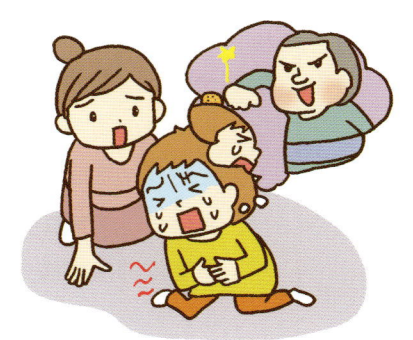

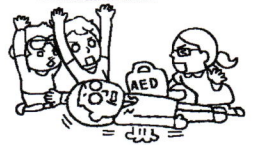

腹痛のトリアージ

- 腹痛＋ショックの治療は最優先！　意識消失があった場合も…
  [R 蘇生]
- 人生最大の腹痛，腹痛持続時間＞6時間以上…[E 緊急]
- とにかく痛み止めが効かない…[E 緊急]

● ……血管が破れたら死ぬ！　詰まったら死ぬ！

- 腹部に拍動性腫瘤，腹部大動脈瘤の既往，喫煙歴，高齢男性…[E 緊急]
  ➡腹部大動脈瘤
- 裂けるようにお腹が痛い，背中～腰も痛い，痛みが移動する（血管に沿って）…[E 緊急] ➡大動脈解離
- 肝癌の既往…[R 蘇生]～[E 緊急] ➡肝癌破裂
- 生理が遅れている…[E 緊急] ➡異所性妊娠
- 成人・老人の心窩部痛＋冷汗→心電図を！…[E 緊急] ➡心筋梗塞疑い
- 心房細動＋激痛（お腹は軟らかい）…[E 緊急] ➡腸間膜動脈閉塞症

● ……炎症，閉塞，虚血，捻じれる

- 腹膜刺激症状（板状硬，歩くだけで響く，車が揺れても痛い）…
  [E 緊急] ➡急性腹症（腹膜炎）
- 手術歴＋間欠的腹痛に続いて嘔吐，排便なし，排ガスなし…[E 緊急]
  ➡腸閉塞
- 乳幼児，間欠的な強い啼泣（腹痛），嘔吐，イチゴジャム便…[E 緊急]
  ➡腸重積…腸重積は8時間以内に整復を！　発症時間を聞きましょう
- 実は精巣の痛みが中心…[E 緊急] ➡精巣捻転
- 女性，性交（または運動）中に突然の強い下腹部痛…[E 緊急]～
  [U 準緊急] ➡卵巣出血
- 吐血，下血，血性の嘔吐・便…[E 緊急]～[U 準緊急] ➡消化管出血
- 右季肋部痛，右肩に放散痛，脂っこい食事後…[E 緊急]～[U 準緊急]
  ➡胆石，胆嚢炎
- 外傷後の腹痛…[E 緊急]～[U 準緊急] ➡出血，腹膜炎
- 上腹部～臍周囲のぼんやりした痛みが右下腹部のくっきりした痛みに変化…[E 緊急]～[U 準緊急] ➡虫垂炎
- 心窩部の持続痛，背部痛もあり，胸膝位（体育座り）で楽，アルコールの多飲または胆石の既往…[E 緊急]～[U 準緊急] ➡急性膵炎

特に小児で注意．下腹部痛を訴える精巣捻転もある

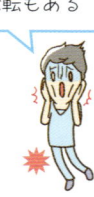

Part 2 症状・疾病別トリアージ

- 片側の側腹部から腰部の鋭い間欠痛，尿路結石の既往→ U 準緊急 ～ L 低緊急 → 尿管結石
- いわゆる吐き下し，腹痛は強くなく，ときどきキリキリ，嘔気・嘔吐に続いて水様下痢頻回… L 低緊急 ～ N 非緊急 → 胃腸炎
- 頻尿・残尿感，腰も重い（発熱がない）… N 非緊急 → 膀胱炎
- 皮膚に発疹（身体の右か左の半分のみ）… N 非緊急 → 帯状疱疹

● これが決め手の腹痛アプローチ！ 暗記

バイタルサイン不安定！
「血管が破れる，詰まる！」
→ 致死的腹痛
①心筋梗塞
②腹部大動脈瘤，解離
③肝癌破裂
④腸間膜動脈閉塞症
⑤異所性妊娠

↓

腹部の激痛！
「炎症，閉塞，虚血，捻じれる」
→ ①消化管穿孔（大腸穿孔，十二指腸潰瘍穿孔）
②腸閉塞，絞扼性腸閉塞
③重症急性膵炎
④重症急性胆管炎
⑤卵巣嚢腫茎捻転，精巣捻転

腹部所見乏しい＋激痛→血管系
　腹部大動脈瘤・解離
　腸間膜閉塞／解離・静脈血栓症

激痛の意外な診断
便秘，尿閉

↓

病歴・身体所見・検査
解剖学的に攻めるべし
→ 腹痛部位 vs 解剖学的 アプローチ
▶ どこが痛いの？ vs どの臓器が悪いの？
①消化器，②産婦人科，③泌尿器科，④血管系，⑤筋骨格・皮膚由来，⑥胸部，⑦全身疾患由来

解剖学的に合わないとき
↓

▶ 心筋梗塞，虫垂炎の見逃しはないか
▶ 時間をかけてフォローアップ
▶ 全身疾患による腹痛を鑑別

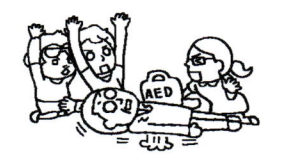

● 腹痛トリアージの落とし穴

●基本は解剖学的に痛いところにある臓器を考えてアプローチすること
　こんな落とし穴に気をつけよう！

全身疾患でも腹痛を来す！
- 糖尿病性ケトアシドーシス
- アレルギー性紫斑病（IgA血管炎）　パンツを下ろすとアラ紫斑が！　90％は子どもの病気
- その他：薬剤・中毒，膠原病，甲状腺，副甲状腺機能亢進症，電解質（高Ca血症，低K血症），ポルフィリアなど

胃痛といっても…
- 冷や汗があれば心筋梗塞かも
- 後で右下腹部痛になったら虫垂炎

すごい痛がりだなぁ…
所見に乏しいのにかなり痛がる場合は
- 血管系（腹部大動脈瘤・解離，腸間膜動脈閉塞症）かも
- 絞扼性腸閉塞（腸が腐っちゃう！）かも

隠れたところに答えあり？
　……パンツを下ろして初めてわかる
- 大腿ヘルニア（高齢女性），鼠径ヘルニア
- 尿閉（膀胱緊満）ならファイト一発，導尿だぁ！

診断がつかなくてもびびらない！
- 20％は救急で診断がつかない
- フォローアップが一番大事！

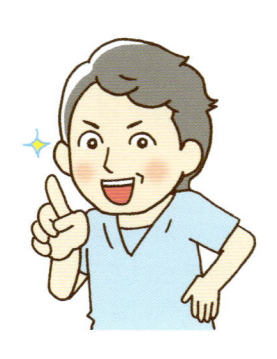

バリバリナースへの道

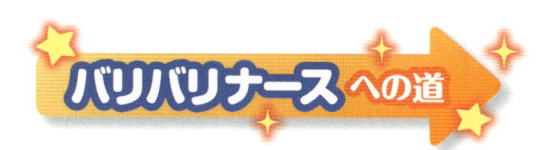

● 初めの問診でチェックしたい8つのポイント

①発症の仕方（いつから？　急に？　ジワジワ？　どのくらい持続した？　今も続いている？）
②部位（どこが痛い？　放散痛はある？　精巣痛はある？）
③性状（鋭い？　鈍い？　漫然？　裂けるよう？　間欠性？　持続性？）
④痛みの程度（人生最大？　今までにも経験ある？　冷汗を伴うほど？）
⑤随伴症状（嘔気・嘔吐？　下痢？　黄疸？　発熱？　下血？　吐血？）
⑥増悪因子・軽快因子（どうすると辛い／楽？　あるいは変わらない？　排便？　食事？　月経歴？）
⑦自分で何か処置・投薬などした？（今少し楽でも油断できないかも）
⑧注意すべき合併症（糖尿病，心房細動，高血圧，ステロイド内服中，高齢など）

> 6時間持続する腹痛はダメ！

5大ワーストシナリオ！　見逃すと死に至る！　暗記

①血管が詰まるか破れる（大動脈瘤破裂，大動脈解離，上腸間膜動脈閉塞症など）
②心筋梗塞（心窩部痛）
③腸管が詰まるか破れる（腸閉塞，腸重積，ヘルニア陥頓，消化管穿孔など）
④重症急性膵炎，重症急性胆管炎などの肝胆膵重症感染症
⑤異所性妊娠破裂による腹腔内出血

● 急性心筋梗塞

- 下壁心筋梗塞は胃が痛くなる！　胃痛＋嘔気・嘔吐＋冷や汗→とりあえず心電図をとるべし！　下壁誘導（Ⅱ，Ⅲ，aVFのST上昇を見たら「助けて〜！」と人を集めよう！）
- 来院10分以内に心電図をとろう！

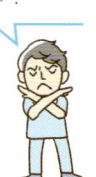

> 胃が痛いと言いつつ死んでいく！

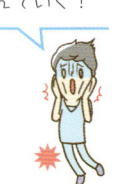

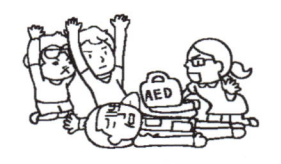

● 腹部大動脈瘤切迫破裂・腹部大動脈解離

- 血管系の病気は「ひどく痛いのに，お腹が軟らかい」のでだまされやすいのだぁ！
- 腹部大動脈瘤切迫破裂…高齢男性＋喫煙．血液が後腹膜に出ると直腸が刺激され「うんちがしたい」と言い続けることもある
- 腹部大動脈解離…痛みが血管に沿って広がる点に注目！（背中→腹痛→腰）血圧の左右差をチェックしよう！　腸の血管が詰まることも

待たせると待合室でショックに陥る！

● 肝癌破裂

- 肝硬変で肝癌のある患者の急な腹痛はコワイ！
- 肝癌破裂はお腹で大出血！　すぐに輸血準備！TAE（経カテーテル動脈塞栓術）や手術で止血を

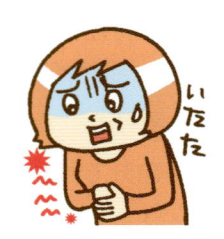

● 腸間膜動脈閉塞症

- 心房細動の患者＋突然の激しい腹痛…血栓が飛んで腸間膜動脈が詰まったに違いないと疑うべし
- 上腸間膜動脈は小腸と大腸の2/3に血流を供給しているから詰まるとほとんどの腸が死んでしまう．早期診断治療が重要．造影CTを

処置が遅れると腸が腐るよ！

● 異所性妊娠（子宮外妊娠）

- 人は「セックス」と「お金」と「アルコール」で嘘をつく．女性を見たら妊娠と思え！　妊娠を見たら異所性妊娠と思え！
- 妊娠しているかどうか，詳細な問診（生理の量，期間など）は重要だが，妊娠反応検査を優先するほうが時間と命を守ることにつながる
- 排卵期に性行為をするとコンドームをつけていても妊娠することがある！　避妊具の使用は妊娠を否定するものではない
- 10％が出血性ショック！　2〜4％は腹痛がない（ヒエェ！）．失神や立ちくらみ，貧血が強い女性は要注意

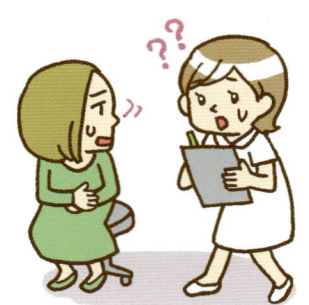

「妊娠していません！」には要注意．妊娠反応は血液でも検査できるよ

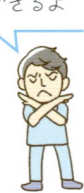

激しい腹痛のBIG5！ 常に念頭に置くべし

腹痛のBIG5
1. 消化管穿孔
2. 腸閉塞
3. 重症膵炎
4. 重症急性胆管炎
5. 腹部大動脈瘤切迫破裂

暗記

消化管穿孔

- 十二指腸潰瘍穿孔（十二指腸潰瘍の既往）や大腸穿孔（高齢者，便秘，痔）は，もうお腹は板状硬！
ガッチガチのお腹でもんどりうって痛がる！

腸閉塞

- 手術歴＋排便なし・排ガスなし＋嘔気・嘔吐＋間欠的腹痛＝腸閉塞の方程式を頭に入れよう！
- 絞扼性腸閉塞（血流障害）は腸が腐るので怖い！ お腹は柔らかい．造影CTで血流の確認を

波のような間欠的腹痛の代表！

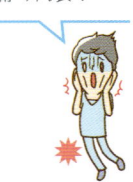

重症急性膵炎

- 男性はアルコール，女性は胆石によることが多い
- 心窩部痛，背部痛！ 胸膝位（前かがみに背中を丸める）が楽，脂肪便
- 食べ物を溶かすはずの消化液（膵液）が自分のお腹の中を消化してしまう怖い病気！ お腹の熱傷と言われるくらい水分がお腹に浸み出してしまう！ 早期治療が効を奏する！

急性化膿性胆管炎

- 右上腹部痛！ 発熱！ 黄疸！ 胆道系感染症は怖いのだ！ 細菌が繁殖しまくって致死的になる
- 総胆管が詰まっていたら早期に解除しないと死んでしまう！
- 胆石がない場合もある．早期に手術，内視鏡処置！

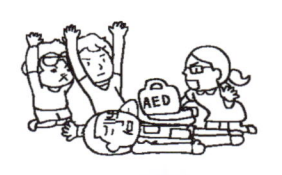

女性の腹痛 BIG4

女性の腹痛 BIG4 暗記
1. 異所性妊娠
2. 骨盤腹膜炎
3. 卵巣嚢腫茎捻転
4. 卵巣出血

- 性交中の突然の腹痛は卵巣出血を疑う
- 卵巣嚢腫は 5cm 以上の大きさになると茎捻転のリスクアップ！
- 骨盤腹膜炎は腟→子宮→腹膜まで感染が逆行してきた腹膜炎．淋菌やクラミジアなど．これが肝周囲炎まで上がってくると，Fitz-Hugh-Curtis 症候群と呼ばれる．右上腹部痛となる

右上腹部痛だからといって胆石・胆嚢炎ばかりじゃないんだよ！ そういえば帯下が汚かった！

急性虫垂炎

- 腹痛で外科手術になる最も多い疾患が虫垂炎（アッペ）．軽症なら抗菌薬でねばってもよし
- 右下腹部痛が典型だが，非典型例も多い！
- 発症から平均 17 時間で虫垂内圧が上昇し，約 48 時間以内にはほとんどが破裂して腹膜炎を併発する
- しかし虫垂炎初期の主訴「胃が痛い」．この時期に虫垂炎と診断するのは「殿！ ご無体なぁ！」というもの．胃が痛いと言って帰宅する人全員に「もし，右下腹部が痛くなったらすぐ来てね！（ニコッ）」とささやいておこう

エコーでわかる！ これでわからなければCTを．子どもは放射線被曝を考えてエコーで診断したら格好いい！

高齢者に多い病気

- 虚血性腸炎…腸への血流障害で起こる炎症．下行結腸〜S状結腸辺りの痛み．絶飲食
- 憩室炎…年齢とともに増加するけど若年でもある．多くは抗菌薬で絶飲食，ときに手術
- 高齢女性の大腿ヘルニア…パンツを下ろさないと見逃すよ
- 高齢女性の閉鎖孔ヘルニア…大腿内側のしびれ．CTで診断
- S状結腸捻転…X線でコーヒー豆サイン．S状結腸が捻じれる腸閉塞．

大腸ファイバーで捻転解除
- 大腸穿孔…癌や便秘でも腸に穴が開くことがある．激痛

● その他

- 胃潰瘍，十二指腸潰瘍…お腹が空くと胃酸が多くて痛い．何か食べると胃酸が中和されてよくなる
- アニサキス症…イカの刺身やしめ鯖を食べなかったか？　海沿いの街なら常に疑おう！
- 胆石…右上腹部痛！　Murphy 徴候：右上腹部を押さえると痛い．エコーがベスト！
- 皮膚の観察でわかる帯状疱疹…チクチクピリピリ痛い場合背中を見よ．初期は皮疹がないときもある．皮疹が出たら2日以内にアシクロビルで治療を
- 男性の下腹痛…精巣捻転は時間との勝負！　精巣が腐っちゃう！　高齢男性は前立腺炎と尿閉をお忘れなく
- 全身疾患からくる腹痛…糖尿病性ケトアシドーシス，アレルギー性紫斑病（下肢に紫斑），中毒など

子どもや若年女性では便秘による腹痛が多い

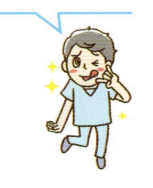

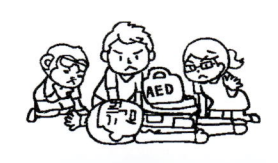

● 腹痛の解剖学的アプローチ…特に大事なものは

右上腹部痛
胆嚢：胆嚢炎，胆石
十二指腸：十二指腸潰瘍
肝臓：肝癌破裂，肝膿瘍，肝周囲炎
　　　（Fitz-Hugh-Curtis），肝炎
皮膚：帯状疱疹
泌尿器：尿管結石，腎梗塞

臍周囲部痛
消化器：急性腸炎（胃腸炎），腸閉塞，便秘，過敏性腸症候群，虫垂炎（初期）
血管：腹部大動脈瘤・解離，腸間膜動脈閉塞症

右下腹部痛
消化管：急性虫垂炎，憩室炎，腸間膜リンパ節炎，大腿ヘルニア，閉鎖孔ヘルニア
婦人科：骨盤腹膜炎，異所性妊娠，卵巣（捻転・出血），子宮内膜症，月経困難
泌尿器：尿管結石，尿閉，鼠径ヘルニア，精巣捻転，膀胱炎
血管：腹部大動脈瘤・解離
など

腹部全体
消化管：消化管穿孔，汎発性腹膜炎，胃腸炎，腸閉塞，便秘，過敏性腸症候群
血管：大動脈瘤破裂・解離，腸間膜動脈閉塞症
全身疾患：糖尿病性ケトアシドーシス，アレルギー性紫斑病など
泌尿器：高度尿閉（正中下腹部）

心窩部痛
心筋梗塞，虫垂炎初期
胃：消化性潰瘍，アニサキス
胆嚢：胆嚢炎・胆管炎，胆石
　　　総胆管結石
膵臓：急性膵炎
血管：腹部大動脈解離

左上腹部痛
膵臓：膵尾部膵炎
胃：消化性潰瘍，アニサキス
消化管：虚血性腸炎，憩室炎，横隔膜下膿瘍
皮膚：帯状疱疹
泌尿器：尿管結石，腎梗塞

左下腹部痛
消化管：憩室炎，虚血性腸炎，細菌性腸炎，腸閉塞，便秘，S状結腸捻転，大腿ヘルニア，閉鎖孔ヘルニア
婦人科：骨盤腹膜炎，異所性妊娠，卵巣（捻転・出血），子宮内膜症，月経困難
泌尿器：尿管結石（膀胱尿管移行部），尿閉，鼠径ヘルニア，精巣捻転，膀胱炎
血管：腹部大動脈瘤・解離
など

女性生殖器の骨盤痛
①異所性妊娠
②卵巣嚢腫茎捻転
③卵巣出血
④骨盤腹膜炎
⑤その他　排卵時痛，生理痛，子宮内膜症，月経困難

男性生殖器の下腹部痛
①精巣捻転，精巣上体炎
②前立腺炎，前立腺膿瘍

12 風邪かな？

風邪によく似た怖い疾患を見逃さないのがポイント！

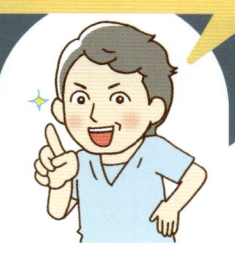

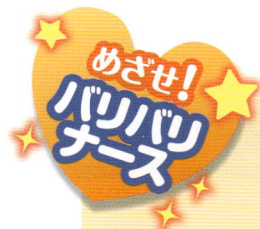

めざせ！バリバリナース

これだけは！忘れちゃならない疾患
- 死ぬほど喉が痛い急性喉頭蓋炎
- 死ぬほど頭が痛い髄膜炎

アラーミング・キーワード
- 喉が痛くてつばも飲めない（急性喉頭蓋炎）
- こんなに頭が痛い風邪は初めて（髄膜炎）
- こんなにぐったりする風邪はない（心筋炎, インフルエンザ）

トホホナース
喉が痛いの？
じゃ, 風邪でしょ

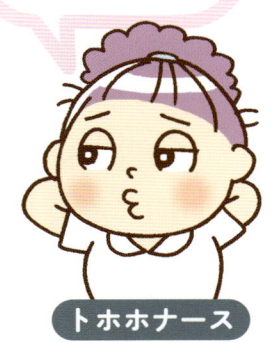

ボチボチナース
喉が痛いんですね？
鼻水と咳はない……
じゃ, 咽頭炎かしら？

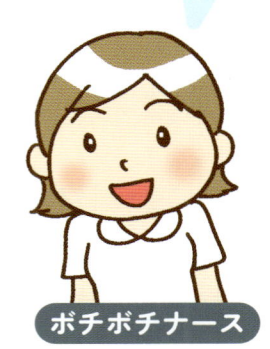

バリバリナース
咽頭痛だけですか？
つばを飲みこむのも痛くてできませんか？
（急性喉頭蓋炎かも？）

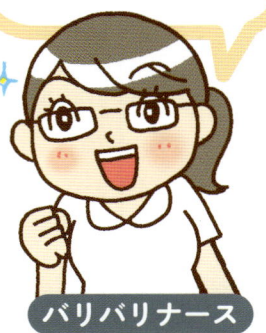

悪魔のささやき
喉が痛くったって赤くないから大丈夫！

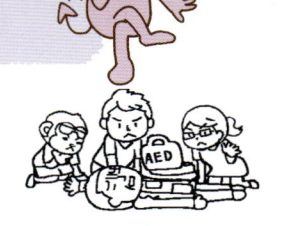

あるある，いやあったら困るよ，こんな症例

✗ たいして喉が赤くないのに大げさね…急性喉頭蓋炎は口からは見えない！「つばも飲めない」は要注意！

✗ 38.5℃ぐらい，風邪じゃ当たり前よ…実は抗癌剤治療中で白血球が低い状態だった！

✗ 風邪なら抗菌薬飲んでおけば…ウイルス性上気道炎に抗菌薬は不要！

Worst ワーストシナリオだったら？

- ☐ 急性喉頭蓋炎
- ☐ 髄膜炎
- ☐ 心筋炎
- ☐ 川崎病
- ☐ 2（～3）か月以下の乳児の発熱（全例入院）
- ☐ 敗血症
- ☐ 心筋梗塞
- ☐ 喉周囲の膿瘍（扁桃周囲膿瘍，咽後膿瘍，口腔底膿瘍，血栓性内頸静脈炎など）

基礎疾患に爆弾あり！ 免疫低下状態！

- ・抗癌剤治療中，担癌患者
- ・白血球減少
- ・ステロイド内服中
- ・脾摘出後状態
- ・免疫低下（HIVなど）
- ・高度糖尿病

暗記

Common よくある病気だったら？

- ☐ 上気道炎
- ☐ インフルエンザ
- ☐ 咽頭炎（溶連菌に注意！）
- ☐ 中耳炎
- ☐ 副鼻腔炎
- ☐ 気管支炎
- ☐ 肺炎，尿路感染
- ☐ 亜急性甲状腺炎

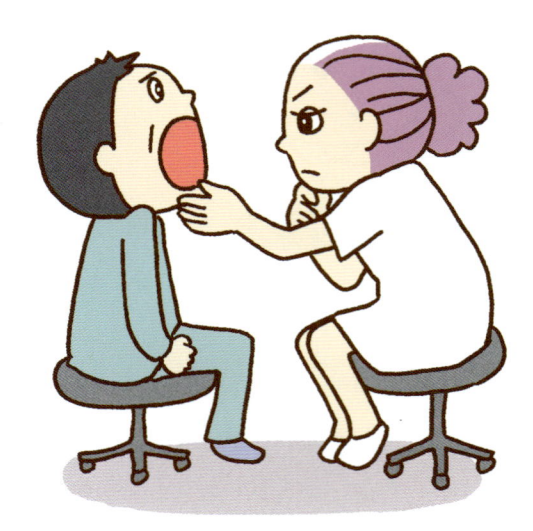

風邪かな？のトリアージ

- 発熱＋喉が痛くてつばも飲めない… **E 緊急** ➡ 急性喉頭蓋炎
- 高齢者＋喉がとても痛い＋冷や汗＋風邪っぽくないのにとてもつらそう… **E 緊急** ➡ 心筋梗塞かも
- 風邪＋人生最大の頭痛… **E 緊急** ➡ 髄膜炎
- 風邪＋強すぎる全身倦怠… **E 緊急** ➡ 敗血症，心筋炎，肝炎，重症感染症
- 風邪＋胸痛（または心窩部痛）＋強い全身倦怠… **E 緊急** ➡ 心筋炎
- 鼻水＋咽頭痛＋咳嗽（広い範囲の気道症状あり）＋微熱… **L 低緊急**〜 **N 非緊急** ➡ ウイルス性上気道炎
- 高熱＋上気道炎＋周囲にインフルエンザ多い＋強い全身倦怠… **U 準緊急**〜 **L 低緊急** ➡ インフルエンザ

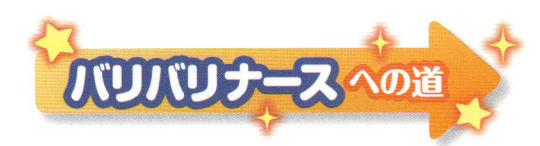

バリバリナースへの道

● 風邪の鑑別のポイント

- 鼻水・鼻閉
- 咽頭痛
- 咳嗽

俺たちウイルスは，いろんな所に住みつく住所不定のヤカラなんだ．だからいろんな場所で症状が出ちゃうんだぜ！　へっへっへ

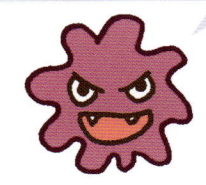

ウイルス感染は症状が多彩
広い範囲にいるため，症状は鼻から喉，気管にまでいろいろな症状あり！

同じウイルスだけど……

感冒 vs **インフルエンザ**

感冒	インフルエンザ
通常微熱 3〜5日で自然に治る	①周囲に大流行！ ②全身倦怠が強い！ 乳幼児や高齢者，妊婦は生命を脅かす

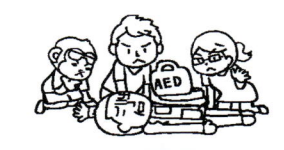

- インフルエンザ
  - 診断のポイント（同じウイルス感染である感冒との違い）
    ①感染力強い！　周囲に大流行！　学級閉鎖！
    ②全身倦怠が強い！　筋肉痛・関節痛！
  - 迅速検査の感度は70〜90％，でも初日は6割しか陽性にならない！　疫学的情報と症状が大事！
  - 抗ウイルス薬は発症2日以内に投与したほうがよい
  - 10代にはタミフル® は原則禁忌
  - 登校・出勤停止！　発症後5日を経過し，かつ，解熱後2日（幼児では3日）を経過するまでは登校（登園），出勤はしちゃダメ！　実際は7〜10日間にわたりウイルスは出てるんだよぉ！

→異常行動のため．エビデンス乏しいけどね

咽頭炎

- 喉が膿んでいる！　溶連菌感染（溶連菌迅速検査陽性）なら抗菌薬（サワシリン® など10日間）で治療！（膿瘍形成やリウマチ熱の予防）
- センタークライテリアの4項目をチェック！（→88p参照）
- 喉に白苔のできるウイルス疾患もある．あぁ紛らわしい！　伝染性単核球症（EBウイルス，サイトメガロウイルスなど）に抗菌薬は不要
  - 後頸部リンパ節が腫れる！　肝機能障害，脾腫，異形リンパ球
  - EBウイルス感染にペニシリン系抗菌薬を処方すると皮疹が出る
  - EBウイルスと溶連菌の両方合併感染をしている場合は，マクロライド系抗菌薬を使う

急性喉頭蓋炎

「喉が痛くてつばが飲めない！」
「死ぬほど喉が痛い！」
- 喉の見える範囲は異常なし！
- 腫脹した喉頭蓋が声門を閉塞し窒息！　死亡！
- 声帯を塞ぐので声はこもってくる
- 抗菌薬は点滴じゃないとダメ

気道確保の名人を呼ぶべし！

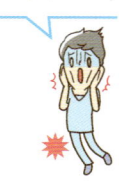

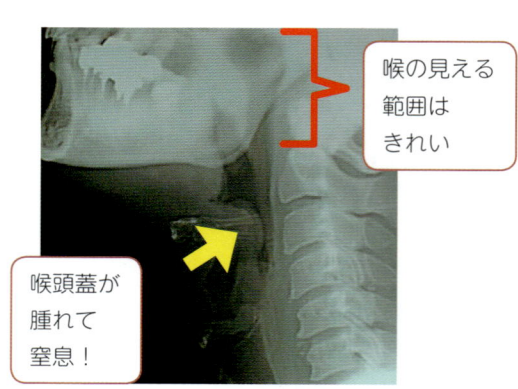

喉の見える範囲はきれい

喉頭蓋が腫れて窒息！

● 敗血症

- quick SOFA ＋感染は敗血症！（→ 85p 参照）
- EGDT（Early Goal-Directed Therapy；早期目標指向療法）

あまり日本語で言わずに「いーじーでぃーてぃー」と言うことが多い

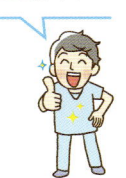

● 知っ得！　重症敗血症の治療戦略！

- 十分な輸液（30mL/kg）でも血圧が低く，昇圧薬でなんとか平均血圧 ≧ 65mmHg，かつ乳酸高値の場合は敗血症性ショック！　各目標設定値の正常化を目指して 6 時間頑張るのだ！　死亡率が 16 〜 18％低下！

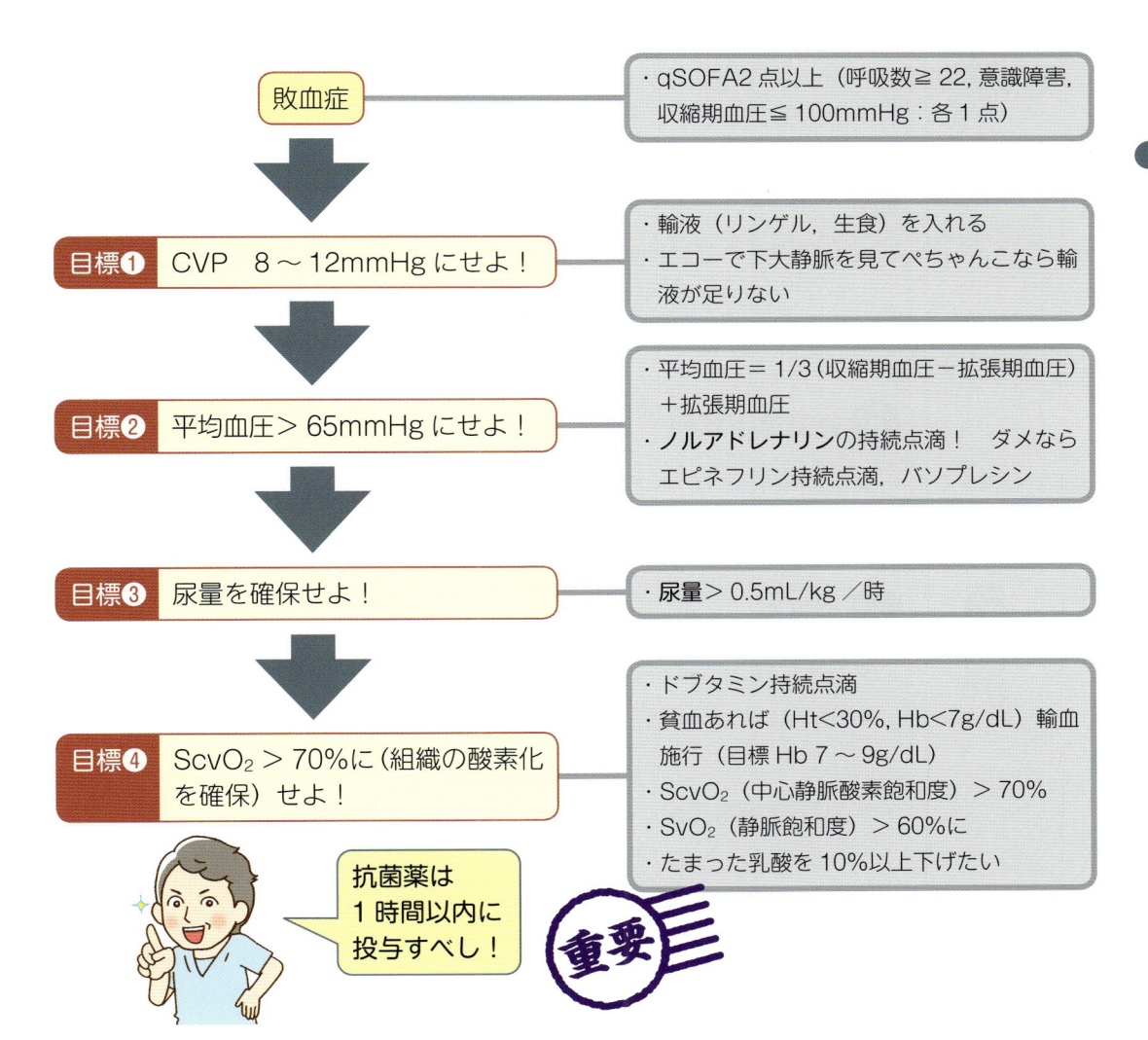

敗血症
- qSOFA 2 点以上（呼吸数 ≧ 22，意識障害，収縮期血圧 ≦ 100mmHg：各 1 点）

↓

目標❶　CVP　8 〜 12mmHg にせよ！
- 輸液（リンゲル，生食）を入れる
- エコーで下大静脈を見てぺちゃんこなら輸液が足りない

↓

目標❷　平均血圧＞ 65mmHg にせよ！
- 平均血圧＝ 1/3（収縮期血圧 − 拡張期血圧）＋拡張期血圧
- ノルアドレナリンの持続点滴！　ダメならエピネフリン持続点滴，バソプレシン

↓

目標❸　尿量を確保せよ！
- 尿量＞ 0.5mL/kg ／時

↓

目標❹　ScvO₂ ＞ 70％に（組織の酸素化を確保）せよ！
- ドブタミン持続点滴
- 貧血あれば（Ht＜30％，Hb＜7g/dL）輸血施行（目標 Hb 7 〜 9g/dL）
- ScvO₂（中心静脈酸素飽和度）＞ 70％
- SvO₂（静脈飽和度）＞ 60％に
- たまった乳酸を 10％以上下げたい

抗菌薬は 1 時間以内に投与すべし！　重要

12　風邪かな？

● 髄膜炎

- 人生最大の頭痛＋発熱．ウイルス性が多いが，細菌性だと死亡率高い
- 項部硬直（頻度は高くない）があれば髄膜炎
- Jolt accentuation test（頭を左右にブンブン振る）ができれば髄膜炎は否定的
- 腰椎穿刺！　細菌性髄膜炎の髄液は好中球増多，糖低下，蛋白上昇
- 血液培養！　細菌性髄膜炎の半数が血液培養でわかる

> 肺炎球菌ワクチンとインフルエンザ桿菌ワクチンをしていたら，髄膜炎になるのは稀だよ

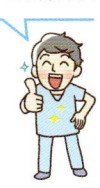

● 心筋炎

- 上気道炎の後，心不全症状（全身倦怠，易疲労感，労作時息切れ），胸痛，心窩部痛
- 心電図をとって，心筋酵素をチェック！

● 川崎病

- 5日以上の発熱は常にこれを考えよう．頸部リンパ節腫脹，結膜充血，イチゴ舌，手指の変化（ソーセージ様腫脹，落屑）
- 冠動脈瘤が怖い！

● 免疫低下状態

- 抗癌剤治療中，担癌患者，白血球減少，ステロイド内服中，脾摘出後状態，免疫低下（HIVなど），高度糖尿病

> 風邪かなと思っても，重大なこととして対処すべし！

● 中耳炎

- 鼻水に続いて耳痛を発症する
- 80％はウイルス感染．症状が軽ければ痛み止めだけで3日間様子を見る
- 20％は細菌感染．症状が強ければ（高熱，両側中耳炎，2日経っても治らない，2歳以下，保育園／幼稚園通園中など）抗菌薬使用

● 副鼻腔炎

- 80％はウイルス感染．20％は細菌感染…多くは対症療法でいい
- 症状が強ければ（副鼻腔痛，高熱，片側膿性鼻汁）抗菌薬で治療

● 気管支炎

- ほとんどウイルス感染．胸部 X 線は正常．抗菌薬は不要

● 肺　炎

- 肺炎は細菌性肺炎と非定型肺炎とに分類される

細菌性肺炎	非定型肺炎
①肺炎球菌（尿肺炎球菌抗原で検査） ②インフルエンザ桿菌（簡易キット） ③モラキセラカタラリス	④マイコプラズマ（キスでうつる？） ⑤レジオネラ（温泉でうつる） ⑥クラミジア

細菌性肺炎群と非定型肺炎群の鑑別

年齢 60 歳未満
基礎疾患がない，あるいは軽微
頑固な咳がある
胸部聴診上所見が乏しい
痰がない，あるいはグラム染色で原因菌が証明されない
末梢白血球数が 10,000/μL 未満

4 つ以上に該当…非定型肺炎疑い
3 つ以下に該当…細菌性肺炎疑い

- 重症度分類「A-DROP」（→ 89p 参照）

● 尿路感染

- 1 歳以下の男児，2 歳以下の女児．感染源不明なら尿検査を行うべし．小児の発熱トリアージ（→ 171p 参照）
- 尿路感染にワクチンはない！　発熱だけなら尿検査をしよう

● 亜急性甲状腺炎

- 甲状腺機能異常を来すウイルス感染．甲状腺に圧痛あり

親御さんは熱が出たら大騒ぎ！「熱恐怖症」への対応については体温異常の項を参照（→ 90p）

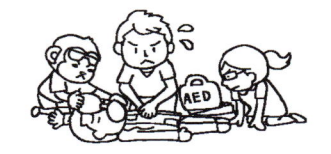

世の中筋肉！　笑顔だって筋肉で作ってみせよう，ホトトギス！

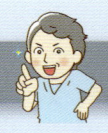

　ダイエットだって深部の体幹筋肉を鍛えて基礎代謝を上げないとプニョプニョのままで成功しないよね．患者さんのベッド移動だって筋肉がなければうまくいかない．やっぱり世の中筋肉！　患者さんとハッピーにお話しするのは満面の笑顔がカギ！　あなたの器量の良さが試されるのは，この笑顔のさわやかさにほかならない．この笑顔だって，筋肉がカギなのだ．

　そう，**笑顔は「気持ち」と「筋肉」で作る！**　笑顔は大事だとわかっていても，普段から表情筋を豊かに使わないでいたら，いざというとき，気持ちは入っているはずなのに，目が全然笑っていないと恐がられてしまうだけ．まさしく「〇〇さん（思いつく好きな名前を入れてください）」のよう……．

　顔面筋を大きく動かす練習を毎日しましょう．顔を思いっきり小さくしたり，大きくしたり，はたまた顔のパーツをあちこちに動かすつもりで顔の筋肉を鍛えるとあら不思議，素敵な笑顔と共に，顎先のラインが素敵な小顔に大変身！　一石二鳥だね．

　そこで，気持ちをこめて「ハッピー，ミッキー，ウイスキーィィィ！」と言ってみよう！　言い終わった顔が満面の笑顔なのだ．そのまま口を閉じれば，2割の笑顔をキープできる．これって全日空の医療者接遇研修で教えてくれるよ．バリバリナースは誰からも話しかけやすい笑顔を下地に乗せた顔をしているのだよ．フッフッフ．

　笑顔はただで，太らず，塩分もない．その上，患者さんの怒りは減り，訴訟は減る．何よりも笑顔は伝染するから素晴らしい！　救急混雑も子育てもダイエットもみんな笑顔で乗り切ろう！

　なに？　今日は嫌なことがあったから笑えないって？　大丈夫！「ほめられサロン（http://homeraresalon.com/）」で自分の名前を打ち込んでみよう．思いっきり元気が出るように褒めてくれるよ．ホラ，笑顔になった！

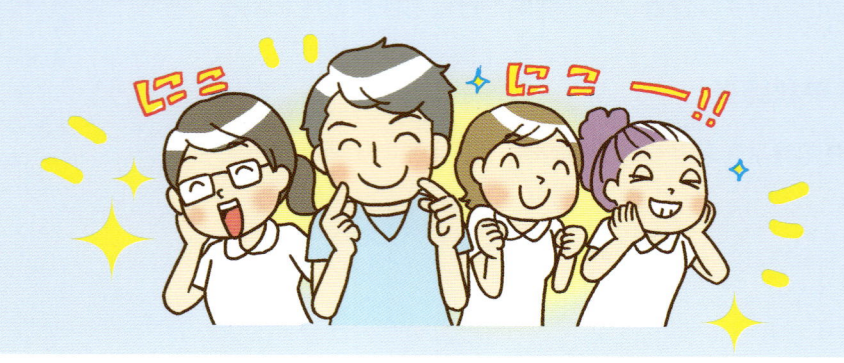

13 嘔吐

心臓なら一発命とり！
腹部？頭・内耳？全身？を考える

めざせ！バリバリナース

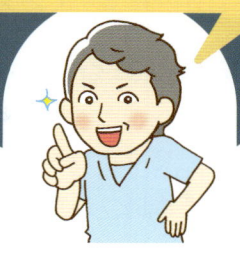

これだけは！忘れちゃならない疾患
- 心筋梗塞
- 脳血管障害，髄膜炎
- イレウス，腹膜炎

アラーミング・キーワード
- 嘔吐＋胃が痛い＋冷や汗（＋あ，そういえば胸痛も）＝心筋梗塞
- 回転性めまい＋嘔吐＋座れない＝小脳梗塞，小脳出血

嘔吐してるんなら胃腸炎でしょ？
トホホナース

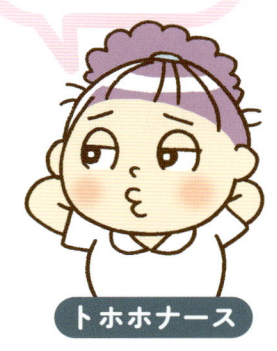

頭痛くないですか？めまいしませんか？
ボチボチナース

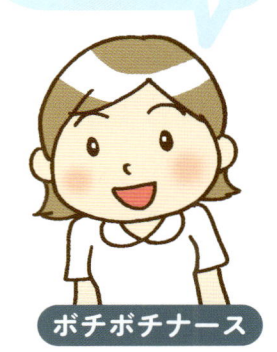

胃（胸）も痛い？まずは心電図から！
バリバリナース

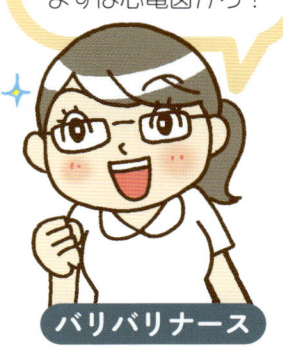

悪魔のささやき
どうせ吐き下しなんでしょ……

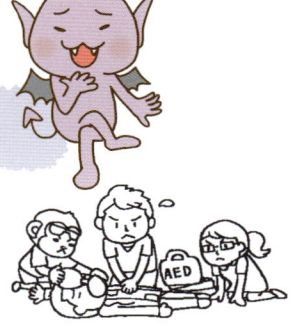

あるある，いやあったら困るよ，こんな症例

- ✕ 激しい嘔吐，血まで吐いたって？…小脳出血で激しい嘔吐だった．嘔吐しすぎてマロリー・ワイスに陥った
- ✕ 嘔吐，心窩部痛，冷や汗，胃カメラ中にショック！…心筋梗塞だった
- ✕ 間欠性腹痛，下痢の後，嘔吐…イレウスになっていた．最初は腸閉塞より肛門側の便は下痢になって出てくるので，患者は下痢をしたと言うことあり

Worst ワーストシナリオだったら？

心疾患
- ☐ 心筋梗塞！

腹部疾患
- ☐ イレウス ☐ 穿孔性腹膜炎
- ☐ 膵炎，胆嚢炎，胆管炎
- ☐ 異所性妊娠，卵巣嚢腫茎捻転など婦人科疾患
- ☐ 精巣捻転，鼠径ヘルニアなど泌尿器科疾患

頭・内耳
- ☐ 小脳・脳幹の出血／梗塞
- ☐ 慢性硬膜下出血，頭蓋内出血
- ☐ 髄膜炎 ☐ 脳腫瘍 ☐ メニエル病
- ☐ 強い頭痛（緑内障，一酸化炭素中毒）

全身疾患
- ☐ 敗血症 ☐ 副腎不全
- ☐ 糖尿病性ケトアシドーシス
- ☐ 中毒（テオフィリン，鉛，ジゴキシン）
- ☐ 電解質異常（高K，高Ca，低K，低Na）

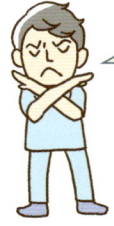

Common よくある病気だったら？

腹部疾患
- ☐ 虫垂炎
- ☐ 胃腸炎，便秘
- ☐ 腎尿路結石

頭・内耳
- ☐ 片頭痛
- ☐ 良性発作性頭位めまい症
- ☐ 前庭神経炎

全　身
- ☐ 妊娠悪阻（つわり）
- ☐ 感染症（肺炎，尿路感染）
- ☐ 化学療法
- ☐ 中　毒
- ☐ アルコール　二日酔い
- ☐ 摂食障害
- ☐ うつ病

> 安直な先入観が重症を見逃す！

嘔吐のトリアージ

- 嘔吐＋何があるか⁉ が鑑別のポイント！
  心，頭・内耳，腹部，全身を考えながら問診していこう！

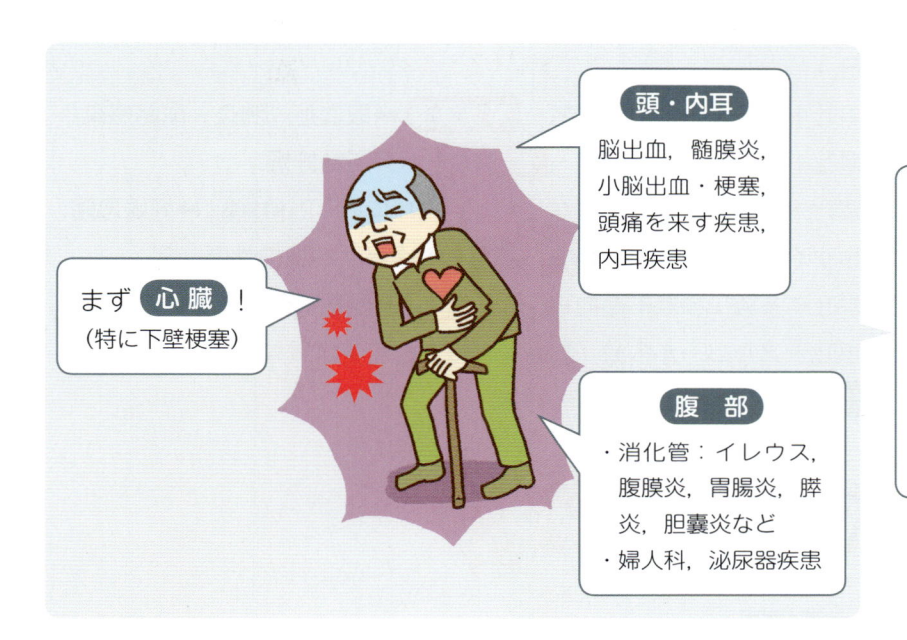

まず **心臓**！
（特に下壁梗塞）

頭・内耳
脳出血，髄膜炎，小脳出血・梗塞，頭痛を来す疾患，内耳疾患

腹部
・消化管：イレウス，腹膜炎，胃腸炎，膵炎，胆嚢炎など
・婦人科，泌尿器疾患

全身
妊娠悪阻（つわり），糖尿病性ケトアシドーシス，敗血症・肺炎・尿路感染，中毒，ケトン血性嘔吐症など

- 嘔吐＋心窩部痛・胸痛＋冷や汗→とりあえず心電図を… **E 緊急** ➡ 心筋梗塞？
- 人生最大突然の頭痛＋激しい嘔吐… **E 緊急** ➡ 頭蓋内圧亢進（脳出血，小脳出血，クモ膜下出血）
- 嘔吐＋強い頭痛＋発熱… **E 緊急** ➡ 髄膜炎
- 嘔吐＋目の奥が痛い＋高齢女性… **E 緊急** ➡ 緑内障
- 嘔吐＋回転性めまい？… **U 準緊急** （内耳性？） **E 緊急** （小脳・脳幹？）
- 嘔吐＋体位変換で回転性めまい（数10秒以内にじっとしていると治る）… **U 準緊急** ➡ 良性発作性頭位めまい
- 嘔吐＋回転性めまい＋座ってもいられない… **E 緊急** ➡ 小脳梗塞
- 嘔吐＋いつもと同じくらいの頭痛＋片頭痛の既往… **U 準緊急** ～ **L 低緊急** ➡ 片頭痛
- 嘔吐＋間欠性腹痛＋排便・排ガスなし＋手術歴… **E 緊急** ～ **U 準緊急** ➡ イレウス

心筋梗塞では放散痛（喉の痛み，顎の痛み，両肩痛，背部痛，胃痛）を訴えることもある

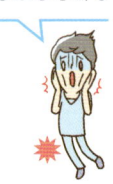

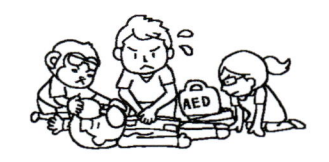

- 嘔吐＋激しい腹痛… E 緊急 ➡ 急性腹症（腹膜炎，膵炎，胆嚢炎，腸炎など）
- 嘔吐に続いて水様下痢＋周囲に流行っている… U 準緊急 〜 L 低緊急 ➡ ウイルス性胃腸炎
- 嘔吐＋側腹部痛＋尿管結石の既往… E 緊急 〜 U 準緊急 ➡ 尿管結石
- 嘔吐＋発熱＋強い全身倦怠… E 緊急 ➡ 敗血症，肺炎，尿路感染
- 嘔吐＋生理の遅れ＋腹痛… E 緊急 ➡ 異所性妊娠
- 嘔吐＋生理の遅れ（腹痛なし）… U 準緊急 〜 N 非緊急 ➡ 妊娠悪阻
- 頻回嘔吐＋小児… U 準緊急 〜 L 低緊急 ➡ ケトン血性嘔吐症
- 嘔吐＋多尿・多飲＋高血糖… E 緊急 ➡ 糖尿病性ケトアシドーシス
- 嘔吐＋アルコール多飲（意識レベルで重症度が異なる）… E 緊急 〜 L 低緊急 ➡ 急性アルコール中毒

バリバリナースへの道

● 心筋梗塞

- 心筋梗塞でも嘔吐する！　胃痛＋嘔吐＋冷や汗は心電図を
- 嘔気・嘔吐だけの心筋梗塞もある．特に高齢者はご用心
- 嘔吐は下壁心筋梗塞に多い（心電図：Ⅱ，Ⅲ，aVF で ST 上昇）
- 来院 10 分以内に心電図をとるべし
- 心電図に変化があれば，すぐにドクターコール

● 頭・内耳

- 頭痛を来す疾患は嘔吐する！（脳出血，髄膜炎，一酸化炭素中毒，緑内障，片頭痛など）
- 突然発症の最大頭痛＋嘔吐ではクモ膜下出血を疑う
- 嘔吐＋高熱＋激しい頭痛では髄膜炎を考慮する．血液培養と腰椎穿刺を
- 小脳出血では嘔吐が激しすぎて，患者さんが質問に答えられないことも
- 小脳・脳幹の出血・梗塞では座っていられない，歩けない，千鳥足
- メニエル病は繰り返して初めて診断できる．既往歴にメニエル病があるかを聞け

何をしているときに発症したか言えれば，時間がはっきりしており血管が破れたと考える．CT をとろう

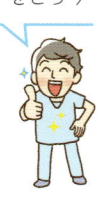

- 片頭痛の既往＋いつもと同じ頭痛＋嘔吐なら片頭痛．いつもより頭痛が強ければクモ膜下出血を考慮して頭部 CT を

腹部疾患

- 消化器だけじゃダメ！　婦人科，泌尿器科，血管系も考慮
- 嘔吐しているうちに血を吐いた…嘔吐しすぎによる食道胃接合部の裂傷（マロリー・ワイス症候群）
- 嘔吐の後，水様下痢が認められればラッキー．周囲に流行っていればウイルス性胃腸炎（→ 142p 参照）
- 腹痛が先行し，そのうち嘔吐し始めたら，急性腹症を考慮
- 激しい腹痛を伴っていたら，急性腹症の鑑別を
- イレウスでは間欠性腹痛＋嘔吐＋排便なし＋手術歴で疑う．腸閉塞部から肛門側の便は最初のうちに出てしまう．これを患者が「下痢をした」と訴えるので要注意

アルコール依存者が激しい嘔吐の後，胸痛を訴えたら食道破裂も考慮

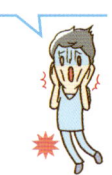

全　身

- 敗血症，腎盂腎炎，肺炎でも嘔吐する．これを知っていればもう恐くない．高齢者に多い
- 血糖測定を忘れずに．小児が糖尿病性ケトアシドーシスで嘔吐してくることも
- ケトン血性嘔吐症は小児に多い．ブドウ糖投与の点滴でよくなる
- 女性を見たら妊娠を疑うべし！

「絶対妊娠していません」と言う人の 475 人に 1 人は妊娠していたという報告も…常に妊娠は考慮しましょう

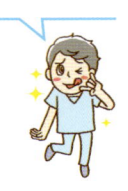

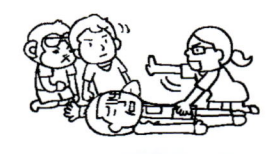

14 下痢

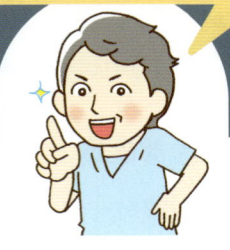

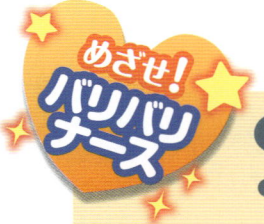

> 下痢の性状をきちんと聞き出す！
> 脱水の評価がポイント！

めざせ！バリバリナース

これだけは！忘れちゃならないポイント
- 嘔気・嘔吐・水様便（頻回）の三拍子が揃って初めてウイルス性胃腸炎！
- 高熱＋血便は細菌性腸炎を疑うべし！

アラーミング・キーワード
- 下痢＋体重減少（＞10％），ツルゴール低下，capillary refill（＞2秒）＝高度脱水
- 高熱＋粘血便＋激しい腹痛＋しぶり腹＝細菌性腸炎
- 下から先（腹痛，下痢に続いて，嘔気・嘔吐）は絶対何かおかしい！

トホホナース: ああ，いま，流行ってるから…下痢してるんなら胃腸炎よ

ボチボチナース: 嘔気・嘔吐・水様下痢が揃ってるから胃腸炎ね

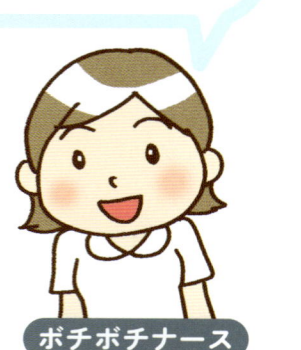

バリバリナース: 腹痛，下痢の後に嘔吐したんですね？順番が反対だから，きっと何かあるはず！

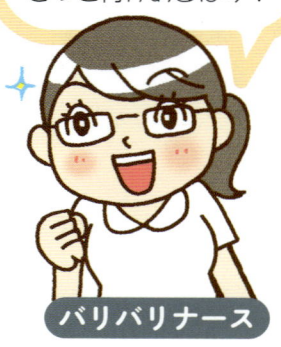

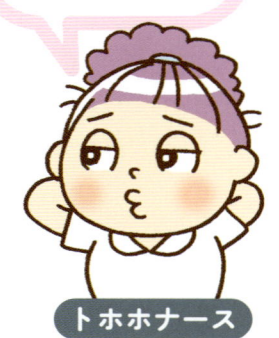

悪魔のささやき
下痢してるんなら「お腹の風邪」って言っておけばいいんじゃない？

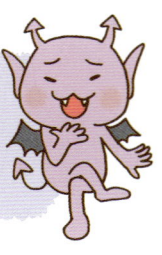

Part 2 症状・疾病別トリアージ

あるある，いやあったら困るよ，こんな症例

- ✗ 下痢していたので胃腸炎だと思いきや，虫垂炎になって戻ってきた
- ✗ 腹痛，下痢してから嘔吐で胃腸炎と言ったが，なんと腸閉塞だった！
- ✗ なんでもかんでも「胃腸炎」．ゴミ箱診断してはダメ！

Worst ワーストシナリオだったら？

- ☐ 大腸型細菌性腸炎
- ☐ 急性膵炎，胆石・胆嚢炎（脂肪便）
- ☐ 消化管出血（タール便）
- ☐ 虫垂炎
- ☐ 異所性妊娠
- ☐ 腸閉塞
- ☐ 溶血性尿毒症症候群
- ☐ 腸管虚血
- ☐ その他
  （大腸癌，腸結核，炎症性腸疾患，甲状腺クリーゼなど）

Common よくある病気だったら？

- ☐ ウイルス性胃腸炎，毒素型胃腸炎
- ☐ 小腸型腸炎
- ☐ 過敏性腸症候群
- ☐ 吸収不良症候群
- ☐ 反応性下痢（実は便秘が開通した！）
- ☐ 大便失禁
- ☐ 薬剤性（抗菌薬，抗癌剤，PPI，免疫抑制剤など）
- ☐ 抗菌薬（出血性腸炎，偽膜性腸炎）

14 下痢

下痢のトリアージ

- バイタルサインに異常があれば脱水高度（血圧低下，頻脈），立ちくらみが強い… **E 緊急** ➡ 高度脱水
- 頻回嘔吐に続き頻回の水様下痢… **U 準緊急** ～ **L 低緊急** ➡ ウイルス性胃腸炎
  - ・脱水の程度で重症度が変わる
  - ・高齢者，幼児はトリアージをワンランク上げる
- 頻回の粘液便・粘血便＋高熱でフラフラ（嘔吐なし）… **E 緊急** ～ **U 準緊急** ➡ 大腸型細菌性腸炎

下痢＋α＝何？詳細な形状，回数，色と量を確認し，他の随伴症状，脱水の程度が決め手

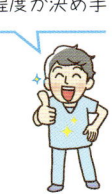

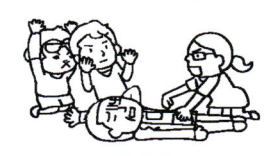

- 真っ黒の下痢？… **E 緊急** 〜 **U 準緊急** ➡ 上部消化管出血
- 腹痛・下痢が先行し，続いて嘔吐し始めた…隠れた腹部疾患あり！… **E 緊急** 〜 **U 準緊急** ➡ 虫垂炎，異所性妊娠，腸閉塞など．炎症があると軟便になる
- 腹痛に続いて硬い便が出た後，ドバっと軟便が出て腹痛軽減… **L 低緊急** 〜 **N 非緊急** ➡ 反応性下痢
- 下痢があったのに，もう排便・排ガスなし＋手術歴＋間欠的腹痛… **U 準緊急** 〜（**E 緊急**）➡ 腸閉塞

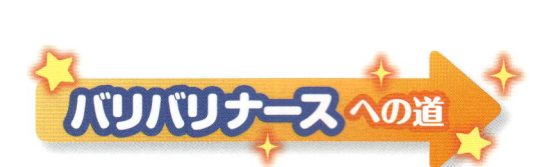

これ実は便秘！便秘開通！

バリバリナースへの道

本当にウイルス性胃腸炎なの？

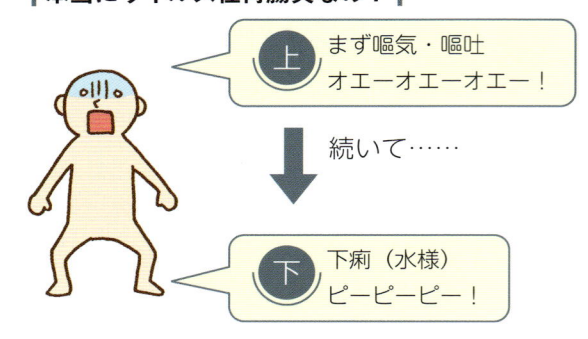

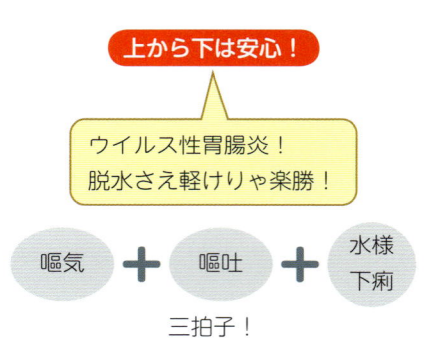

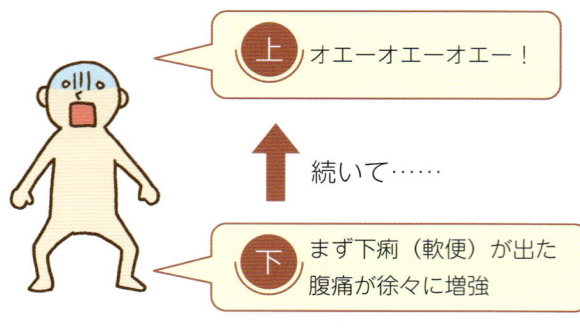

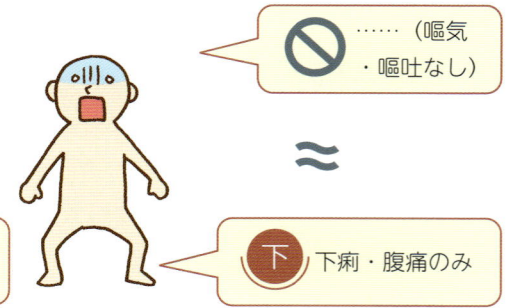

上 まず嘔気・嘔吐 オエーオエーオエー！

続いて……

下 下痢（水様）ピーピーピー！

上から下は安心！
ウイルス性胃腸炎！脱水さえ軽けりゃ楽勝！

嘔気 ＋ 嘔吐 ＋ 水様下痢　三拍子！

上 オエーオエーオエー！

続いて……

下 まず下痢（軟便）が出た 腹痛が徐々に増強

≈

🚫 ……（嘔気・嘔吐なし）

下 下痢・腹痛のみ

下から上はダメ！
ウイルス性胃腸炎じゃない！虫垂炎や異所性妊娠，腸閉塞など，怖い疾患が隠れているかも

下のみもダメ！
ウイルス性胃腸炎じゃない！細菌性腸炎（小腸型，大腸型），その他いろいろ

最新のラインナップはセミナーTOPページへ！
https://store.medica.co.jp/

最新テーマのおしらせはInstagramをフォロー！

#キーワードで検索できます

受講料:6,000円(税込)～

Dr.まるやまの急性期ケアにおける輸液管理-4つの輸液編

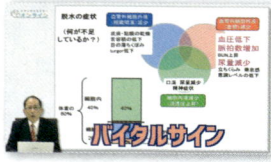

「あやふや知識」ともサヨナラ—
「納得の輸液」を身につけよう！
どうしてバイタルチェックするの？
輸液中の患者観察のポイントは？
#4つの輸液
収録時間 約130分　スライド資料 50ページ
プランナー・講師　丸山 一男
視聴期間:受講証メール受信日より30日間

よくわかる！ 急性期NPPV

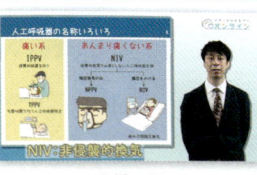

急性期「NPPV導入のポイント」や
「つまづきやすいところ」を
具体的に解説！
#NPPV
収録時間 約140分　スライド資料 44ページ
プランナー・講師　石橋 一馬
視聴期間:受講証メール受信日より30日間

求められる役割とコミュニケーション

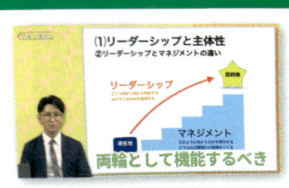

こんな方にオススメです！
主任になったばかりで、
どうチームを率いればいいか悩みがち…
シフトによっては病棟リーダーを任されるが
どうも苦手…
#役割とコミュ
収録時間 約130分　スライド資料 23ページ
プランナー・講師　山本 武史
視聴期間:受講証メール受信日より30日間

#バイタル
スライド資料 21ページ
メール受信日より30日間

この検査値をどう考える
値に注目が必要な症例を通して、
の値が持つ意味や、変化が
あらわすこと、知っておいてほしい
ことを中心に解説します！
#救急検査値
収録時間 約150分　スライド資料 44ページ
視聴期間:受講証メール受信日より30日間

"ツ"と効果的なかかわり方
知識としては理解しているものの、
実践に活かすことに苦労されている
方にオススメ！
#育てるコツ
収録時間 約120分　スライド資料 20ページ
プランナー・講師　内藤 知佐子
視聴期間:受講証メール受信日より30日間

※2023年3月現在の情報です

FitNs.を利用すると、どう変わる?

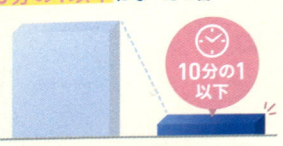

※FitNs.利用者における自社調べ(2022.5実施)

Before
FitNs.で得られるのと同じ情報を得るために…

- 書店では2週間以上
  書店に出向いていた時は2週間以上かかっていた人が **60%**!
- 図書館では1週間以上
  図書館に行っていた時は1週間以上かかっていた人が **63%**!
- 自宅の本棚は24時間以上
  自宅本棚から探していた時は24時間以上かかっていた人が **62%**!

After
キーワード検索で19の専門誌

FitNs.なら60分以[内]

1つの「知りたい」情報が発生して
FitNs.ユーザーの90％は
必要な情報を
60分以内に見つけられ、
そのうち30％は10分以[内]
に見つけられると言っています。

実際に利用した方から実感の[声]

FitNs.ユーザーの70％以上の人が
調べもの学習の時間が
10分の1以下 になったと言っています。

すべて専門誌に掲[載]
内容も安心できて、
実際にFitNs.ユ[ーザー]
安心して勉強[…]

FitNs.[ユーザー]
約9[…]
が[…]

※FitNs.利用者における自社調べ(2022.5実施)

なぜ
3時間を10分にできるのか?
さらなる詳細はWEBで

すべての医療従事者を応援します

株式会社 メディカ出版

〒532-8588
大阪市淀川区宮原3-4-30 ニッセイ新大阪ビル16F

メディカ出版 フィットナス 検索

最[新]

見て理解＆即実践!
いつでも・どこでも・
何度でも!

"急変させない"ことが重要
すべての急変は、
防ぎえるものなので[…]

メディカのセミナー オンライン

バイタルサイン・ABC・モニタリングのオキ[テ]
プランナー・講師 古川力丸

収録時間 約130分
視聴期間・受講[…]

救急・ICUナースのためのこの症例[…]
プランナー・講師 大下慎一郎

年齢補正PaO₂
= 100 - (年齢-20) × 0.4

育てる[…]

すべての医療従事者を応援します

MC メディカ出版

> **ウイルス性胃腸炎なら……**
> ❶「嘔気」+「嘔吐」+「水様下痢（頻回）」の3拍子が揃うはず！
> ❷上から下に症状が進展する！

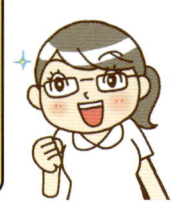

● ウイルス性胃腸炎のポイント

- 嘔気と嘔吐（上の症状）が先行し，続いて軽度腹痛（多くは排便時のみ），水様便（下の症状）が頻回に出れば**ウイルス性胃腸炎の可能性が高い**．高度脱水でなければ水分補給で改善，楽勝！　抗菌薬は不要
- 逆はダメ！　下痢が数回あったといっても，その後腹痛が増強し，嘔吐し始めたら要注意！　虫垂炎，異所性妊娠，腸閉塞（詰まった所から先の便が軟便で出ただけ），卵巣茎捻転など**怖い疾患**を考えないといけない
- 「下」の症状のみもダメ！　大腸型腸炎（O157 大腸菌やサルモネラなど）はむしろ嘔気・嘔吐がない！
- ウイルス性胃腸炎の早期に受診すると，嘔気・嘔吐のみのことがある．今後，水様下痢が頻回に出てくればウイルス性胃腸炎といえるが，この段階では診断がつかないのは当たり前
- 脱水程度は体重をチェックするのが正確．軽症：3～5%の体重減少．中等症：6～9%の体重減少．重症：10%以上の体重減少．重症～中等症に対しては輸液を行う
- ほかにツルゴール低下，capillary refill（爪を5秒圧迫してピンク色に戻るまでの時間が2秒以内は正常．2.5秒以上で異常），呼吸数増加，口腔内乾燥，涙減少，大泉門陥凹，尿量減少など
- ショックがあれば，生理食塩水またはリンゲル液を急速補液
- ショックでなければ，まず1号液で輸液（カリウムのない輸液で腎不全予防）．尿が出たら3号液の輸液にする
- 軽症～中等症では経口補液（OS-1®など）を一口ずつ4～6時間かけて飲ませればいい．軽症なら30～40mL/kg，中等症なら70～100mL/kgを経口補液する

もしかすると虫垂炎かも！　フォローアップが一番大事

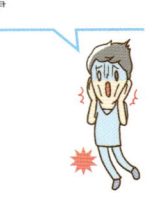

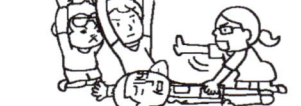

- 小児では 10%に低血糖を合併する．ブドウ糖補充をお忘れなく
  乳幼児→ 20%ブドウ糖 2mL/kg 静注
  学童以上→ 50%ブドウ糖 1mL/kg 静注

● 大腸型腸炎が怖い！

ウイルス性胃腸炎	小腸型細菌性腸炎	大腸型細菌性腸炎
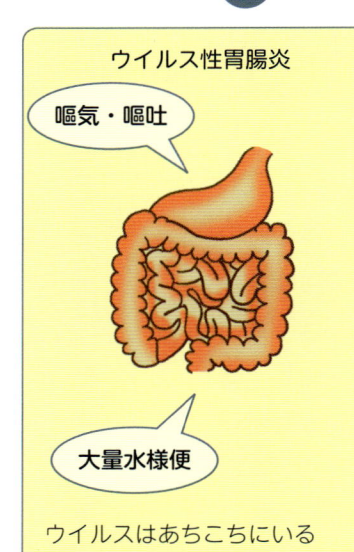 嘔気・嘔吐 大量水様便	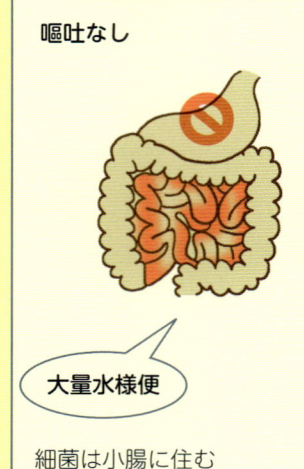 嘔吐なし 大量水様便	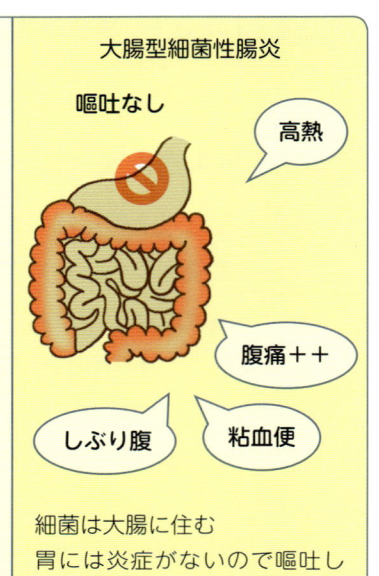 嘔吐なし 高熱 腹痛＋＋ しぶり腹　粘血便
ウイルスはあちこちにいる 胃にも腸にも炎症があるから，嘔吐も下痢もする！ ノロウイルス，ロタウイルスなど 毒素型胃腸炎（黄色ブドウ球菌）も同様 水分補給（対症療法） 抗菌薬不要	細菌は小腸に住む 胃には炎症がないので嘔吐しない 小腸に炎症があり水様下痢になる 腸炎ビブリオ，コレラ，毒素性大腸菌 水分補給（対症療法） 抗菌薬不要（どうせ水様性下痢で出てしまうから）	細菌は大腸に住む 胃には炎症がないので嘔吐しない 大腸に炎症があり粘液便や粘血便になる（1 回排便量は少ない） ①高熱，②激しい腹痛 ③粘血便（少量頻回）， ④しぶり腹 サルモネラ，腸管侵襲性大腸菌（O157），赤痢など **抗菌薬を考慮** 大腸型腸炎なのに，水様便になるものもある（キャンピロバクター，エルシニアなど）

● どんな下痢かはっきりさせるべし

- 嘔気・嘔吐・水様便頻回で周囲に同様な症状が見られるか？
  ノロウイルスやロタウイルスの疫学情報も大事
- 脂肪便（便器にビチビチ便がパッと広がる感じ）は膵胆道系疾患を考

慮．右上腹部痛，背部痛，胆石，アルコールなどチェック！
- 便の色？
    - ・真っ黒…上部消化管出血，鉄剤内服，イカ墨パスタ，赤ワイン，青のりなど
    - ・真っ赤…下部消化管出血が多い．上部消化管出血でも大量に出ると大量下血！
- 慢性経過（＞1か月）の多くは細菌感染ではない．炎症性腸疾患（潰瘍性大腸炎，クローン病），過敏性腸症，吸収不良症候群，大腸癌（右半結腸），原虫（ランブル鞭毛虫など），乳糖不耐症，腸結核，慢性膵炎，HIV，放射線性腸炎など
- もしかして便秘⁉　「硬便に続いてどっと下痢便が出た」…反応性下痢（便秘ということ），硬い宿便があるとその周囲を水様便が回って出ることもある（やっぱり便秘）
- 腸閉塞でも下痢ということがある！　腸閉塞より肛門側の便は蠕動が亢進して下痢として出てくる．そのうち排便も排ガスもなくなり，間欠的腹痛が増悪し，嘔吐してくる
- 粘液便＋高熱，粘血便＋高熱は大腸型細菌性腸炎を疑え！（嘔気・嘔吐なし）
- 3 day rule…入院3日以後に下痢をしたら，一般的市中腸炎は考えにくい．薬剤性，偽膜性腸炎を考慮．クロストリジウムディフィシル抗原をチェック！
- 海外旅行？　旅行者下痢症（大腸菌が多い）

慌てない，時間外でなく日中精査を

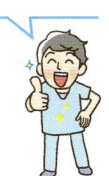

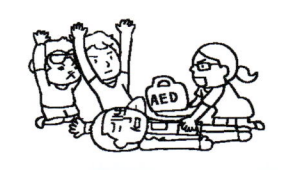

column
ワンポイントアドバイス・輸液の考え方

- 塩は水を引っ張るので，塩の多い点滴は血管内に残る．
- 出血性ショック，脱水によるショックのときの輸液は…血管内に輸液を残したいので，生理食塩水またはリンゲル液を急速投与！
- 心不全のときの輸液は…血管に輸液が残ると心臓に負担がかかるので，なるべく残らない輸液，すなわち塩が入っていない5％ブドウ糖液を選ぶ．

15 吐血・下血

> ショック指数！ 色！ 量！
> 上部消化管！を見極めるべし！

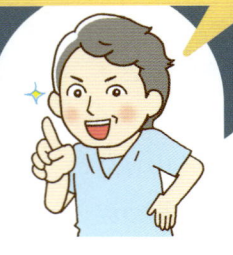

めざせ！バリバリナース

これだけは！忘れちゃならないポイント
- 食道静脈瘤では大量に出血する
- 出血性ショック…ショック指数（脈／血圧）＞1はダメ

アラーミング・キーワード
- 真っ赤な吐血は要注意
- 黒色便，タール便

トホホナース: 血を吐いたんですか 結膜の貧血がないから大丈夫ね

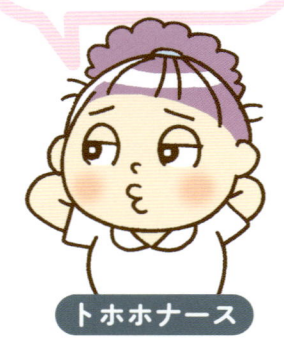

ボチボチナース: どのくらい血を吐きましたか？ 黒い便や赤い便はありましたか？

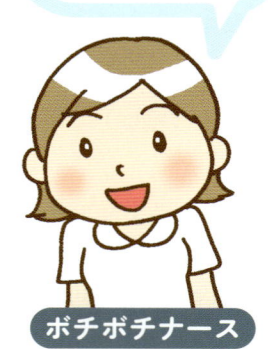

バリバリナース: 肝硬変の既往は？ 胃潰瘍は？ 冷汗や立ちくらみはありますか？ すぐに処置室へ！

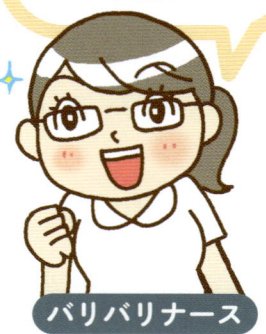

悪魔のささやき: どうせ，痔からの出血でしょ!?

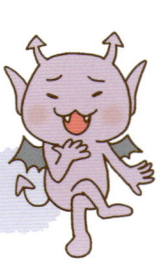

あるある，いやあったら困るよ，こんな症例

- ✗ 吐血患者．血算で貧血がないから大丈夫と思った…急性の出血ではHbやHtはあてにならない！
- ✗ 下血なら大腸ファイバーをすればいいと準備をしていたら，そのうち吐血して出血性ショックに…下血＝必ずしも下部消化管出血だとは限らない
- ✗ 吐血患者に対して内視鏡をしても異常がなかった…詳しく問診し直すと，実は鼻出血だった（ウヘェ！）
- ✗ 嘔吐しているうちに吐血した？…小脳出血が原因で嘔吐しまくり，そのうちマロリー・ワイス症候群に．主訴は頭痛と嘔吐，めまいとすべきだった（-_-）/~~~
- ✗ 下痢と聞いていたのに，見たらタール便…上部消化管出血だった

Worst ワーストシナリオだったら？

- ☐ 食道静脈瘤破裂，出血性胃・十二指腸潰瘍
- ☐ 大腸憩室症（痛みがないのに大量下血）
- ☐ 食道癌，胃癌，大腸癌，小腸腫瘍
- ☐ 出血性直腸潰瘍
- ☐ 病原性大腸菌などによる細菌性大腸炎（粘血便）
- ☐ 潰瘍性大腸炎，クローン病などの非感染性炎症性疾患
- ☐ 上腸間膜閉塞症，絞扼性イレウス
- ☐ 腸重積（乳幼児）

吐下血と間違えるもの ―

- ☐ 喀血（気管支拡張症，気管大動脈瘻，結核など）
- ☐ 多量の鼻出血，口腔内出血
- ☐ 稀だが食道大動脈瘻，腸管大動脈瘻（癌など）

Common よくある病気だったら？

- ☐ マロリー・ワイス症候群
- ☐ 急性胃粘膜症候群
- ☐ 出血性胃炎・胃潰瘍
- ☐ 虚血性大腸炎（高齢・左腹痛・下血）
- ☐ 痔（排便最後に真っ赤な血がピュッ）
- ☐ 血管腫

吐血と間違えるもの ―

- ☐ 鼻出血
- ☐ 咳の後などの咽頭喉頭からの出血
- ☐ 口腔内出血，歯肉出血

下血と間違えるもの ―

- ☐ 不正性器出血
- ☐ 尿道からの出血（女性）
- ☐ トマトの皮など赤いもの
- ☐ 焼肉後，鉄剤による黒色便
- ☐ セフジニル（セフゾン®）は赤っぽい便になる

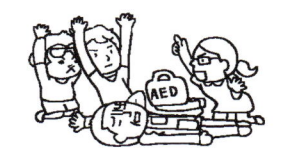

どこからの出血か予想して聞くべし！

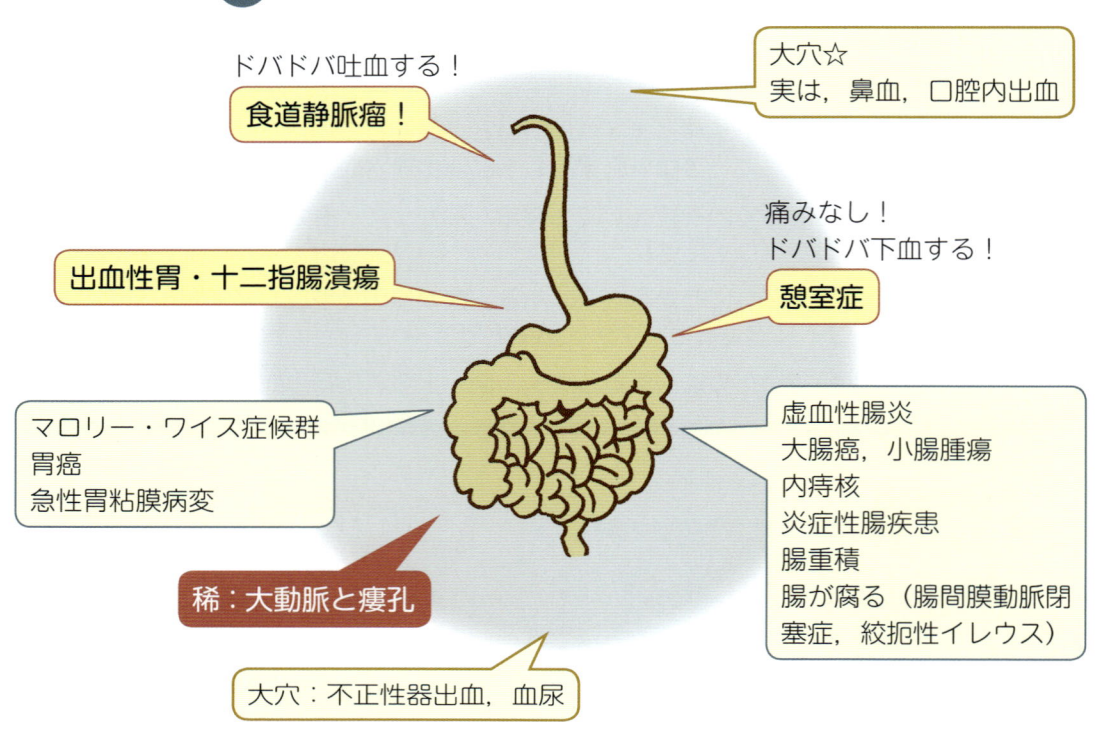

- ドバドバ吐血する！ **食道静脈瘤！**
- 大穴☆ 実は，鼻血，口腔内出血
- **出血性胃・十二指腸潰瘍**
- 痛みなし！ドバドバ下血する！ **憩室症**
- マロリー・ワイス症候群
  胃癌
  急性胃粘膜病変
- 虚血性腸炎
  大腸癌，小腸腫瘍
  内痔核
  炎症性腸疾患
  腸重積
  腸が腐る（腸間膜動脈閉塞症，絞扼性イレウス）
- 稀：大動脈と瘻孔
- 大穴：不正性器出血，血尿

吐血・下血のトリアージ

- ショック指数＞1，出血性ショック… **R 蘇生** ➡ 出血性ショック
- 吐血±下血で立ちくらみ，失神… **E 緊急** ➡ 出血性ショック
- 抗凝固薬，抗血小板薬内服（出血傾向）… **E 緊急** ➡ 大出血予備軍
- 肝硬変（アルコール，肝炎），食道静脈瘤の既往，大量吐血… **E 緊急**
  ➡ 食道静脈瘤
- 頻回嘔吐後，少し血が混じる… **U 準緊急** ➡ マロリー・ワイス症候群
- 空腹時心窩部痛，胃潰瘍の既往… **E 緊急** ～ **U 準緊急** ➡ 出血性胃・十二指腸潰瘍，急性胃粘膜症候群
- タール便，コーヒー残渣様吐物… **U 準緊急** （～ **E 緊急** ）➡ 上部消化管出血（比較的ゆっくり出血）
- 鮮血～暗赤色の多量吐血… **E 緊急** ➡ 食道静脈瘤，出血性胃潰瘍
  （稀：食道大動脈瘻）
- 大量下血… **E 緊急** ➡ 上部消化管大量出血，憩室症，大動脈瘻

- 下血＋左腹痛＋高齢者… U 準緊急 （〜 E 緊急 ）➡ 虚血性腸炎
- 下血＋中高齢者＋体重減少＋著明貧血… U 準緊急 〜 L 低緊急 ➡ 大腸癌（重症だが緊急ではない）
- 若年者＋下血＋腹痛… U 準緊急 ➡ 憩室症，炎症性腸疾患
- 粘血便＋高熱＋腹痛＋しぶり腹… U 準緊急 〜 E 緊急 ➡ 細菌性腸炎
- 乳幼児＋イチゴゼリー状便＋間欠性啼泣… E 緊急 ➡ 腸重積
- お尻を拭いて血がつく程度… N 非緊急 ➡ 内痔核
- 排便後，血がたれる程度… N 非緊急 ➡ 内痔核
- 実は鼻血を飲んで気分が悪くなって吐血した… L 低緊急 〜 N 非緊急 ➡ 鼻血
- 実は口の中を切っていた… L 低緊急 〜 N 非緊急 ➡ 口腔内出血（血管腫など）

バリバリナースへの道

- いち早く見つけよう出血性ショックの初期のサイン
- 経鼻胃管って信用できるの？
  - 経鼻胃管でコーヒー残渣様胃液や血液が引けたら上部消化管出血
  - 大量下血を見たら，隠れ大量上部消化管出血を見逃さないために経鼻胃管を入れる
- 便潜血反応検査．消化管出血を疑ったら行う．残念ながら陰性でも否定にはならない
- 大量出血の鑑別は？
  - 大量吐血…食道静脈瘤，出血性胃潰瘍，大動脈食道瘻
  - 大量下血…憩室症，直腸潰瘍，食道静脈瘤，大動脈消化管瘻

> 冷汗・蒼白・頻脈・脈圧狭小化・頻呼吸！

> 出血源（胃潰瘍，胃癌など）があっても44％しかひっかからないので，正常な胃液が引けても除外はできない

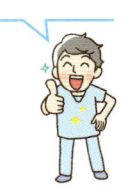

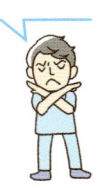

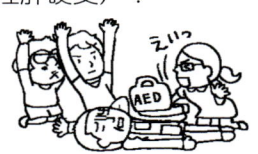

○ 吐 血

- 出るときゃ，ハンパなく出る，食道静脈瘤破裂
  - 肝機能障害（肝硬変）に合併していることが多く，止血できなければ死に至る
  - 食道静脈瘤の既往は？ アルコール耽溺（アルコール性肝硬変）？

肝炎の既往？
- 肝炎ウイルスが飛び散っているかも！　ゴーグル・手袋・ガウン必須！
- PT-INR，血小板をチェック！
- ゼングスターケン－ブレークモアチューブ（S-Bチューブ）を用意！　内視鏡準備

> S-Bチューブは緊急避難策！　一時しのぎ

「2-3・4-5ルール」

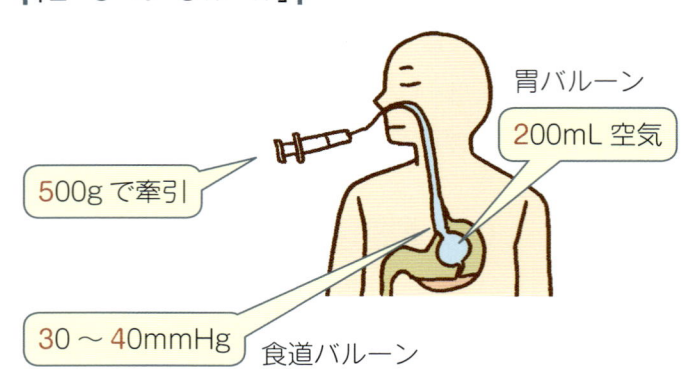

胃バルーン　200mL 空気
500gで牽引
30〜40mmHg　食道バルーン

- 緊急出血にはバソプレシン・ソマトスタチン，輸血（RCC，FFP）
- 内視鏡治療：静脈瘤結紮術，硬化療法，手術

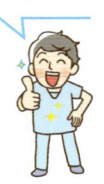

> 肝硬変は凝固異常あり．輸血は濃厚赤血球とFFP凍結血漿もお忘れなく

● 出かたもいろいろ出血性胃潰瘍

- 胃潰瘍，十二指腸潰瘍の既往？　空腹時の心窩部痛？　タール便？
- 薬剤チェックその① NSAIDs 鎮痛薬…胃が荒れて出血！
  薬剤チェックその②ワーファリン®，バイアスピリン®，プラビックス®，ジプレキサ® など…出血しやすい薬は怖い！
- 胃・十二指腸潰瘍なら**プロトンポンプ阻害薬**を注射すべし！
- 胃潰瘍は出血しやすく，十二指腸潰瘍は穿孔しやすい（十二指腸壁は薄いから）
- バイタルサイン安定なら輸血は Hb 7g/dL までガマン
- 内視鏡的治療
- interventional radiology（IVR 血管内治療）や手術

● その他の上部消化管出血

- 急性胃粘膜病変
- マロリー・ワイス症候群…通常大量出血はない．稀にたくさん出血する．「なんで吐いたの？」もしかすると吐く原因が悪いかも（脳出血）．何度も吐いた後，胸痛を訴えたら食道破裂を見逃すな

● 下　血

- 大腸憩室症
  - 無痛性の大量下血となる．結腸壁が外に飛び出して壁が薄くなっているところから出血する
  - 憩室炎を伴うと痛みが出る．憩室炎は痛いが，出血しているわけではない
- 虚血性大腸炎
  - 動脈硬化が強い高齢者が脱水など（団体旅行などで頻繁にトイレに行かなくてすむように水分を控えるなど）で腸管虚血となり，腸管が浮腫になって腸管壁が壊れて出血してくる
  - 左結腸に多く，腹痛，圧痛を来す
  - 注腸造影で thumb print sign．造影 CT．大腸ファイバー検査
  - 多くは絶飲食安静で治る
  - 便秘の若い女性でもなることあり
- 出血性直腸潰瘍
  - 寝たきりの人（特に仰臥位）が突然大量下血．側臥位が予防になる
  - なかなか止血できないこともある
- 内痔核
  - 痔を持つ人は多いが，下血を内痔核のせいだと決めつけない
  - 通常は排便後，ピュッと鮮血が出る感じ
- 腸重積
  - 約 90％は乳幼児に発症．特に 2 歳以下のイチゴゼリー便は腸重積症を疑う．腸が重なってしまうので，腸閉塞になり，痛いときと痛くないときの機嫌の差が激しい
  - 成人の場合，先進部病変（腺腫，癌，異所性膵など）あり
  - 間欠的啼泣（腹痛）・嘔吐・イチゴゼリー状の血便が 3 徴だが，すべて揃わないことが多い．血便は 20％以下
  - エコーが最高に便利！
  - 発症 8 時間以内に高圧浣腸（生理食塩水，バリウム）などで整復すれば手術を免れる

「憩いの部屋」と書くが，決しておばあちゃんがお茶を飲んでいる場所ではないヨ

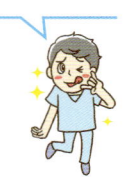

泣いたり笑ったりしても，人生の喜怒哀楽を表しているわけではないのだから，やっぱり腸重積を疑いましょうね．
最近はエコー下で生理食塩水を使って整復するのがトレンディ

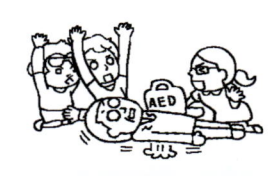

● その他

- 大腸癌が重症だが緊急性は低い．後日大腸ファイバー検査を
- 慢性経過なら後日精査すればいい．潰瘍性大腸炎，大腸癌など
- 腸が腐ると出血する…腸間膜動脈閉塞症，絞扼性イレウス
- 高熱＋粘血便…細菌性腸炎を強く疑う

● 大　穴

- …実は消化管じゃなかった．ウッソー！
  - 鼻血，口腔内出血を上部消化管出血と間違える
  - 実は頭が原因（小脳出血など）だった．嘔吐しすぎ（マロリー・ワイス症候群）
  - 何でも痔と決めつけるな！
  - 実は不正性器出血，血尿だった……

---

column

便の色

Q：出血のほかに，便の色に影響を及ぼすものは？
A：鉄剤を内服していたら便は真っ黒になります．鉄欠乏性貧血の場合，鉄なべで料理したものを食べるといいですね．赤ワイン，青のりなどをたくさん食べると黒っぽい便になります．トマトの皮が未消化で出てくる場合は慌てない慌てない．青汁では青っぽい便になります．

　頑固な便秘だと，ビリルビン（黄色い便のモト）が腸内細菌によって酸化され，黒っぽい便になります（臭いも強烈……）が，固いコロコロ便なので慌てることはありません．セフゾンドライシロップ®の抗菌薬を内服すると，レンガ色の便になることがあります．胆汁の出が悪いとき（胆道閉鎖）や，膵機能が低下した場合は，脂肪便といって白っぽいビチビチウンチになります．便器にパッと広がって浮く便です．

16 背部痛・腰痛

> 尿路結石と誤診されやすいのが腹部大動脈瘤！

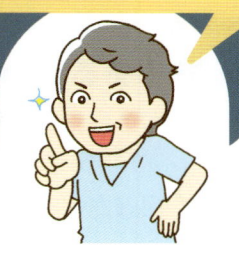

めざせ！バリバリナース

これだけは！忘れちゃならない疾患
- 大動脈解離
- 腹部大動脈瘤切迫破裂
- 閉塞性尿路感染（尿路結石＋腎盂腎炎）
- 麻痺を伴う腰痛

アラーミング・キーワード
- 突然の裂けるような背部痛が出現して，移動した
- 尿路結石の痛みと言われたけど熱が出てきた

高齢男性．腰背部痛で来院☆

トホホナース：腰痛ぐらい寝てたら治るわよ

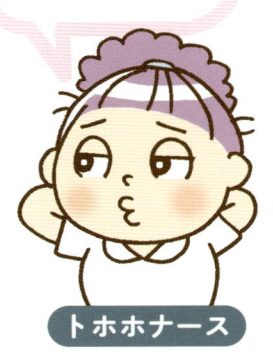

ボチボチナース：尿路結石だと結構痛いかも……

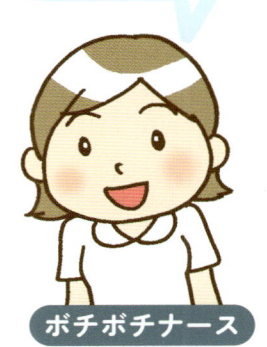

バリバリナース：尿路結石と誤診されやすいのが腹部大動脈瘤！高齢男性は特に要注意！

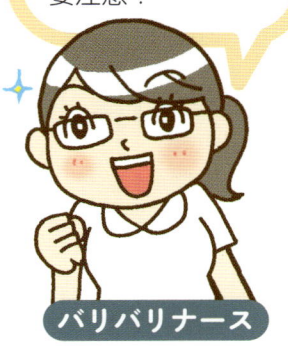

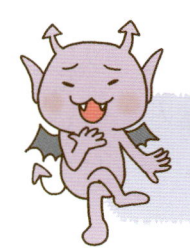

悪魔のささやき
腰痛？
じゃ，坐薬でも入れて様子見よっか

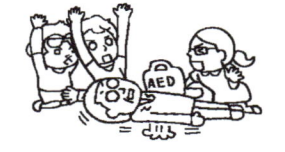

153

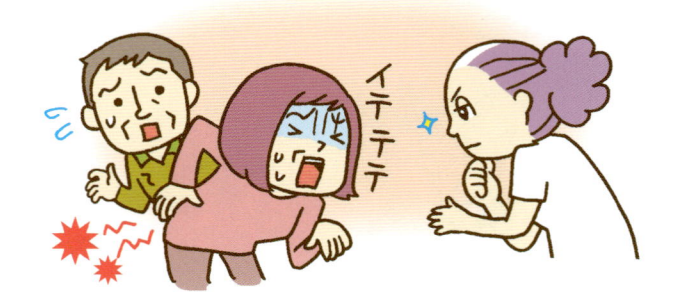

あるある，いやあったら困るよ，こんな症例

- ✗ もう尿路結石って診断ついてるんなら慌てないでよ…実は発熱を伴い，閉塞性尿路感染も合併していた．緊急に泌尿器科の処置が必要
- ✗ 尿潜血が陽性だから尿路結石ね…腹部大動脈瘤切迫破裂も尿潜血陽性になる
- ✗ 腰痛に座薬を入れて様子を見ていたら麻痺が進行…膀胱直腸障害の麻痺も見逃さない

Worst　ワーストシナリオだったら？

- ☐ 大動脈解離（胸腹部）
- ☐ 腹部大動脈瘤切迫破裂
- ☐ 麻痺を伴う腰痛（脊髄圧迫）
  - 腰椎椎間板ヘルニア
  - 脊柱管狭窄症
  - 脊髄硬膜外膿瘍，脊髄硬膜外血腫
  - 脊椎骨転移：前立腺癌，乳癌など
- ☐ 急性出血性膵炎
- ☐ 脊椎炎，脊髄硬膜外膿瘍
- ☐ 心筋梗塞
- ☐ 閉塞性尿路感染（尿管結石＋感染）

稀だけど……
- ☐ 腎梗塞
- ☐ 腸腰筋膿瘍

Common　よくある病気だったら？

- ☐ 急性腰痛症（いわゆるギックリ腰）
- ☐ 尿管結石
- ☐ 帯状疱疹
- ☐ 脊椎圧迫骨折（第12胸椎，第1，2腰椎）
- ☐ 尿路感染（感染を伴わないもの）
- ☐ 膵炎
- ☐ 胸膜炎，肺炎，気胸など胸部疾患
- ☐ 筋肉痛
- ☐ 婦人科疾患
  - PID（骨盤腹膜炎）
  - 生理痛
  - 子宮内膜症
  - 子宮外妊娠，卵巣疾患

背部痛・腰痛のトリアージ

- 痛みの程度でトリアージ！ 疼痛10点満点として，
  $\geq 8〜10$点は **E 緊急**，$4〜7$点は **U 準緊急**，≤ 3点は **L 低緊急**

● 背部痛

- 突然発症の背部痛，痛みが移動する（背中から腰，胸部へ）… **E 緊急**
  ➡胸部大動脈解離
- 左肩甲骨のやや内側に痛み＋血圧左右差… **E 緊急** ➡胸部大動脈解離
- 持続性背部痛，心窩部痛，アルコール，胆石の既往… **E 緊急** 〜 **U 準緊急** ➡膵炎
- 発熱を伴う… **E 緊急** 〜 **U 準緊急** ➡肺炎，硬膜外膿瘍，脊椎炎
- 背部痛＋冷や汗… **E 緊急** ➡心筋梗塞，大動脈解離
- 肋間神経に沿った水疱あり… **L 低緊急** ➡帯状疱疹

● 腰痛

- 腰痛＋発熱… **E 緊急** 〜 **U 準緊急** ➡腎盂腎炎，**E 緊急** ➡腸腰筋膿瘍・閉塞性尿路感染，**U 準緊急** ➡癌
- 腰痛初発年齢20歳以下… **L 低緊急** 〜 **N 非緊急** ➡腰椎分離症，腰椎すべり症，成長障害など
- 高齢男性，拍動性腹部腫瘤… **E 緊急** ➡腹部大動脈瘤切迫破裂
- 麻痺やしびれを伴う… **E 緊急** ➡椎間板ヘルニア，脊柱管狭窄症，癌の骨転移
- 骨折しやすい素因あり（高齢，ステロイド，骨粗鬆症，癌），ただし麻痺やしびれがない… **U 準緊急** 〜 **L 低緊急** ➡骨折
- 免疫低下（糖尿病，ステロイド，HIV，麻薬常習者）… **E 緊急** 〜 **U 準緊急** ➡感染（骨髄炎，硬膜外膿瘍，腸腰筋膿瘍）
- 1〜3か月の腰痛（重症である可能性があるが，緊急性は低い）… **L 低緊急** 〜 **N 非緊急** ➡癌，強直性脊椎炎
- 全身倦怠，体重減少（重症の可能性があるが緊急性は低い）… **L 低緊急** 〜 **N 非緊急** ➡癌，強直性脊椎炎
- 腰痛＋下肢痛（下腿まで及ぶ）＋下肢麻痺… **E 緊急** ➡脊髄圧迫
- 腰痛＋下肢痛（下腿まで及ぶ）＋膀胱直腸障害… **E 緊急** ➡馬尾症候群

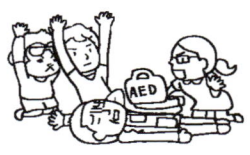

- 脊椎叩打痛著明…　U 準緊急 〜 L 低緊急 ➡️圧迫骨折，脊椎炎
- 抗凝固薬，抗血小板薬…　E 緊急 ➡️出血（硬膜外血腫）
- 腰痛＋一側下肢痛　麻痺なし…　U 準緊急 〜 L 低緊急 ➡️椎間板ヘルニア，脊柱管狭窄症
- 腰痛±一側臀部痛（放散痛はあっても大腿後面まで）…　L 低緊急 〜 N 非緊急 ➡️急性腰痛症
- 20歳以下，運動中の発症…　L 低緊急 〜 N 非緊急 ➡️急性腰痛症・腰椎分離症・成長痛…　U 準緊急 ➡️骨折
- 下肢挙上で激痛…　U 準緊急 ➡️椎間板ヘルニア

腰痛の要注意病歴　Red flag

- ☐ 初発年齢20歳以下…腰椎分離症，腰椎すべり症，癌，感染，成長障害など
- ☐ 50歳以上…癌，骨折，腹部大動脈瘤
- ☐ 1〜3か月に及ぶ腰痛…癌，強直性脊椎炎
- ☐ 外傷機転なし，きっかけなし，ステロイド，骨粗鬆症…病的骨折
- ☐ 胸背部痛を伴う．裂けるような痛み…大動脈解離
- ☐ 免疫低下：ステロイド，担癌，HIV，麻薬常習者など…感染（骨髄炎，硬膜外膿瘍）
- ☐ 全身倦怠，体重減少…癌
- ☐ 発　熱…感染，癌
- ☐ 激　痛…感染，脊髄圧迫
- ☐ 一側下肢痛＞腰痛…椎間板ヘルニア
- ☐ 膝より下へ疼痛，麻痺，しびれ…椎間板ヘルニア，馬尾症候群
- ☐ 肛門周囲のしびれ，失禁など…馬尾症候群
- ☐ 坐骨神経を牽引するテストで耐えられない痛み…椎間板ヘルニア
- ☐ 脊椎叩打痛…骨折，感染，癌の転移

バリバリナースへの道

ベッド上安静は2日以内にし，痛くてもできる範囲内で動くほうがいい

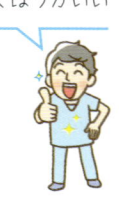

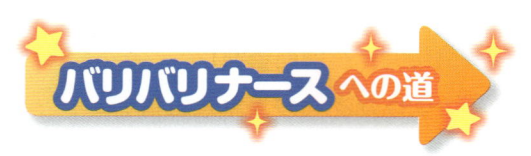

● ぎっくり腰！　急性腰痛症

- 関節，靱帯，筋肉などの急性の損傷…放っときゃ4週間で8割はよくなる
- こんなのはぎっくり腰じゃない！
  ・神経を圧迫していたら話は別！　ぎっくり腰じゃない！

①下腿や足まで痛みが走り力が入らない，②膀胱直腸障害がある
などは要緊急対応
・骨折しやすい場合は話は別！
①高齢者，②ステロイド，③癌の既往，④外傷など

● 脊椎圧迫骨折

- 高齢者の尻もち！　寝返りが死ぬほど痛ぁい！　じっとしていると楽
- X線で骨折が映るとは限らない．CT，MRIじゃないと映らないことも
- 腰椎と胸椎の移行部に多い（第12胸椎，第1・2腰椎）

> 本人は腰の下が痛いと訴えることが多いが，胸腰椎移行部を叩くと「ギャァー！」と痛がる

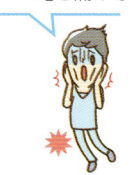

● 尿路結石

- 早朝来院することが多い．腰に手のひらを返して当ててやって来る
- 尿路結石の既往があり，同様な痛みと訴えたらエコー！　水腎症があれば尿路結石と判断
- 尿検査の尿潜血はあてにならない．尿路結石でも7割しか陽性にならず，それ以外でも半数が陽性になってしまう．わけわかんないでしょ!?
- **尿路感染症＋腎盂腎炎＝めっちゃヤバイ！**　閉塞性腎盂腎炎は急激に敗血症から死亡することがある．真夜中でも泌尿器科コール！
- 尿路結石の痛みにはNSAIDsの坐薬が効く．坐薬使用前にアレルギーなど禁忌は確認しておく．無効ならソセゴン® など

> 尿潜血陽性にだまされるな．腹部大動脈瘤でも陽性になる！

● 膵　炎

- アルコール多飲，胆石の既往をチェック！　その他流行性耳下腺炎，高中性脂肪血症など
- 胸膝位で痛みが楽になる
- 血液検査は必ずしも当てにならない．腹部造影CTを
- 胆石が原因の膵炎ではモルヒネは禁忌．オディ括約筋が閉まってしまうから

> アルコール依存者は膵臓が壊れすぎて，アミラーゼが上がってこない．リパーゼが有用

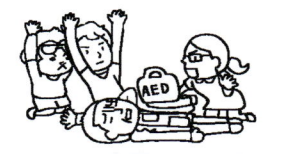

● 大動脈解離，腹部大動脈瘤切迫破裂

- 大動脈解離
  ・発症時は激痛が走って動けないことも……大動脈に沿う痛み
  ・脊髄動脈閉塞になると対麻痺になる

・エコー，造影 CT
- 腹部大動脈瘤切迫破裂は喫煙高齢男性に多い．エコー，造影 CT

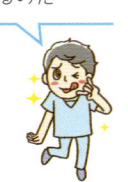

● 帯状疱疹

- 肋間神経に沿って水疱が多発する
- 痛い！「皮膚がピリピリ痛い」と訴える
- 早期には水疱がない，またはかなり少ないので見逃しやすい．痛みの性質に注目！
- 早期にアシクロビルを．治療の遅れは神経痛後遺症につながる（結構多いけど……）

> 昔の水痘ウイルスが神経内で冬眠していて，体が弱ったら顔を出して暴れてるのだ

とんでも珍事

(^o^)「けつがす」と 聞いて思わず 尻を出し
　　……素人さんはそう思うんです

(^o^)「坐薬」って 座って飲むんじゃ なかったの？
　　……飲みにくかっただろうなぁ

(^o^) 真ん中の おしっこなんて ありません
　　……中間尿を「真ん中のおしっこ」というと患者さんはわからないことがある．おしっこが二股に分かれて出ることはあるんだけど（男の人だけ笑って納得してくれればいいです）

(^o^) 検査尿 しびんにとられちゃ 困るんだ
　　……新人ナースに頼んだらこんなことに！　尿路感染を調べたかったのに…トホホ

17 アナフィラキシー・蕁麻疹・発疹

Dr. 林のアナフィラキシーABCDをチェック！

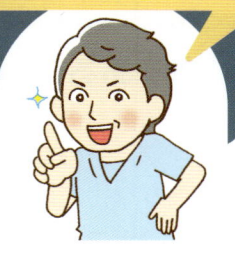

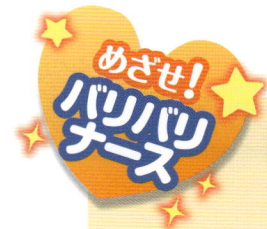

めざせ！バリバリナース

これだけは！忘れちゃならないポイント
- 全身蕁麻疹＋呼吸，循環，消化器異常のどれかがある
- アレルギー物質服用・注射の病歴＋ショック

アラーミング・キーワード
- 蕁麻疹＋喉が腫れぼったい（喉頭浮腫のアナフィラキシー）
- 造影剤を入れた後，蕁麻疹が出て気が遠くなってきた（アナフィラキシー）

トホホナース: 蕁麻疹なら抗ヒスタミン薬でも飲めばいいんじゃ？

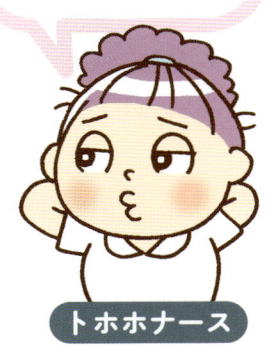

ボチボチナース: そんなに痒いなら点滴しましょうか 抗ヒスタミン薬とステロイドだったっけ

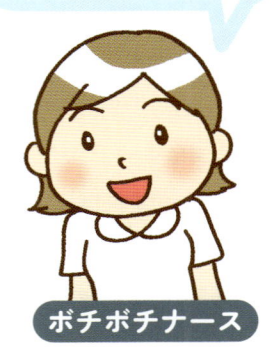

バリバリナース: 蕁麻疹があってABCDのどれかに異常がありそう！すぐにアドレナリンの準備を！

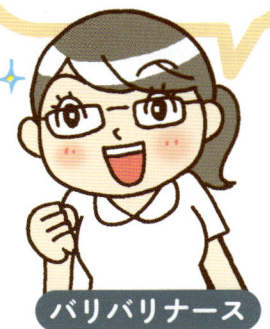

悪魔のささやき
蕁麻疹ぐらい，抗ヒスタミン薬でいけるんじゃないの？

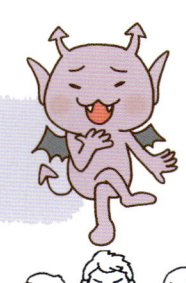

あるある，いやあったら困るよ，こんな症例

✗ 抗菌薬の投与を始めたら蕁麻疹が出たので，抗ヒスタミン薬とステロイドを点滴．その後ショックになってしまった…アナフィラキシーの特効薬はアドレナリン！　抗ヒスタミン薬，ステロイドは効果発現が遅い

✗ アナフィラキシーショックなので，アドレナリンを使ったのに血圧が上がらない？…輸液が足りない！　リンゲル液全開で500〜1,000mL投与

Worst — ワーストシナリオだったら？

- ☐ アナフィラキシーショック
- ☐ 喉頭浮腫を伴う顔面浮腫
- ☐ 咳が出てくる蕁麻疹
- ☐ 腹部症状を伴うアナフィラキシー
- ☐ マムシ抗毒素血清使用後蕁麻疹
- ☐ 造影剤，抗菌薬，解熱鎮痛薬アレルギー

Common — よくある病気だったら？

- ☐ 蕁麻疹
- ☐ ヒスタミン中毒（青魚＋細菌繁殖）
- ☐ 虫刺され
- ☐ 口腔アレルギー症候群
- ☐ 突発性発疹
- ☐ ショックを伴わない薬疹，中毒疹
- ☐ アトピー

蕁麻疹・アレルギーのトリアージ

Aは喉頭浮腫，Bは喘鳴，Cは血圧低下，Dは嘔気・嘔吐，腹痛，下痢

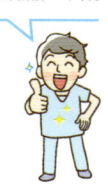

- 全身蕁麻疹＋気道（A），呼吸（B），循環（C），消化器（D）異常のどれかあり… **E 緊急** ➡ アナフィラキシー
- 蕁麻疹が出てから喉が腫れぼったく息がしづらい… **E 緊急** ➡ アナフィラキシー喉頭浮腫
- 蕁麻疹が出て，呼吸困難・咳を伴う．SpO_2低下… **E 緊急** ➡ アナフィラキシー気管・気管支浮腫
- 蕁麻疹が出て，立ちくらみ，失神，血圧低下など… **R 蘇生** ➡ アナフィラキシーショック
- 蕁麻疹＋嘔気，嘔吐，間欠的腹痛，下痢など… **E 緊急** ➡ アナフィラキシー，消化管浮腫
- 原因と思われる物を食べたり飲んだり刺されたりしてから短時間で蕁

- 麻疹… E 緊急 ～ U 準緊急 ➡ 蕁麻疹
- 前回も同症状があった（アナフィラキシーの既往歴）… E 緊急 …アナフィラキシーは繰り返す
- パパイヤを食べたら口唇が腫れた（一過性の腫脹）… U 準緊急 ➡ 口腔アレルギー症候群
- 食事，ハチに刺された，初めて飲んだ薬などのあと蕁麻疹がひどい… E 緊急 ～ U 準緊急 …蕁麻疹に何を伴うかがカギ！
- 食事後の運動誘発性… E 緊急 ～ U 準緊急 …症状の程度による
- 食事内容（時間の経過した魚を食べた）… U 準緊急 ➡ ヒスタミン中毒
- 家族歴，アトピーの既往歴，アレルギー歴あり… U 準緊急 （～ E 緊急 ）➡ アナフィラキシー

古い腐りかけの青魚にはヒスタミンができる．焼いてもヒスタミンは残る！

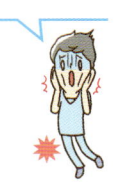

Dr. 林のアナフィラキシーの ABCD 法則

蕁麻疹

A 気道 Airway
喉頭浮腫！
のどが腫れた！

B 呼吸 Breathing
咳，喘息
気管支が腫れた！

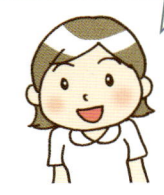

C 循環 Circulation
ショック
全身の血管が腫れた！

D 消化管 Digestive tract/Diarrhea
下痢，嘔吐，腹痛
腸の血管が腫れた！

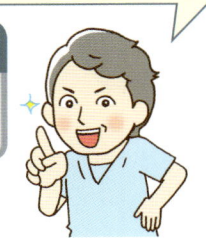

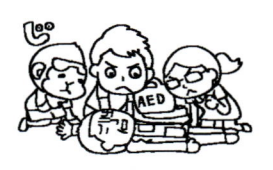

内臓の血管まで腫れ上がったらあぶないよ！ABCDってチェックすればいいのね！

Dは消化管を指すことに注意！

バリバリナースへの道

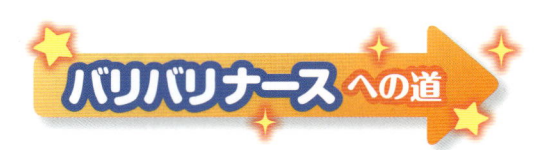

● アナフィラキシーに強くなる！

- 全身蕁麻疹＋気道（A），呼吸（B），循環（C），消化器（D）異常のどれかがあれば，アナフィラキシー！「Dr. 林のアナフィラキシーのABCD」を覚えよう！

いつ，アドレナリン筋注するの？　今でしょ！

全身蕁麻疹 ＋

以下のいずれかがあればアナフィラキシー！
A：Airway　気道　　　　　　喉頭浮腫
B：Breathing　呼吸　　　　　喘　鳴
C：Circulation　循環　　　　ショック
D：Digestive tract　消化器　嘔気・嘔吐，腹痛，下痢

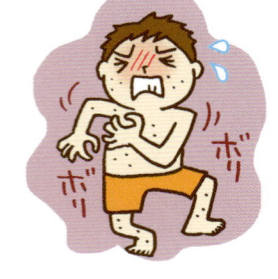

アドレナリン0.3〜0.5mg筋注！

抗原曝露 ＋ ABCDのどれかあり！

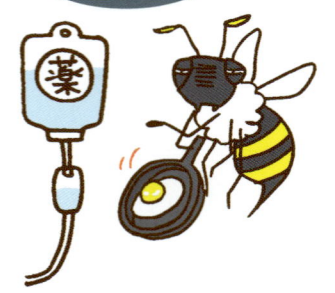

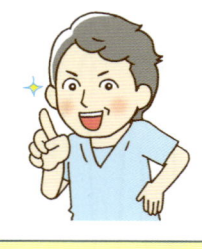

すでにエピペン持ってたら
アレルギー歴がある場合は抗原曝露して
ABCDのどれかに異常が出たらすぐに使うべし！

- 特効薬アドレナリンの特徴を知っているか！
  ・全身蕁麻疹に加え内臓の血管まで腫れていればアナフィラキシー！アドレナリンの出番なのだ！「Dr. 林のアナフィラキシーのABCD」！

- 肥満細胞からのヒスタミン遊離を抑えてくれる特効薬！　特効薬は早期に使うのが成功のカギ！　血圧が下がるまで待つな！
- 筋注するなら大きな筋肉（外側大腿筋，大臀筋）に！　皮下注は効果の発現が遅い
- 10～15分経って効果がなければ2回目筋注！

● ショックがあるときのポイント
- アドレナリン＋輸液（リンゲル液，生食）負荷の両方をすべし！

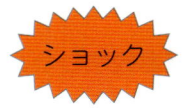

ショック ➡ アドレナリン筋注 ＋ リンゲル大量！

輸液も入れないとアドレナリンだけでは血圧は上がらないよ！

● 蕁麻疹のないアナフィラキシーもある！　やっぱり病歴（曝露歴）は大事！
- アレルゲンの曝露（食べ物，薬，注射）＋（呼吸，循環，消化器，蕁麻疹）のうちどれか2つあればアナフィラキシー
- アレルゲンの曝露＋ショックはアナフィラキシーと判断
- エピペン処方されている場合，抗原曝露＋「Dr. 林のアナフィラキシーのABCD」のどれかがあればエピペンを使うべし！

蕁麻疹は必須じゃない！　もうショックだもん！　早くアドレナリン筋注すべし！

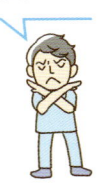

● 致死的アナフィラキシーは静注なら5～10分以内，内服なら1時間以内に発症しやすい
● 抗ヒスタミン薬，ステロイド，H₂ブロッカーもお忘れなく！
- 効果発現は遅いけど，抗ヒスタミン薬（ポララミン®など），ステロイド（ソルメドロール®など）も使用
- 抗ヒスタミン薬は痒みにのみ効く
- H₂ブロッカー（ガスター®など）は胃薬だけど，ヒスタミン2受容体を拮抗し，抗ヒスタミン薬（ヒスタミン1受容体拮抗薬）と相乗効果あり
- ただの蕁麻疹ならアドレナリンは不要．抗ヒスタミン，あるいはステロイドで治療

ステロイドはエビデンスがいまイチ…

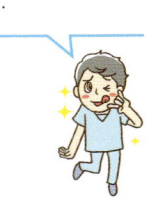

● どうしてステロイドを使うの？

● アナフィラキシーはいったん治まっても，4～8時間後に再度起こることがある（約0.2～4.5％）
● ステロイドはこの2峰性のアナフィラキシーを抑えると考えられている

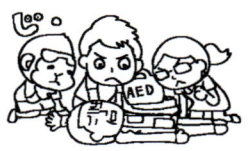

- アトピーや鼻茸があるとアスピリン喘息の可能性あり！　この10%の人にはコハク酸アレルギーがあると考えられる．コハク酸の入ったソル・メドロール®（メチルプレドニゾロン）やソル・コーテフ®（ヒドロコルチゾン）などを使用するとアナフィラキシーが起こっちゃう……なんて反則じゃない？　この場合デカドロン®，リンデロン®を使用

● 薬・造影剤

- 点滴を始めたら5分はその場を離れるな！「5分は経過観察した」とカルテに記載すべし！
- 血管内に直接入る薬によるアナフィラキシーは激烈
- 内服薬や食べ物によるアレルギーは腸管から出ていくまで症状が出続けるので，治療も数日続けるべし．活性炭も投与
- 痛み止めは内服のみならず，湿布でもアナフィラキシーになることあり
- ペニシリンアレルギーがあったら，セフェム系抗菌薬もきっとダメ

● ハチ刺症

→ 216p「4-4　動物咬傷・虫刺傷」参照

● 食べ物

- 原因は甲殻類，青魚，そば，小麦，乳製品，卵などに多い
- 海外ではピーナッツアレルギーが多い

キスした相手がピーナッツバターを食べていたためにアナフィラキシー死した例がある

アナフィラキシーの治療戦略

1. アドレナリン―ボスミン®，エピクイック®　0.3～0.5mg 筋注
2. ショックなら大量補液―リンゲル液，生食　まず500～1,000mL
3. 抗ヒスタミン薬（H_1受容体拮抗薬）―アタラックスP®，ポララミン®
4. H_2受容体拮抗薬―ガスター®　抗ヒスタミン薬と相乗効果あり
5. ステロイド―ソル・メドロール®，ソル・コーテフ®，リンデロン®，デカドロン®
6. 気管支拡張薬吸入―ベネトリン®0.3～0.5mL＋生食2mL

- 口腔アレルギー症候群…パパイヤなど南国の果物を食べて口唇が腫れる．通常のヒスタミンなどの治療でよい
- 青魚を室温で放置すると腐食菌が繁殖し，ヒスタミンができてしまう．そんな魚を食べるとヒスタミン中毒（蕁麻疹のみ）になる．調理で熱を加えてもヒスタミンは壊れない．これはアレルギーではなく，ただのヒスタミン中毒

● その他

- 運動誘発性喘息．運動をすることで，通常は吸収されない物質が消化管から吸収されて喘息になる

● エピペン

- アナフィラキシー患者がエピペンを持っていたら，**救助者はそれを使って注射してよい**
- エピペンは医師の処方が必要．大人 0.3mg，小児 0.15mg

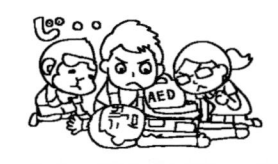

あなたはどのタイプ？

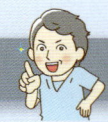

- タイプに合わせた
  コミュニケーションを
  考えてみよう！

> 親しき仲にも礼儀あり！
> 適切な距離感を
> Love & Respect（愛と尊敬の念を）

・患者さんも同僚も医者も，みんないろいろ性格も違えば好みも違うよねぇ．相手の好みに合わせないと，どんなコミュニケーションもうまくいかないものなんだ．大まかに以下のタイプに分けて対処法を考えると，ぐっと相手の心をつかめるようになるかも……！ Love & Respect：愛と尊敬の念を常に持って，適切な距離感を持ててこそ，あなたはプロフェッショナル！

自己主張が強い ↑

コントローラー
- 学校の先生，医者タイプ
- 威張ってる．命令されるのは嫌い
- 最終選択は自分がしたい
- 提案する感じで依頼する
- 話はスピード感を持って単刀直入に
- 遠回しの世間話は嫌い

プロモーター
- お祭り男，お祭り女
- 楽しいことが大好き，自分が主役
- ヨイショが会話の潤滑剤
- 裏を返せば無責任
- 話題の中心に持っていけば何でもOK
- 緻密で論理的な質問をされるのは嫌い

← 控え目　　　感情豊か →

アナライザー
- 控え目，緻密で計画的に行動
- 急な計画変更はダメ，おだてにも乗らない
- 勢いだけの無責任言動は嫌い
- 個人の能力を具体的に褒めると喜ぶ（が，顔には出さない）

サポーター
- ニコニコ協調性の高い柔和な人
- 結果よりも過程が大事
- みんなの同意が大事
- 何でもYesというが，実は自分の意見を秘めているので，意見を引き出す機会を与えるといい
- 丸投げは嫌がる（が，顔には出さない）

↓ 協調性が高い

- 知っ得，マジックフレーズ！

  命令しないで，依頼するように言い換えれば，患者さんも動いてくれるはず！

  「恐れ入りますが，〜していただけますか」
  「お差支えなければ……」
  「お手数をおかけしますが……」
  「ご迷惑をおかけしますが……」
  「よろしければ……」
  「申し訳ございませんが……」

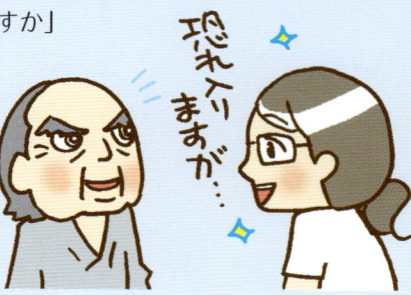

Part 3

小児のトリアージ

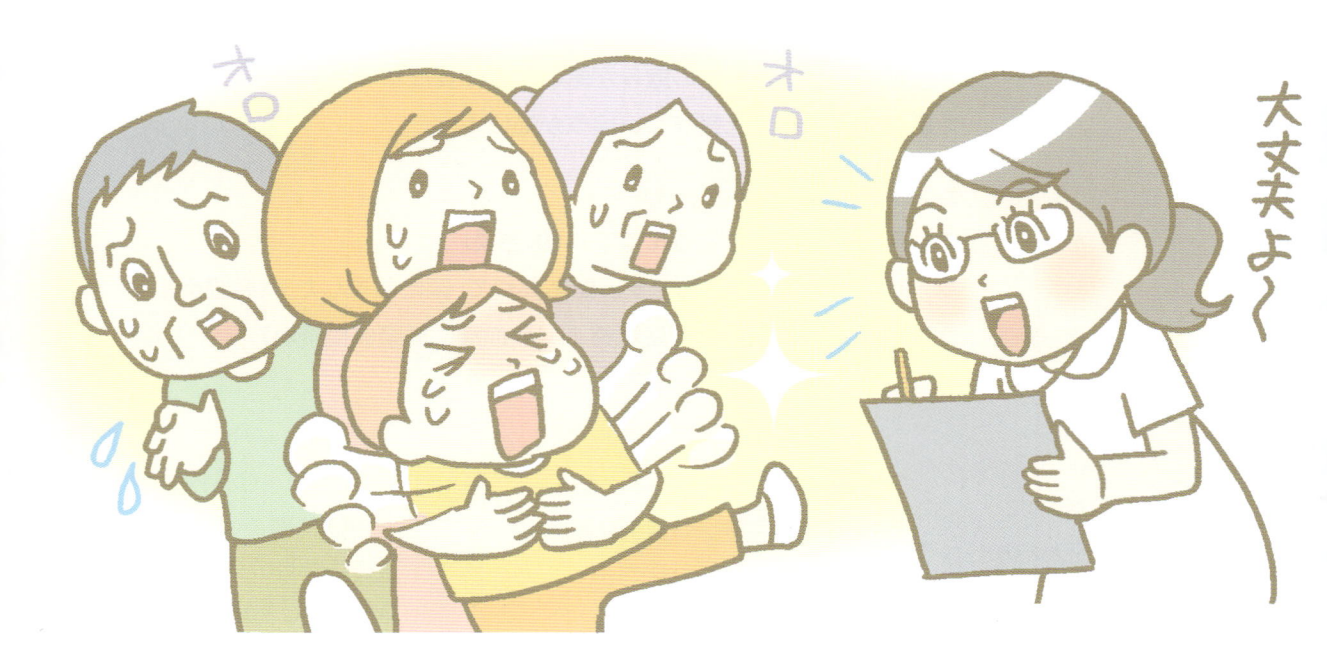

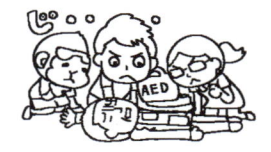

1 小児トリアージの基本

たった1％の重症を見逃さないため99％の軽症児を快く受け入れよう！

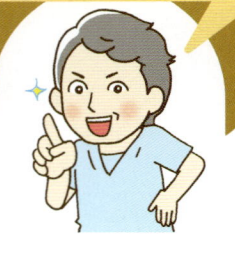

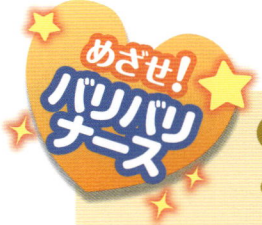

めざせ！バリバリナース

これだけは！忘れちゃならないポイント
- 元気がない，ミルクの飲みが悪いときは要注意！
- 熱の高さより，元気がないほうが怖い！

アラーミング・キーワード
- 「異様な泣き方をするんです」（腸重積）
- 「あやすと余計泣くんです．熱も高くて，嘔吐しました」（髄膜炎）
- 3か月未満の発熱は入院精査！（敗血症，細菌感染疑い）

トホホナース：赤ん坊なんてどうせ元気なんだから熱ぐらい心配いらないわよ

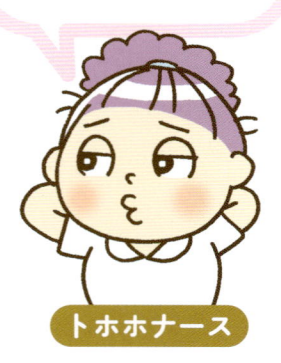

ボチボチナース：生後2か月の発熱は珍しいわね……何かおかしい……

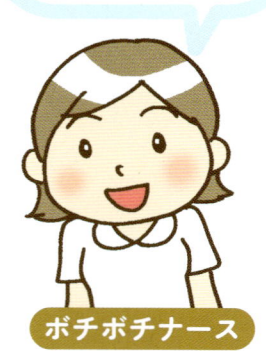

バリバリナース：生後2か月の発熱は全例入院して精査，加療よ！

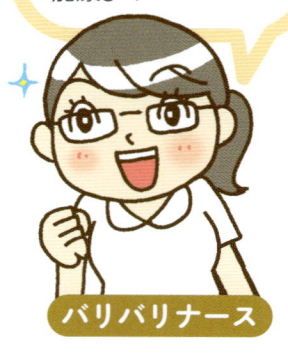

悪魔のささやき：子どもって，結局，どうせ，元気でしょ？

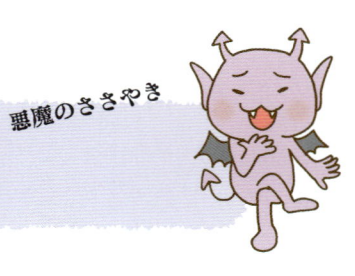

小児のトリアージ

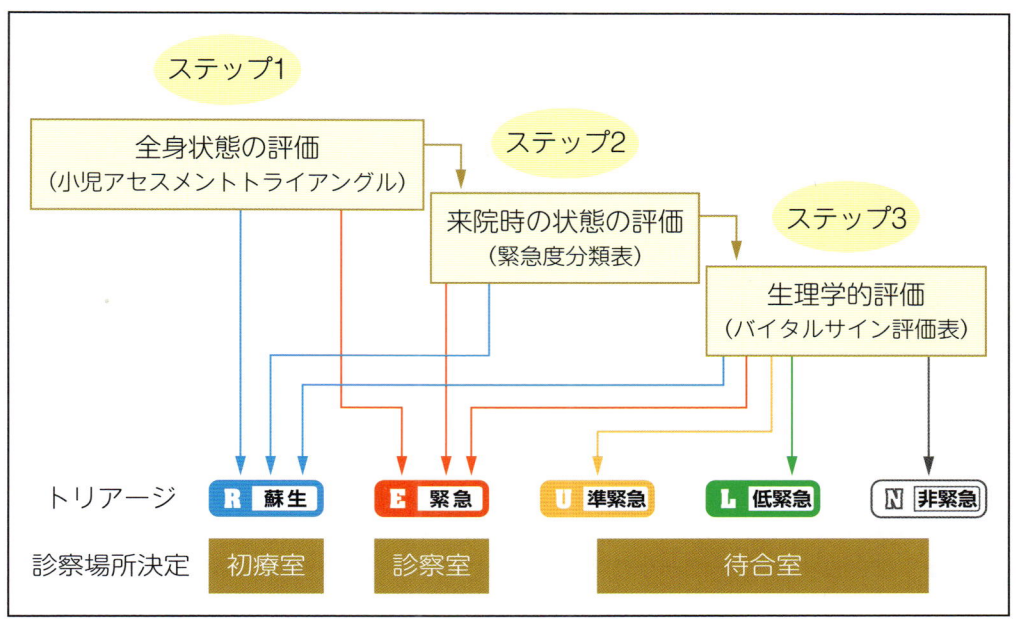

```
ステップ1
全身状態の評価
（小児アセスメントトライアングル）
    ↓
ステップ2
来院時の状態の評価
（緊急度分類表）
    ↓
ステップ3
生理学的評価
（バイタルサイン評価表）
```

トリアージ： R 蘇生 ／ E 緊急 ／ U 準緊急 ／ L 低緊急 ／ N 非緊急

診察場所決定： 初療室 ／ 診察室 ／ 待合室

各ステップで「蘇生」「緊急」をまず判断し、それ以外のときは次のステップに移る

PAT ; Pediatric Assessment Triangle

小児の重症度はパット（PAT）見て決める！

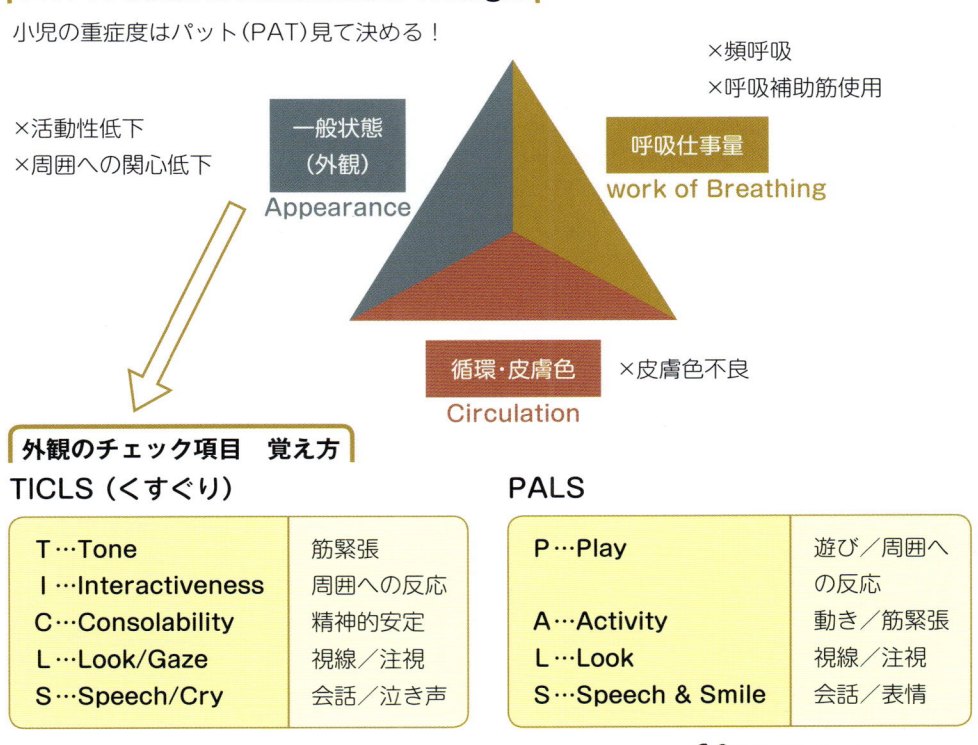

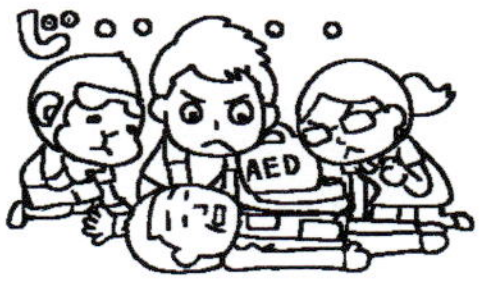

- 一般状態（外観）Appearance
  - ×活動性低下
  - ×周囲への関心低下
- 呼吸仕事量 work of Breathing
  - ×頻呼吸
  - ×呼吸補助筋使用
- 循環・皮膚色 Circulation
  - ×皮膚色不良

外観のチェック項目　覚え方

TICLS（くすぐり）

T	Tone	筋緊張
I	Interactiveness	周囲への反応
C	Consolability	精神的安定
L	Look/Gaze	視線／注視
S	Speech/Cry	会話／泣き声

PALS

P	Play	遊び／周囲への反応
A	Activity	動き／筋緊張
L	Look	視線／注視
S	Speech & Smile	会話／表情

小児のバイタルサイン早見表

年齢	呼吸数　回／分						
	R 蘇生	E 緊急	U 準緊急	L 低緊急 / N 非緊急	U 準緊急	E 緊急	R 蘇生
0〜3か月	＜10	10〜20	20〜30	30〜60	60〜70	70〜80	＞80
3〜6か月	＜10	10〜20	20〜30	30〜60	60〜70	70〜80	＞80
6〜12か月	＜10	10〜17	17〜25	25〜45	45〜55	55〜60	＞60
1〜3歳	＜10	10〜15	15〜20	20〜30	30〜35	35〜40	＞40
6歳	＜8	8〜12	12〜16	16〜24	24〜28	28〜32	＞32
10歳	＜8	8〜10	10〜14	14〜20	20〜24	24〜26	＞26

年齢	脈拍　回／分						
	R 蘇生	E 緊急	U 準緊急	L 低緊急 / N 非緊急	U 準緊急	E 緊急	R 蘇生
0〜3か月	＜40	40〜65	65〜90	90〜180	180〜205	205〜230	＞230
3〜6か月	＜40	40〜63	63〜80	80〜160	160〜180	180〜210	＞210
6〜12か月	＜40	40〜60	60〜80	80〜140	140〜160	169〜180	＞180
1〜3歳	＜40	40〜58	58〜75	75〜130	130〜145	145〜165	＞165
6歳	＜40	40〜55	55〜70	70〜110	110〜125	125〜140	＞140
10歳	＜30	30〜45	45〜60	60〜90	90〜105	105〜120	＞120

年齢	収縮期血圧の最低値（mmHg）
0〜1か月	60
1か月〜1歳	70
1〜10歳	（年齢×2）＋70
10歳〜	90

バイタルサインによるトリアージ

± 2SD を超えるもの　R 蘇生
± 1SD 〜 ± 2SD　E 緊急
正常 〜 ± 1SD　U 準緊急

小児のトリアージ一覧

	R 蘇生	E 緊急	U 準緊急	L 低緊急	N 非緊急
気道・呼吸	気道閉塞，高度呼吸障害，チアノーゼ	つばも飲めないくらい喉が痛い，高度呼吸障害（喘息重積，異物誤嚥，会話困難，努力呼吸，高度吸気性喘鳴，著明な呼気性喘鳴，呼吸音低下・消失）ピークフロー＜40％		軽度喘息，異物誤嚥疑い（呼吸状態良好）	
	$SpO_2 < 90\%$	$SpO_2 < 92\%$	$SpO_2 < 92〜94\%$	$SpO_2 > 94\%$	$SpO_2 > 94\%$
循環	ショック　アナフィラキシー	高度脱水，CRT≧3秒，末梢冷感，高度頻脈（1歳未満＞220，1歳以上＞180），上室頻拍疑い，胸痛（バイタルサイン異常），大量出血	頻脈，脱水徴候，持続性軽度出血，軽度アレルギー	胸痛（バイタルサイン良好）	
神経	高度意識障害　痙攣重積	神経症状あり，意識障害，痙攣があった（意識障害残存，同日複数回）	痙攣があった（意識清明），意識障害の既往（来院時意識清明）	慢性経過の頭痛（比較的元気）	
		GCS3〜9	GCS10〜13	GCS14〜15	GCS14〜15
腹部		胆汁性嘔吐，血性嘔吐，急性腹症（歩けない）吐血，血便（腸重積，出血性腸炎），細菌性髄膜炎（意識レベル低下＋高熱＋頭痛），陰嚢激痛，鼠径ヘルニア陥頓，包茎陥頓，大量性器出血	頻回嘔吐，2歳以下の嘔吐・下痢，虫垂炎疑い，軽度陰嚢痛	便秘，2歳以上の嘔吐・下痢（腹痛あり）	嘔吐・下痢で腹痛なし（バイタルサイン正常）
熱傷	広範囲熱傷（Ⅱ度≧20％），気道熱傷	Ⅱ度＜20％，顔面，陰部，化学，電撃症，酸・アルカリ	Ⅱ度＜10％，局所凍瘡		Ⅰ度熱傷
外傷	多発外傷	骨折（開放，激痛，循環障害，運動障害）永久歯完全脱臼	頭部外傷（意識消失があったが意識レベルはいい GCS14〜15），骨折，発熱を伴う関節痛，複雑な裂創，軟口蓋穿通創	裂創・挫創（縫合処置必要），軽度頭部外傷（意識消失なしで GCS15），捻挫，四肢腫脹	軽微外傷（縫合不要，擦過傷）
疼痛		疼痛8〜10/10	疼痛4〜7/10	疼痛1〜3/10	軽微
発熱	敗血症性ショック	3か月未満児の発熱，3か月〜3歳発熱（元気なし），心筋炎（異様な頻脈，胸痛），敗血症（悪寒戦慄），**免疫不全の発熱**	嚥下困難の扁桃白苔，3か月〜3歳＞38.5℃（元気），3歳以上＞38.5℃（元気なし）	元気な発熱，中耳炎，3歳以上＞38.5℃（元気）	上気道炎，鼻づまり，鼻炎
その他	暴れて手がつけられない危険な状態，虐待（危険）	ぐったりしている，あやしても泣き止まない（バイタルサイン異常），虐待（継続リスクあり），全身状態不全，免疫不全状態，難治性鼻出血，鼻異物（ボタン電池，自傷・他害の疑い，薬物中毒	あやしても泣き止まない（バイタルサイン OK），鼻出血，鼻異物，高血糖，食欲低下の乳児，虐待（身体，性的＜48時間）	機嫌が悪い（あやすことができる），角膜びらん，目ヤニ，抑うつ，虐待疑い	内服薬継続希望　包帯交換，限局した皮疹

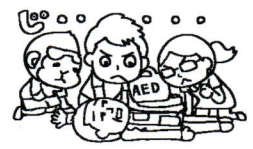

あるある，いやあったら困るよ，こんな症例

✗ 生後2か月の赤ちゃんが発熱，解熱薬を出して帰した…実は尿路感染だった！
　生後3か月頃までは原則，風邪（ウイルス）はひかない
✗ ボタン電池飲んだって？　でも無症状だから待たせておけば？…食道にひっかかっていたら2時間で潰瘍になってしまう．縦隔炎になり致死的に？

バリバリナースへの道

「この重症患児を見逃さないために99％の軽症患児を快く受け入れよう！」(Dr. A. Jarvis, トロント小児病院)

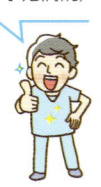

不安を解消するのもわれわれの仕事の流儀！

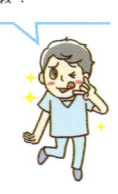

● 小児救急の大原則

- **小児救急の重症はたったの1％！**
  救急かどうかは見てみないと絶対にわからない．とにかくまず受け入れることから小児救急は始まる

- **小児科診療は患者が二人いる（親と子）と心せよ！**
  目の前の保護者は重症だとわかって救急受診しているのではない．「心配」「不安」で受診している！　保護者は，対処法に自信がない，このままでいいのか確認したい，これから悪化したらどうしようなどと不安を抱いた「もう一人の患者」である

- **小児も一人前の患者としてきちんと話をしよう**
  小児も一人の患者！　目線を合わせ，子どもの味方になるのがバリバリナース！

- **小児診療は「愛」がすべて！**
  保護者にとってみれば，子どもは自分の命よりも大切な，この世の何ものにも代えがたい大切な宝物だ．貴重品を粗末に扱ってはいけません

● 小児はうまく話せない!?

バイタルサインや症状は嘘をつかない！　観察眼を磨くべし！

- 姿勢・筋緊張・顔色・泣き声の調子・周囲への反応性・活動性（四肢運動の活発さ）を観察すべし．「ぐったりしている」「座位が保持できない」は重症サイン

- 呼吸数・呼吸様式に注目！　肋間や鎖骨上窩の陥没呼吸，鼻翼呼吸，頻呼吸に注意！　敗血症の早期サインであることも

- 頻脈に注目！　異様な頻脈は敗血症や脱水などのサイン．徐脈はむしろかなり重症
- 保護者は最高の観察者！親の訴えに耳を傾けるべし．「いつもと違う」「なんとなくおかしい」は要注意！　「尿がクサイ」は尿路感染．保護者の話に耳を傾けよう！
- 髄膜炎では揺らすと頭痛が強くなる．あやすと余計不機嫌になるときは要注意

> でも，鵜呑みにはしない！

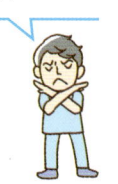

● 年齢特有の疾患がある

- 小児は低血糖になりやすい！　ぐったりしてたら血糖測定！
- 生後3か月未満の熱発はすべて細菌感染を疑い入院精査！　ママの母乳から免疫をもらっているので，この時期には原則風邪はひかない
- 予防接種歴は重要！　肺炎球菌ワクチンとインフルエンザ桿菌ワクチンを2回ずつ以上受けていたら，細菌性髄膜炎は非常に稀
- 感染巣不明の女児（＜2歳），男児（＜1歳）は尿検査・尿培養を
- ボタン電池が食道にあるのが見つかったら，2時間以内に絶対にとるべし！　直径19mm以上は結構危険！　無症状も多い．よだれが出ているのは危険のサイン！

> カテーテル採尿を行う．ハルンバッグでは雑菌混入率が高い

絶対に見逃したくない小児の疾患 Top5
1. 細菌性髄膜炎　2. 敗血症　3. 心筋炎
4. 腸重積　5. 川崎病

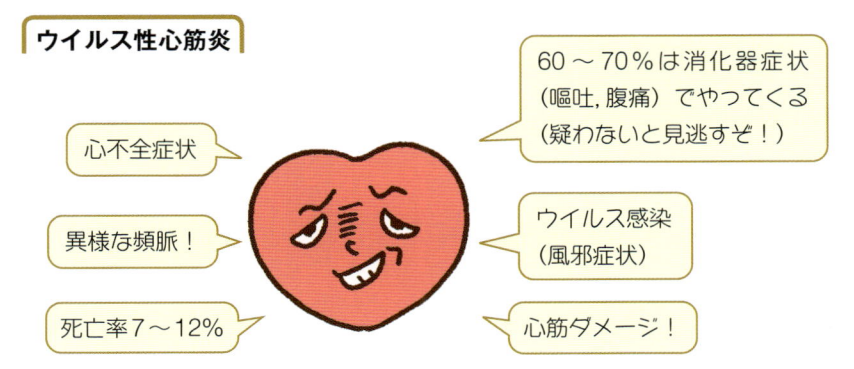

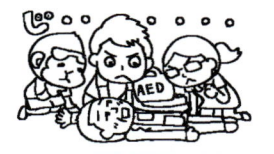

ウイルス性心筋炎

- 心不全症状
- 異様な頻脈！
- 死亡率7～12%
- 60～70%は消化器症状（嘔吐，腹痛）でやってくる（疑わないと見逃すぞ！）
- ウイルス感染（風邪症状）
- 心筋ダメージ！

熱性痙攣

- 小児の救急車搬送 No.1 は熱性痙攣！
- 好発年齢は6か月〜6歳！ 他の年齢ならまず髄膜炎を考慮
- 発熱初日に多い．解熱薬は予防にならない
- 熱性けいれんを繰り返す場合のみ抗痙攣薬予防投与を考慮
- 単純性熱性痙攣と複雑性熱性痙攣を見分けるべし！

好発年齢は6〜6と覚えよ！

単純性痙攣は楽勝！

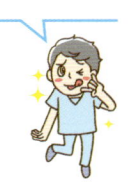

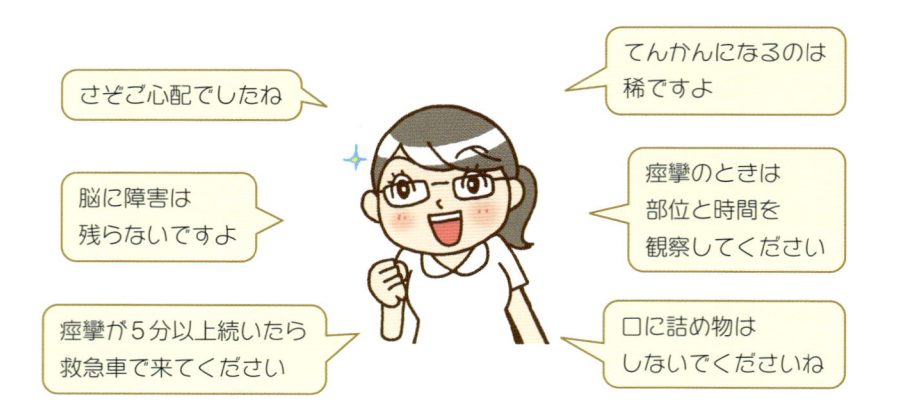

単純性熱性痙攣と複雑性熱性痙攣

	単純性	複雑性
痙攣持続時間	15分未満	15分以上
痙攣合計時間（断続的）	合計＜30分	合計≧30分
24時間以内の回数	1回のみ	2回以上
痙攣部位	全身性痙攣	局所性（部分発作）
神経学的基礎疾患	基礎疾患なし	あり（脳性麻痺など）

- 熱性痙攣で髄膜炎は1〜5％．複雑性痙攣＋意識低下遷延例
- 肺炎球菌ワクチンとインフルエンザ桿菌ワクチンを2回ずつ以上していたら髄膜炎は稀！
- 単純性熱性痙攣は親への指導が大事！ 安全・安心を伝える

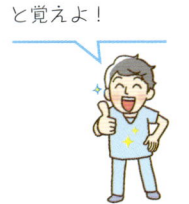

さぞご心配でしたね

てんかんになるのは稀ですよ

脳に障害は残らないですよ

痙攣のときは部位と時間を観察してください

痙攣が5分以上続いたら救急車で来てください

口に詰め物はしないでくださいね

2 小児の腹痛

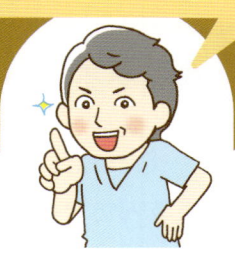

> 虫垂炎と腸重積はマークせよ！

めざせ！バリバリナース

これだけは！忘れちゃならないポイント
- やっぱり多い虫垂炎
- 元気と大泣きを繰り返したら腸重積かも

アラーミング・キーワード
- 心窩部痛を訴えたら，虫垂炎の警告（右下腹部痛への進展）を全例に！
- 「大泣きしていたと思ったのに，笑っているときもあるんです」（腸重積）
- えもいわれぬ下腹部痛…もしかしたら精巣痛かも（精巣捻転）

トホホナース：お腹が痛くて嘔吐？まぁ，浣腸すれば治るでしょ

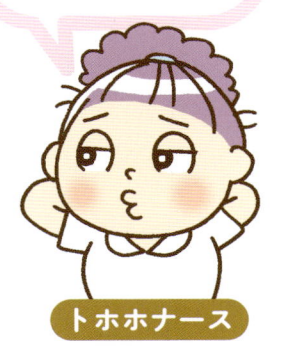

ボチボチナース：もし右下腹部が痛くなったら来てくださいね

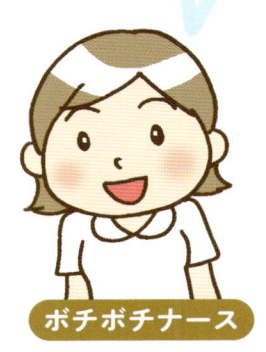

バリバリナース：右下腹部が痛くて歩いてもお腹に響くときはすぐに救急に来てくださいね

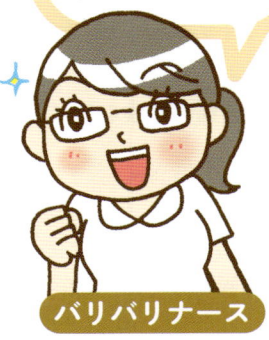

悪魔のささやき
子どもの腹痛って，どうせ便秘が多いんだよ

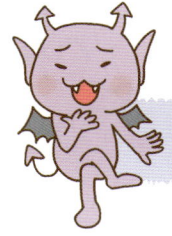

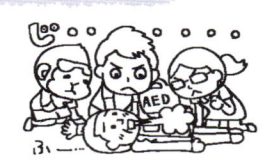

あるある，いやあったら困るよ，こんな症例

- ✗ 浣腸したら楽になったと言うから帰宅させたら…後で右下腹部痛になり…虫垂炎だった
- ✗ 赤ん坊でも機嫌の悪いときぐらいあるわよ…実は腸重積だった．血便なんて半数以下にしか見られない

Worst
ワーストシナリオだったら？

- ☐ 腸重積（3か月〜6歳に多い）
- ☐ 虫垂炎
- ☐ 異所性妊娠（子宮外妊娠）
- ☐ 卵巣嚢腫茎捻転
- ☐ 鼠径ヘルニア陥頓
- ☐ 精巣捻転（下腹部痛のことも）
- ☐ 糖尿病性ケトアシドーシス（高血糖＋腹痛）

稀だけど……
- ☐ アレルギー紫斑病（下肢に出血斑）
- ☐ ヒルシュスプルング病
- ☐ 消化管異物

Common
よくある病気だったら？

- ☐ ウイルス性胃腸炎
  （嘔気＋嘔吐＋水様下痢）
  乳幼児で脱水強ければ重症
- ☐ 便　秘
- ☐ 乳児疝痛
  （慢性経過，体重増加良好）
- ☐ 胃十二指腸潰瘍
- ☐ 機能性腹痛
- ☐ 尿管結石
- ☐ 月経困難症，排卵痛

小児腹痛の危険なサイン

- ☐ 激痛…顔面蒼白，苦悶状，冷汗，不機嫌，前かがみの姿勢，歩けない，動きたがらない
- ☐ 激しい啼泣（間欠的），血便…腸重積疑い
- ☐ 限局性腹痛，持続性腹痛（＞6時間）…経過観察で悪化する
- ☐ 腹膜刺激症状…筋性防御，歩いてもお腹に響く，車の振動でも腹痛が悪化
- ☐ 胆汁性嘔吐…1〜4割は小児外科疾患
- ☐ 頑固な嘔吐，噴水様嘔吐（肥厚性幽門狭窄症）
- ☐ 下血（O157など細菌性腸炎，腸重積）
- ☐ 吐血
- ☐ ショック，末梢循環不全，意識障害，傾眠傾向

小児腹痛のトリアージ

- 心窩部痛だったのに，右下腹部が痛くなってきた… E 緊急 〜 U 準緊急 →虫垂炎
- 乳幼児＋大泣き，元気を繰り返す＋嘔吐＋（血便）… E 緊急 →腸重積
- 間欠的腹痛，数日間排便なし… U 準緊急 〜 L 低緊急 →便秘
- 思春期女性＋生理が遅れている＋下腹部痛… E 緊急 →異所性妊娠
- 高熱＋粘血便＋腹痛（嘔吐なし）… E 緊急 →細菌性腸炎
- 下腹部痛＋精巣痛＋精巣腫脹… E 緊急 →精巣捻転
- 下腹部痛＋鼠径部腫瘤… E 緊急 →鼠径ヘルニア陥頓
- 夜泣きが激しい＋3週間以上続いている＋体重増加良好… L 低緊急 〜 N 非緊急 →乳児疝痛
- 腹痛＋下肢の紫斑… U 準緊急 →アレルギー性紫斑病
- 腹痛＋口渇・多尿＋高血糖… E 緊急 →糖尿病性ケトアシドーシス

バリバリナースへの道

● 虫垂炎

- まず心窩部痛〜臍周囲痛（内臓痛）から始まり，右下腹部痛（体性痛）に移動してくる
- 心窩部痛の時期には虫垂炎の診断はつかない！
  心窩部痛から右下腹部になってくるまで平均17時間．虫垂穿孔まで平均34時間．**原因不明の腹痛の場合は必ず，右下腹部が痛くなったらすぐに来院するよう伝える**
- McBurney圧痛点（右下腹部圧痛），Blumberg徴候（反跳痛）が出るのは63％のみ
- Rosenstein徴候…左側臥位になると右下腹部圧痛がわかりやすくなる
- ジャンプすると右下腹部痛が悪化する（heel drop sign：つま先立ちをして踵からドーンと落ちると右下腹部が痛くなる，93％に陽性）
- 血液検査の白血球やCRPはあまりあてにならない．正常の場合もある

見逃し腹痛の東の横綱！

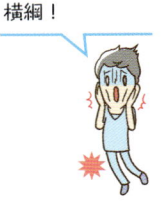

- MANTRELS をチェック！ 7点以上で虫垂炎

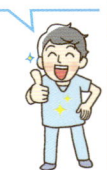

感度72％，特異度81％

虫垂炎の診断に使おう「MANTRELS」

M…	Migration of pain	痛みの移動（心窩部痛から右下腹部痛へ）	1点
A…	Anorexia	食欲低下	1点
N…	Nausea	悪心	1点
T…	Tenderness in RLQ	右下腹部圧痛	2点
R…	Rebound tenderness	反跳痛	1点
E…	Elevated temperature	発熱＞37.3℃	1点
L…	Leukocytosis	白血球増多＞10,000/mm^3	2点
S…	Shift	白血球の左方移動	1点

- 小児はやっぱり被曝のない超音波検査を優先したいね！ 超音波で腫大した虫垂が見つかれば虫垂炎と診断していい（圧迫しても潰れない6mm以上の虫垂を探すんだ）．見つからなければCTを

見逃し腹痛の西の横綱！

腸重積

- 好発年齢は3か月〜6歳．男＞女
- ①間欠的啼泣（腹痛），②血便，③腹部腫瘤（ウッソー！ 実際触らないっすよ）の3つが揃うのは15％以下
- **大泣きと元気を繰り返したら（間欠的啼泣），常に腸重積を疑え！**「腹痛」として訴えられないので，「啼泣」「不機嫌」となる！
- 便潜血，浣腸で血便を確認考慮．でもね，血便は50％以下なので，血便がなくても否定できないのだ
- 意識障害で来院する腸重積もある
- 超音波で見つけるべし‼ 腸が重なっているのが右上腹部に見える
- 8時間以内に高圧浣腸で整復しないと腸が腐ってしまう！整復できなければ手術

高圧浣腸は温生食で超音波下で整復するのが流行り．古典的にはバリウムによる注腸

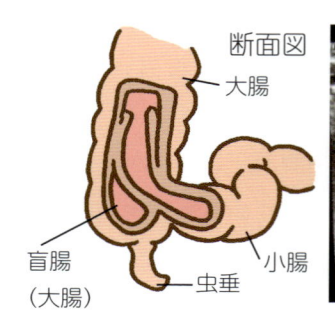

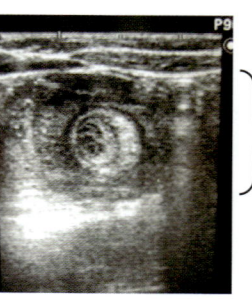

断面図／大腸／盲腸（大腸）／虫垂／小腸

超音波でだんごのような腸重積が見える

腹痛を来す消化器以外の疾患

呼吸器	肺炎，溶連菌感染（喉も見よう）
循環器	心筋炎！
泌尿器	尿路感染，尿管結石，急性精巣捻転
産婦人科	卵巣嚢腫茎捻転（女児の下腹部痛），骨盤腹膜炎・異所性妊娠（思春期以降の下腹部痛）
内分泌	糖尿病性ケトアシードシス
その他	アレルギー性紫斑病

● 異所性妊娠（子宮外妊娠）

- 生理があるなら妊娠を疑う！　妊娠を見つけたら異所性妊娠を疑う！
- 生理中でも排卵することがある！　排卵日の性行為ではコンドームをしても失敗することあり（15％も！）
- 生理の期間，量，周期をきちんと聞くべし！
- 少しでも疑ったら尿の妊娠反応検査を．血液でも検査できる
- 激しい嘔吐が主訴の場合は妊娠悪阻（つわり）かも!?
- 出血性ショックが怖い！

> 親や彼の前で妊娠の有無を聞いてはいけない．決して明かせない秘密もありうる

● パンツを降ろせば見えてくる！

■ 鼠径ヘルニア

- 鼠径ヘルニア陥頓は緊急疾患．早めに戻さないと手術になってしまう

■ 精巣捻転

- 下腹部痛を訴える男の子を見たら「○玉」の捻転も疑え！
- 新生児期と思春期（12〜18歳）に発症のピークがある
- 精巣が捻転すると腫れ物に触るぐらい痛くなる．下腹部痛を主訴に来院することもあり．精巣挙筋反射（大腿内側刺激で精巣が5mm以上挙上する）があれば捻転はない
- 早期に泌尿器科にコンサルトしないと精巣が腐る！　6時間以内に捻転を治すべし！　12時間を超えると20％しか精巣は助からない

■ アレルギー紫斑病（ヘノッホ・シェーンライン紫斑病）

- パンツを降ろさないと見逃してしまう！　下肢の紫斑を見逃すな（圧迫しても退色しない）
- 特に下肢の紫斑，関節炎に注意．腹痛の程度はさまざま

> かわいいナースに「○玉が痛い！」なんて素直に言えない男子の気持ちをくんでやってくれ！

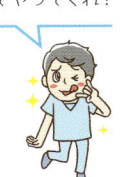

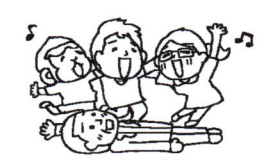

- 関節炎（腹痛以外の症状が乏しい例も），IgA腎症を合併することあり

● 背筋も凍る血便？
- 食事で赤く見えることも．セフゾン®で尿も便も赤レンガ色に
- 高熱＋粘血便＋腹痛→細菌性大腸炎（サルモネラ，病原大腸菌など）
- 溶血性尿毒性症候群を知っておこう！　O157の病原大腸菌が代表！
- 乳幼児の血便＋腹痛（間欠性啼泣）なら腸重積を疑うべし

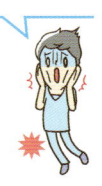

● DKA（糖尿病性ケトアシドーシス）にご用心

腹痛で来院することもある！

- 高血糖，腹痛，口渇，多飲多尿，体重減少，クスマウル呼吸
- 脱水の補正とアシドーシスを治すべし
- 合併症の脳浮腫を予防せよ
- 血糖値が高くてもインスリン一発静注は禁忌！　持続点滴で入れるべし．血糖値なんてゆっくり治せばいい

● 年齢に特有な腹部疾患

ゴミ箱診断は慎重に！　治りの悪い原因不明の腹痛を安易に「便秘」「胃腸炎」としてはいけない．一番大事なのはフォローアップなのだ

- 肥厚性幽門狭窄症…新生児期～乳児期早期に発症．非胆汁性嘔吐．母乳やミルクを飲むと「噴水様」「壁に打ちつけるかのよう」に嘔吐する
- 腸回転異常…新生児期に胆汁を含んだ黄色の嘔吐で発症．新生児期を過ぎて嘔吐や腹痛となることもある
- ケトン血性嘔吐症…風邪や疲労・過度の緊張等により頻繁に嘔吐を呈する．2～10歳，特に6歳以下の小児に多い
- 便秘…とりあえず浣腸？　確かに小児は便秘で腹痛は多い！

● 乳児疝痛（夜泣き）

ママの睡眠障害が一番問題かも．心配しなくていいと伝えよう

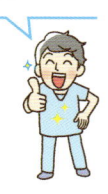

- 生後3週～4か月に多い（1歳近くまで）
- 慢性経過（泣き始めると3時間以上泣き続ける，1週間のうち3日以上，3週間以上続いている）．体重増加良好
- 救急では全例尿検査を！　尿路感染を否定すべし
- 救急で2時間経過観察．治ればよし
- 経過観察しても治らず，慢性経過でない場合は原因検索：尿路感染，ミルクアレルギー，角膜びらん，ヘアーターニケット症候群（よく見たら髪や繊維が足趾にからみつきうっ血状態），中耳炎，上室性頻拍など

3 小児虐待

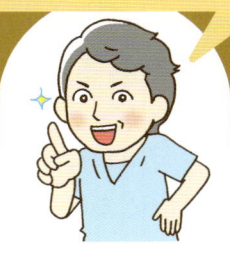

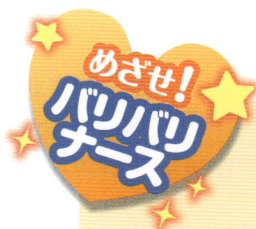

気付いたら即，正しく対応！
対応は必ず組織的に！

めざせ！バリバリナース

これだけは！忘れちゃならないポイント
- 親の態度だけ見ていては，虐待を見抜けない
- 通告は院内虐待対策委員会から行う

アラーミング・キーワード
- 隠れたところにアザが……
- 受傷から既に数時間たってから受診だなんて……
- 病歴のつじつまが合わない……

子どもなんて怪我するものよ
トホホナース

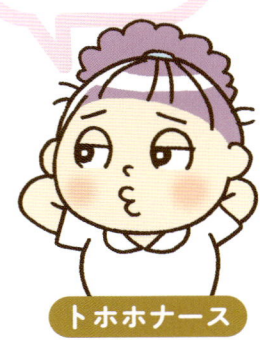

こんな怪我をさせるなんて！警察に言いますよ！
ボチボチナース

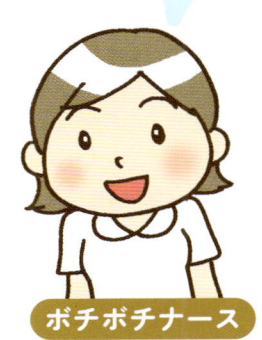

危ないわ．院内の小児虐待対策委員会を通じて，すぐに通告しなくちゃ
バリバリナース

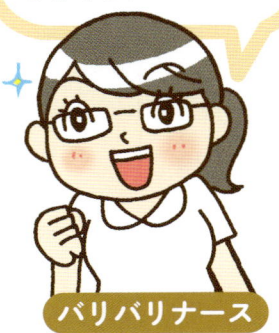

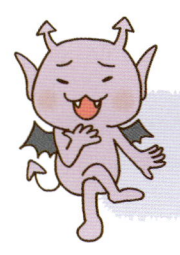

悪魔のささやき
見て見ぬふりをしてれば面倒に巻き込まれないのに……

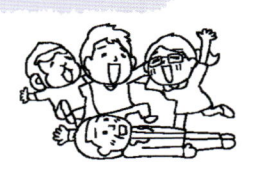

あるある，いやあったら困るよ，こんな症例

✘ 親がずいぶん心配そうだったので，虐待はないと思った…後日，より重症で搬送された
✘ 子どもに「誰にされたか言ってごらん」と迫る…子どもを責めてはいけない
✘ 親から虐待を受けたらしいことを打ち明けた子どもに対し「本当？」と聞き返した…確認作業は子どもを萎縮させ，本当のことを言わなくなる

児童虐待チェックリスト

- ☐ 保険証，乳児医療証を持参していない／不明
- ☐ 基本的情報を把握していない
  - ☐ 周産期の状況（生下時体重，出産週数など）　☐ 予防接種歴
  - ☐ 既往歴　☐ 身長・体重　☐ 子どもの性格や嗜好　☐ 日頃の顔色
  - ☐ 近医の受診状況　☐ 投薬歴　☐ アレルギー

- ☐ つじつまが合わない
  - ☐ 受診動機が不明瞭
  - ☐ 現病歴をきちんと説明できない
  - ☐ 受傷機転が曖昧，話のつじつまが合わない
  - ☐ 幼いきょうだいが加害者だという
  - ☐ 傷病の発症から受診までに時間が経ちすぎている

- ☐ 診察時の態度が共感的でない．または過度に共感的
  - ☐ 診療結果を急ぎ，診療過程の心配・不安がない
  - ☐ 診察に非協力的（脱衣，抱っこ，抑制など）
  - ☐ 傷病・予後に対しての関心・心配がない
  - ☐ 相対的に医療接遇にイライラしている
  - ☐ 診察中，子どもにしゃべらせない
  - ☐ 診察中，自己主張が多く，受容的態度がない
  - ☐ 治療方針を指示して強要してくる

- ☐ 待合室での子どもの言動に無関心で，不用意に叱責する

- ☐ 子どもの異様性
  - ☐ 子どもらしくない無表情　☐ 触られることを極端に嫌がる
  - ☐ 自発語が極端に少ない　☐ 大人の顔色を窺う言動
  - ☐ 異様に甘える　☐ 極端に乱暴・粗暴　☐ 食行動異常　☐ 多動
  - ☐ 単独の非行（食べ物の盗み）　☐ 年齢不相応な性的言動

小児虐待を疑うヒント「Child abuse」＝小児虐待

C	Care delay	受診が遅すぎる！
H	History	問診上の矛盾：話が合わない．受傷機転がおかしい
I	Injury of past	以前にも怪我をしたことがある．よく怪我をする
L	Lack of nursing	ネグレクト：季節に合わない服装，汚れた服装
D	Development	発達段階との矛盾：異様に体重が軽い
A	Attitude	養育者・子どもの態度
B	Behavior	子どもの行動特性：やけに馴れ馴れしい，非常にびくびくしている
U	Unexplainable	ケガの説明がない．わからないという
S	Sibling	幼いきょうだいが加害したとの訴え
E	Environment	環境上のリスク．養育困難な環境．アルコール依存．内縁の彼がいる．望まぬ妊娠

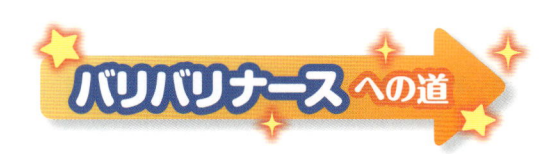

バリバリナースへの道

● 問診上手の8か条

① 子どもの安全が確保されるまでは，根掘り葉掘り聞かない
② できれば親から離して子ども一人で．レントゲン室などはうまく親から離せるチャンス
③ 子どもと同じ目の高さで．子どもへの優しい目線を保った問診を
④ 「虐待された」とようやく打ち明けたのに対して「ホント？」と真意を確かめない．繰り返して聞くと疑われたと思い，決意を翻してしまうこともある
⑤ 「誰かに叩かれたんだよね？」と誘導尋問しない
⑥ 話の内容に動揺したり驚いたりしない．淡々と状況を把握する
⑦ 養育者に内容を明かさない．子どもへの仕返しや，強引に途中で連れ帰ってしまうことも
⑧ 言葉で同情・共感・理解を示す

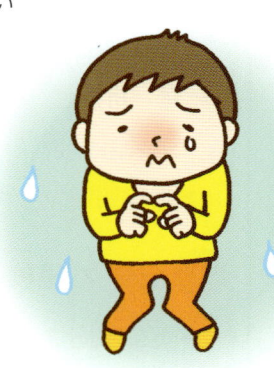

子どもへの愛情のある目線を保ったまま，淡々と

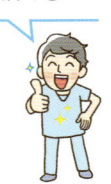

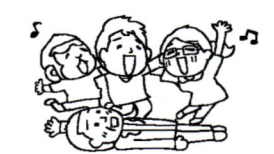

虐待による外傷の特徴

こんなところに「あざ」が!!! 「TEN-4」と覚えよう

TEN-4

	4歳以下	4か月以下
T …Torso　体幹	左記のどこかにあざがあったら虐待を疑う	こんなおチビちゃんならどこにあざがあっても虐待を疑う！
E …Ear　耳		
N …Nose　鼻		

耳や鼻をつまんで引っ張るとあざができる
他の人に見つからないように体幹をつねるとあざができる

揺さぶられっ子症候群

- 脳挫傷，硬膜下血腫，網膜出血（眼科診察を），脳浮腫
「高い高い」ぐらいでは頭に出血はしない！　ブンブン振り回すから出血してしまう！
- 肋骨骨折
胸をがっしりつかんで揺さぶる．幼児の肋骨はよくしなって通常は骨折しにくい．骨折するのはよほどの外傷ということ

挫傷・熱傷

- 多発性，新旧混在，不自然な分布
- タバコ痕（根性焼き），境界明瞭なお尻の熱傷（おむつが取れなくて熱いお湯にお尻をつける）

骨　折

- 頭蓋骨骨折（多発性，両側性）
- 長管骨のらせん骨折，骨幹端骨折（足や腕をつかみ引っ張ってねじる）

● 全身X線検査（スケレタルサーベイ　skeletal survey）

- 他に陳旧性の骨折がないか，全身のX線を撮影して調べる
- 虐待を疑ったら，2歳未満なら全例に．2〜5歳であれば，虐待による骨折がある場合に行う

> 5歳以上は通常の診察ができるので，盲目的な全身X線検査は不要

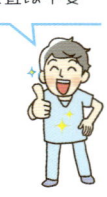

小児虐待を見つけたら

重症度に応じて対応を分ける
- 最重症なら子どもの安全確保を最優先するため、すぐにしかるべき責任者が警察や児童相談所に通報する．自施設で入院ができなければ高次病院へ搬送
- 軽症〜中等症なら児童相談所へ連絡し、記録に残す

通報は必ず組織的対応で
- 院内の小児虐待対策委員会（またはそれに準じる委員会）が行うものとする．時間がなければ形だけでもそうする

> 個人名での通報とわかると、個人が逆恨みを受けることもある

通報は告発ではない
- そもそも虐待をする親は「子育てが下手な親」であると考えよう
- 世の中に多くある子育て支援組織を利用するよう、援助するきっかけになる
- 親を犯人扱いしてはダメ．子育ては大変なことに共感し、「もう頑張りすぎなくていい」「社会の子育て支援などを利用しましょう」と同情的に対応したほうがいい

児童相談所を早期に巻き込む
- 通報に関して親の同意があるかないかを知らせよ

その他の虐待

ドメスティックバイオレンス；DV
- 児童虐待が疑われる母親の30〜60％に、夫（パートナー）から虐待を受けている可能性がある
- 児童に直接被害が及ばなくても、DVを目撃することは児童虐待にあたる

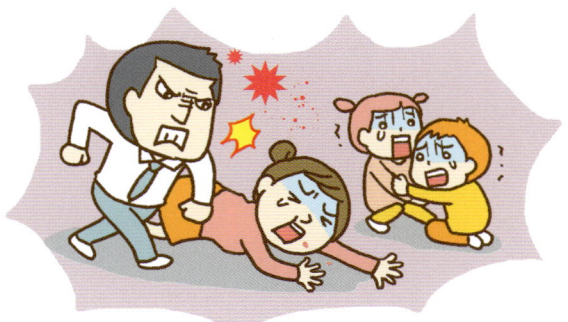

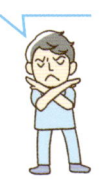

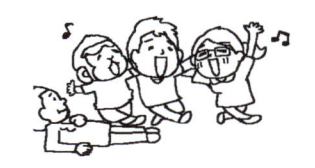

- ● 性的虐待，ネグレクト，心理的虐待
- ● 代理ミュンヒハウゼン症候群（Münchausen syndrome by proxy）
  - ・子どもに劇薬を飲ませる，糞便の混じったものを注射するなどして意図的に病気にさせ，病院を受診し，怪しまれるとドクターショッピングを繰り返す
  - ・母親が病院慣れして医療知識が豊富．医療関係者であることも
  - ・母親の訴えと子どもの症状とが一致しない．母親の訴えに虚言を感じることが多い
  - ・母親の訴える症状は母親以外の者には観察できない．用心深く付き添い，子どもに答えさせない

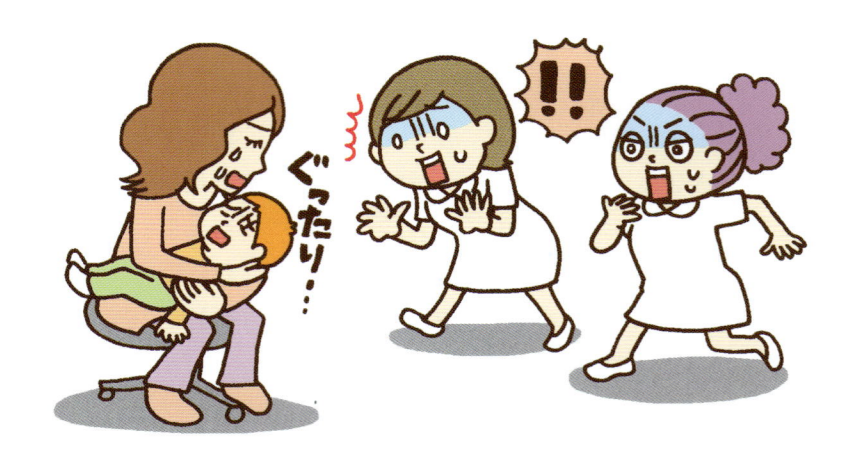

小児救急 Do & Don't

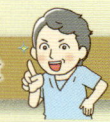

×ブッブー！「なんでこんなことぐらいで救急に来たの？」
　重症度は素人にはわからない．心配なために来院したのだ．信頼関係を一撃で打ち崩すことができる強力な禁句だよ．どうせ診察するんだから「大したことがなくてよかったですね」と言えば大丈夫！

×ブッブー！「ねぇ，おばあちゃん！」
　最近は高齢出産も多いのだ！　おばあさんに見えたとしても「お母さん」と話しかけないと一気に信頼関係を失う．もう何を言っても聞いてくれないからね！

×ブッブー！「何も知らないのに連れてきたのでは困るわよねぇ！」
　必ずしも子どもの状況を一番知っている人が救急室に子どもを連れてきているわけではない．母親に頼まれて連れてきたおばあさん，日中はおばあさんが見ていたが，仕事から帰って慌てて連れてきたお母さんは詳細な事情を答えられないことがある．それに対してイヤミを言っても信頼を失うだけだよ．

○フォローアップを具体的に
　医学に絶対はなし！　いつ再診したらいいか，具体的な症状を挙げて教えてあげよう．特に意識状態，呼吸状態の変化の観察は大事．

○ドアノブコメントを聞き出そう
　親の心配の原因を聞き出そう．医学的に正しいことも大事だが，心配事をきちんと話させて解決してあげるのも大事．帰りがけにポロッと本音が出やすい．刑事コロンボ症候群とも言うけど，わかるかなぁ？

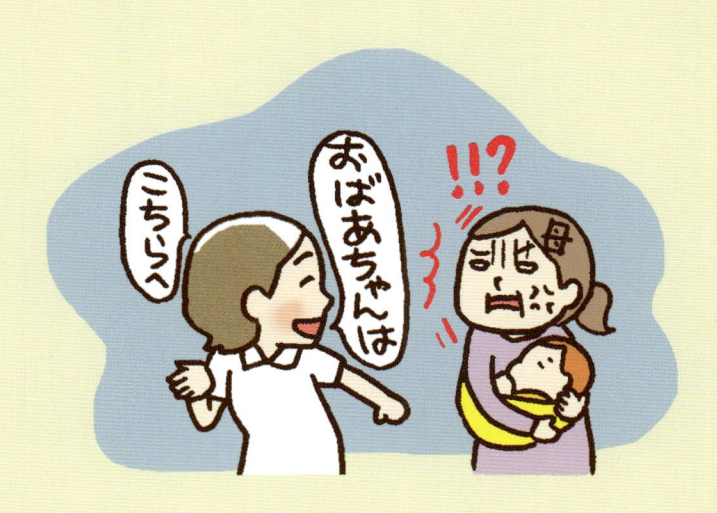

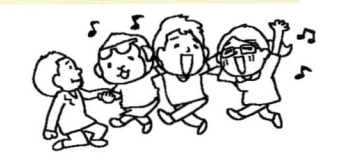

Part 4

外傷・その他のトリアージ

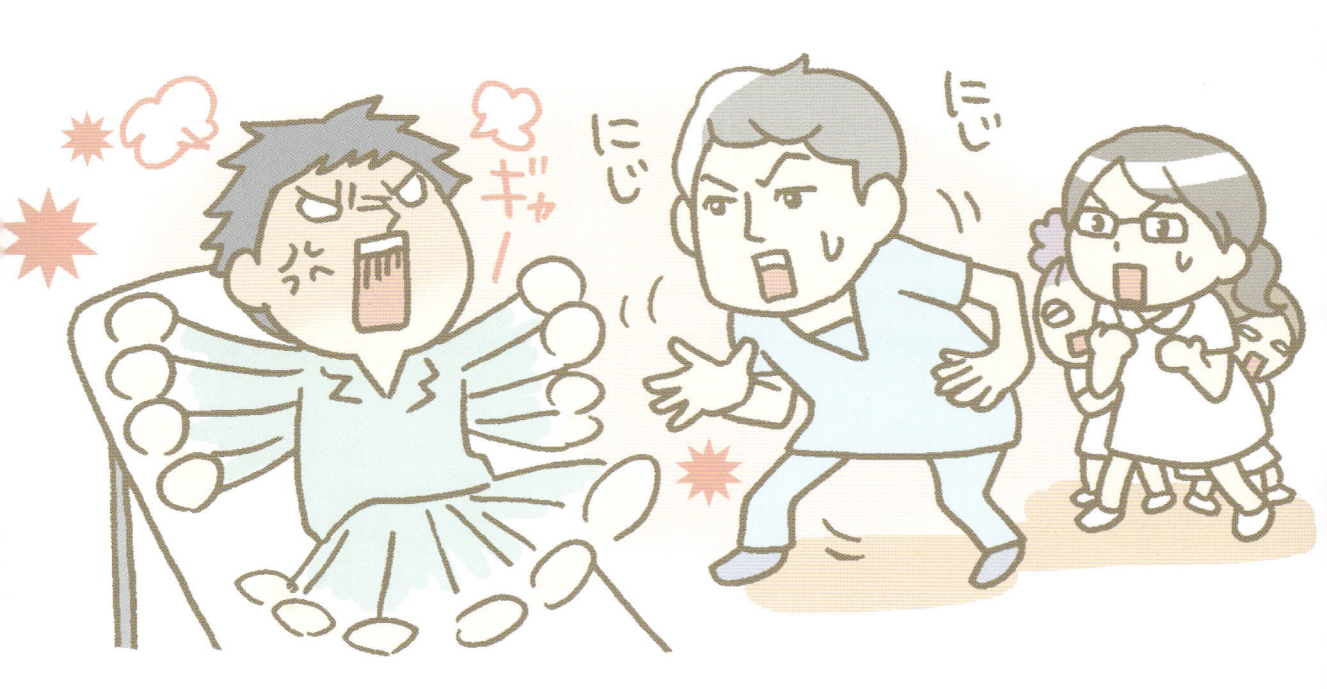

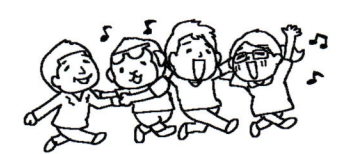

1 外傷初療の基本

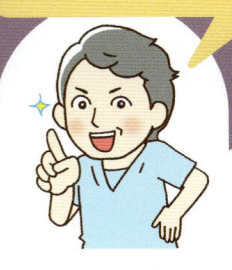

> プライマリーサーベイを おさえておけばバッチリ！

めざせ！バリバリナース

これだけは！忘れちゃならないポイント
- 超致死的胸部外傷（TAF3X）を探せ！
- 出血源を探せ（MAP）！
- 切迫するD！

アラーミング・キーワード
- 胸（X線），腹（超音波），骨盤（X線）の出血源探し！
- 難治性ショックを見たら，緊張性気胸，心タンポナーデを考慮せよ

トホホナース: うわあああ 足から血が出てる すぐに整形外科呼ばないと……

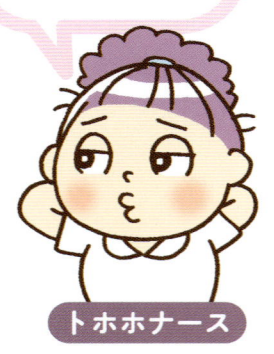

ボチボチナース: 酸素に輸液，モニター！

バリバリナース: ABCDEアプローチね．すぐにポータブルX線（胸部と骨盤），それと超音波を準備しなくちゃ！

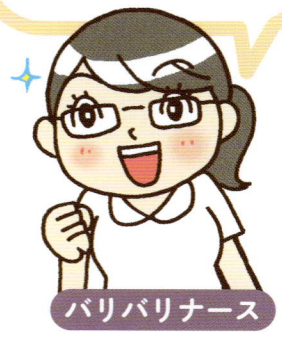

悪魔のささやき: やっぱり血を見ると，そっちに気が向いちゃうよね

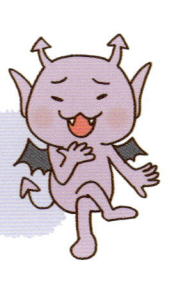

Part 4 外傷・その他のトリアージ

1 外傷初療の基本

重症多発外傷初期診療 暗記

バイタルサイン不安定

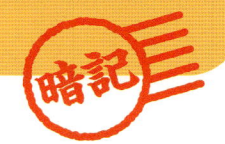

Primary Survey / 蘇生術

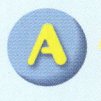

- **A**: 迷わず100%酸素投与！頸椎保護 → **A**に異常があれば蘇生！気管挿管？ 外科的気道確保？
- **B**: 超致死的胸部外傷 **TAF3Xを探せ！** → **B**に異常があれば蘇生！胸腔穿刺・胸腔チューブ？ 心嚢穿刺？
  - C-**T**amp 心タンポナーデ ｜ **A**W obst. 気道閉塞 ｜ **F**lail chest フレイルチェスト
  - T-PT**X** 緊張性気胸 ｜ open PT**X** 開放性気胸 ｜ massive HT**X** 大量血胸
  - 心タンポナーデ→超音波，大量血胸→胸部X線，その他→身体所見で診断！
- **C**: 出血源を探せ！**MAPを探せ！** → **C**に異常があれば蘇生！胸部・骨盤X線，FAST（超音波）輸液・輸血，手術，TAE（経カテーテル動脈塞栓術）
  - **M**assive HTX 大量血胸 ｜ **A**bdomen 腹腔内出血 ｜ **P**elvis 骨盤
  - 大量血胸→胸部X線，腹腔内出血→超音波，骨盤骨折→骨盤X線で診断！
- **D**: 脳ヘルニアを探せ！**切迫するDを探せ！**
  - GCS≦8，JCS≧Ⅱ-30，脳ヘルニア兆候
- **E**: 全身脱衣＆低体温予防

医師の動きを先読みせよ！

バイタルサイン安定

Secondary Survey

全身検索

切迫するDがあれば， → **外傷パンスキャンCT（全身CT）**

FIXES
- **F**inger & tubes すべての穴に指と管 ｜ **i**v・**i**m 輸液，輸血，抗菌薬，破傷風予防
- **X**線，CT ｜ **E**CG 12誘導心電図 ｜ **S**plint シーネ固定

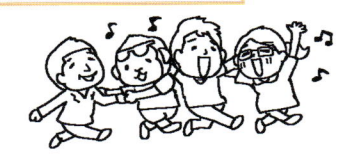

191

現場トリアージガイドライン

Step1 生理学的
- GCS≦13
- BPs＜90mmHg
- 呼吸数　＜10，＞29／分（1歳未満なら＜20）
  or 呼吸補助を要する場合

→ 外傷センター

Step2 解剖学的
- 穿通性外傷（頭部，頸部，躯幹，肘または膝より中枢）
- 胸郭不安定または変形（例：フレイルチェスト）
- 2本以上の長管骨骨折
- 圧挫，デグローブ，高度変形
  または脈の触知しない四肢外傷
- 手関節または足関節より近位の四肢切断
- 骨盤骨折
- 頭蓋骨骨折：開放 or 陥没
- 麻痺

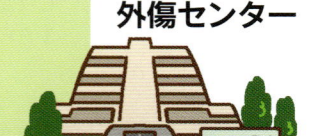

→ 外傷センター

Step3 受傷機転
- 墜落　成人＞6m（3階）
  小児＞3m（2階）or ＞身長×2〜3倍
- ハイリスク自動車事故
  - 車内変形（天井含め）＞45cm，座席横の変形＞30cm
  - 車外放出（完全・不完全）
  - 同乗者死亡
  - 車速記録でハイリスクを疑うとき
- 車 vs 人／自転車
  - 跳ね飛ばされた，乗り上げられた，＞30km／時
- バイク事故＞30km／時

→ 外傷センター

Step4 その他
- 高齢者
  - 55歳以上でリスク上昇
  - BPs＜110mmHg＋65歳以上→ショック
- 小児は小児外傷センターへの搬送が望ましい
- 抗凝固薬，出血傾向
  急速減速外傷の頭部外傷はハイリスク
- 熱傷は外傷受傷機転があれば外傷センター
  なければ熱傷センター
- 妊婦＞20週
- 救急隊の判断

→ 外傷の扱える施設 or 外傷センター
（メディカルコントロール考慮）

外傷初期診療

あるある，いやあったら困るよ，こんな症例
- ✗ ショック患者を CT 室に送りこんだら…原因がわかったけど助からなかった（バイタルサインが不安定な患者に CT は禁忌）
- ✗ 頭部外傷＋ショックの患者で開頭術を優先したらダメだった…ショックの治療が先！

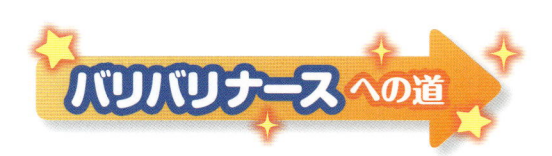

バリバリナースへの道

● **外傷患者の受け入れ準備**

- 救急隊から情報収集を
- 「MIST」で 4 つの情報を得よう

MIST

M…Mechanism	外傷機転（高エネルギー外傷かどうか）
I…Injury site	受傷部位
S…Sign	バイタルサイン
T…Treatment	現場での治療

- 蘇生道具を準備し，輸液（リンゲル液）は温めておく（39〜42℃）．人を集める
- ポータブル X 線（胸部，骨盤），超音波も準備
- 感染予防（ガウン，マスク，手袋，ゴーグル）

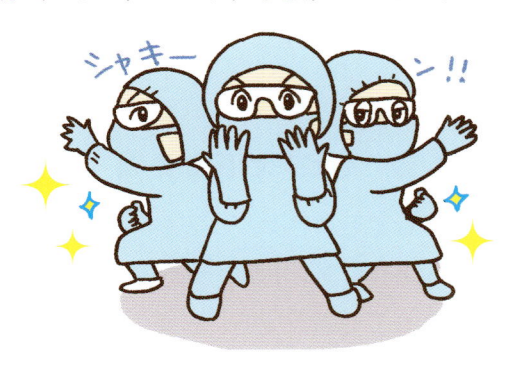

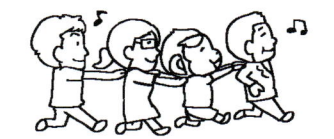

● A：Airway　気道　気道確保と頸椎保護

- 気道閉塞は4分で不可逆性脳損傷に陥ってしまう！
- 全例100％酸素（リザーバー付きマスクで酸素10〜15L）投与
- バリバリナースはモニター装着が早い！（心電図，SpO₂）
- 気管挿管…適切な介助が患者を救う！
  - ・喉頭鏡，挿管チューブのカフ漏れチェック，スタイレット，バイトブロック，吸引管（血液があるものと予想せよ）の準備はできたか!?
  - ・気管挿管時には右口角を引き，甲状軟骨を圧迫しよう．輪状軟骨の圧迫はダメ．甲状軟骨をうまく押さえると声帯が見えやすくなる！（BURP法：Backward 後ろへ　Upward 上へ　Rightward 右へ　Pressure 押さえる）
  - ・頸椎保護しながら気管挿管する
  - ・挿管困難ならビデオスコープ，エラスティックブジー，ファイバー挿管，外科的気道確保など

> **気管挿管の適応**　〔暗記〕
> ①気道閉塞（顔面外傷，気道熱傷など）
> ②呼吸不全（高濃度酸素投与してもSpO₂＜90％となるもの）
> ③高度なショック
> ④GCS≦8点の切迫するD
> 　（舌根沈下による気道閉塞を来す）

- 外科的気道確保
  ①輪状甲状靱帯穿刺　14Gサーフローを穿刺
  ②輪状甲状靱帯切開

（数10mLの血液を穿刺するだけで血圧は回復してくる！）

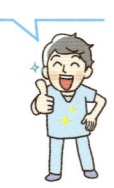

● B：Breathing 呼吸　超致死的胸部外傷　TAF3X

- 超致死的胸部外傷を探して治療せよ！　見逃すと30分で死んじゃう！
- Cardiac-Tamponade（心タンポナーデ）…心エコーでわかる！
  - ・心嚢内に血液が溜まって心臓を圧迫しちゃう！　右室は左室より圧

が低いから，右室が先につぶされてしまう！
- 超音波で探そう！エコー最高！
- Beckの3徴（ショック，頸静脈怒張，心音減弱）
- 心嚢穿刺の準備を！

● Airway obstruction（気道閉塞）…診察でわかる！
- 気管挿管したらドバドバ血が出てきた．気管挿管しても酸素化できない場合は専門医コール

● Frail chest（フレイルチェスト）…診察でわかる！
- 診断は一目瞭然！ 肋骨が3本以上，6か所以上骨折し，胸壁がペコペコ（吸気時に胸郭が部分的に引っ込んでしまう）
- 肺挫傷がひどいために酸素化できない→気管挿管して陽圧換気・人工呼吸に！
- 多発肋骨骨折「痛い！」→疼痛対策を

● Massive HTX（hemothorax；大量血胸）…胸部X線・超音波でわかる！
- 胸腔チューブ（太め）を入れる．一気に800〜1,000mL出血したら緊急手術

ほとんどは胸腔チューブを入れて管理することで対応できる

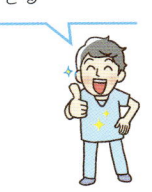

● Tension PTX（pneumothorax；緊張性気胸）…診察でわかる！
- すっごいショック＋気胸→臨床診断したらすぐに胸腔穿刺，胸腔チューブ挿入．頸部も診察するんだよ
- 気胸の損傷部がチェックバルブのようになっており，呼吸すればするだけどんどん胸腔に空気が溜まって胸腔内圧が高まり，静脈還流が心臓に戻れなくなりショックに陥る
- 気管挿管後に悪化して見つかる場合が50%．気管挿管後急速にショック，SpO$_2$低下を見たら緊張性気胸を疑うべし！
- 胸腔穿刺は第2肋間鎖骨中線で，胸腔チューブは側胸部第5肋間あたりに

● Open PTX（pneumothorax；開放性気胸）
- 胸壁に穴が開くと（気管の2/3以上の大きさ）胸腔内の陰圧が保てず，肺虚脱し低酸素に
- 穴を塞いで胸腔チューブ挿入
- 緊急の場合はラップで塞いで三辺固定（一辺は空けて弁状にする．緊張性気胸予防のため）

緊張性気胸で胸部X線を撮ったりしていると、現像ができる前に死んでしまう！

緊張性気胸の身体所見 【暗記】

- ショック＋胸部外傷　・患側呼吸音減弱
- 患側打診上鼓音　・皮下気腫　・SpO₂ 急速低下
- 患側胸壁運動低下（時に患側胸郭が皮下気腫で盛り上がる）
- 頸静脈怒張（大量出血を伴うと頸静脈怒張は出ない）
- 健側への気管偏位（稀）

● C：Circulation（循環）…ショック！　出血源を探せ！

- 輸液路は2本以上！　肘に太くて短いサーフロー針を入れるべし！温めたリンゲル液を用いる
- 採血で一番重要なのは血液型と交叉試験！　輸血の準備が大事！
- 外傷＋冷感＋頻脈→ショックがあると見なして早期輸液路確保！
- Capillary refill time：爪を5秒間圧迫して2秒以内にピンク色に戻ればOK．2秒超えればショックがあると考えよう
- 出血源検索は「MAP」を探せ→適切な専門医へ早期バトンタッチ！

ショックを見たら1に出血，2に出血，3に出血，そして緊張性気胸，心タンポナーデを考慮！

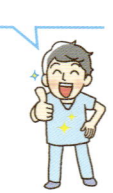

MAP

M…Massive HTX (hemothorax) 大量血胸	胸部X線！
A…Abdomen 腹腔内出血	超音波！（FAST）
P…Pelvis 重症骨盤骨折	骨盤X線

- FAST（Focused Assessment for Sonography on Trauma）外傷超音波
  - 心嚢→心タンポナーデを探す
  - モリソン窩，脾周囲，膀胱周囲→腹腔内出血を探す
  - 胸腔→血胸を探す
- 初期輸液療法…リンゲル液を1〜2L急速輸液
- 初期輸液療法に反応なければ早期輸血を！
  濃厚赤血球と凍結血漿は1：1で輸血すると止血されやすい

- 血液型がわからなければ，O型濃厚赤血球を輸血すべし
  - 妊娠可能女性でRh型がわからなければO型Rh（-）濃厚赤血球輸血を
  - 男性，閉経後女性ならO型Rh（+）濃厚赤血球輸血を
- 大量血胸…胸腔チューブ挿入
  挿入直後に800～1,000mL出血したら開胸手術
  持続的出血（200mL／時が2～3時間継続）でも開胸手術
- 腹腔内出血…バイタルサイン不安定ならすぐに手術室へ
  TAE（経カテーテル動脈塞栓術）も有用
- 重症不安定型骨盤骨折
  - 骨折パターンを知りましょう

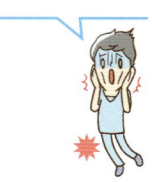

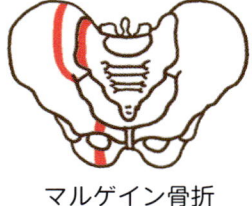

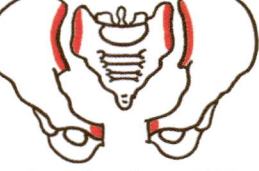

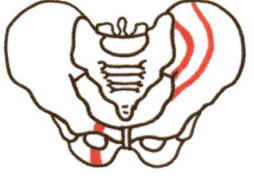

マルゲイン骨折　　オープンブック骨折　　側方圧迫型骨折

  - 骨盤骨折を見たら骨盤固定ベルト（サムスリング®）を使用
  - 治療はTAE（経カテーテル動脈塞栓術）を放射線科で．創外固定を整形外科で
- 外出血は圧迫止血

● D：Dysfunction of CNS 神経

- 脳ヘルニア徴候をチェック…「切迫するD」
  - 3Lをチェック

3L

LOC（Level of consciousness）	意識レベル（JCS，GCS）
Light reflex	対光反射，瞳孔不同
Laterality	左右差 手足の動きの左右差チェック ドロップテスト

  - GCS≦8点，JCS≧Ⅱ-30，GCSが急速に低下（2点以上低下）
  - 瞳孔不同，クッシング徴候（高血圧，徐脈），進行する意識障害

> もしRh（+）の輸血をRh（-）の妊娠可能女性に輸血するとRh抗体ができるため，将来の妊娠で胎児が不利益を被ってしまう

> 圧迫出血のとき，安易にコッヘルでつまむと神経を傷つけちゃうぞ

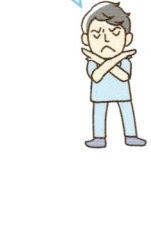

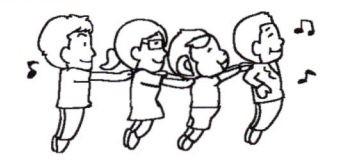

- 切迫するDを見たら，3つの行動！
    ① セカンダリーサーベイの最初に外傷パンスキャンCT（全身造影CT）
    ② 気管挿管
    ③ 脳外科コール
- 頭部外傷の治療はバイタルサインの安定したセカンダリーサーベイで頭部外傷に低酸素とショックを合併すると死亡率は3倍になってしまう．どんなに優秀な脳外科医でも低酸素とショックがあったら助けられないんだ．治療優先順位はABC＞D！

● セカンダリーサーベイ

- 切迫するDがあれば一番最初に全身の外傷パンスキャンCTへ！
- 頭の先から足先まで．背中も観察を忘れない
- 頭蓋底骨折のサインをチェック．パンダの眼，髄液漏（髄液の混じった鼻血・耳からの出血），バトルサイン（耳介後部の出血斑），鼓膜内出血，頭蓋底骨折があると1/3に重症頭部外傷を伴う
- PATBED2X　致死的胸部外傷を探せ！　必要に応じてCTなど精査を要する

PATBED2X	
P… Pulmonary c	肺挫傷
A… Aortic rupt.	大動脈断裂
T… Tracheobronchial d.	気管気管支断裂
B… Blunt cardia i.	鈍的心外傷
E… Esophageal d.	食道断裂
D… Diaphragmatic h.	横隔膜ヘルニア
2X…PTX・HTX	気胸・血胸

- 腹部外傷…大量出血 or 腹膜炎→手術
- 背中の観察はログロール法を．重症骨盤骨折ではフラットリフト法で持ち上げて観察
- バルーンカテーテル…ショック患者は全例必要．ただし尿道出血，陰嚢血腫，直腸診で前立腺高位浮動がある場合，安易にバルーンカテーテルを押し込むと完全尿道断裂してしまうので禁忌なんだ

やっぱり全身CTは役に立つ！　造影CTが必要！

鼓膜内出血は耳鏡で見ないとダメだよ

重症骨盤骨折の場合はログロール法は禁忌．横向けになると大量出血してしまう

● 脊髄損傷

- 脊髄損傷…パレステジア（針で刺されたような痛みを感じる）
- 神経原性ショックに注意（ショック＋徐脈），腹式呼吸，対麻痺，四肢麻痺，陰茎勃起

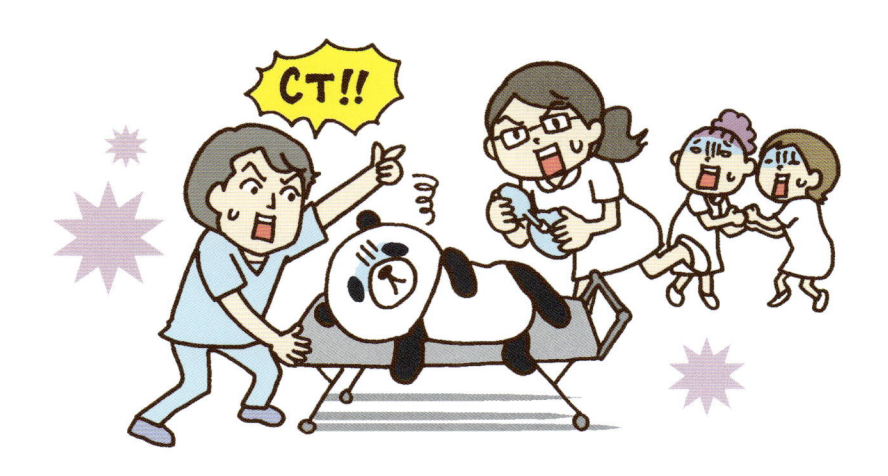

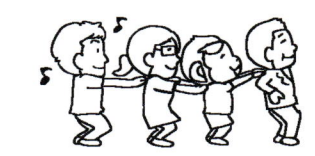

2 頭部外傷

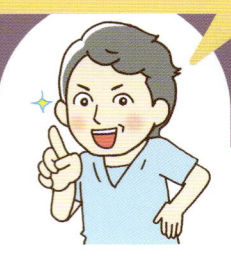

胸・腹・骨盤の外傷による ショックの治療が優先される！

めざせ！バリバリナース

これだけは！忘れちゃならない疾患
- 急性硬膜外血腫
- 脳ヘルニア

アラーミング・キーワード
- JCS Ⅱ-30，GCS 8点，瞳孔不同
- 増強する頭痛，嘔吐，逆行性健忘，意識消失
- 受傷時間，受傷機転，その他の外傷部位に敏感になろう

トホホナース： タンコブできてりゃ大丈夫！死なないわよ！

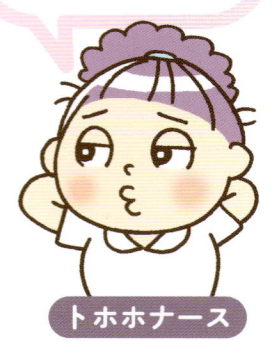

ボチボチナース： 頭打ったんですか？いつぶつけましたか？吐き気はないですか？

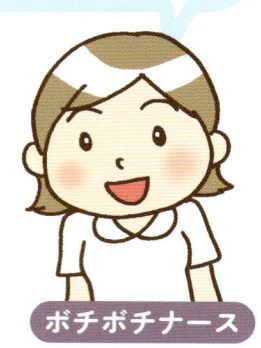

バリバリナース： どうしてぶつけたのか覚えていますか？意識を失いましたか？頭痛・嘔吐は？血をサラサラにする薬を飲んでいませんか？

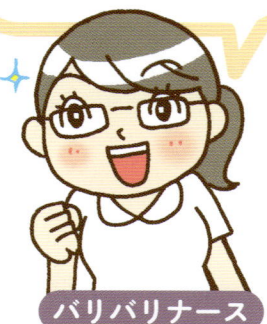

悪魔のささやき
いつも子どもが頭ぶつけてくるけど手術になったためしがないよね……親に安定剤でも出せばいいのに

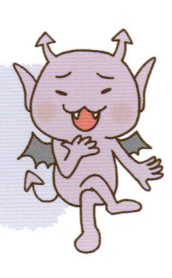

あるある，いやあったら困るよ，こんな症例

- ✗ 吐いてはいたけど来院時は元気にしていたのにCT室で呼吸停止…実は急性硬膜外血腫
- ✗ タンコブぐらい大丈夫……2歳以下のタンコブ（皮下血腫：前頭部以外）はリスク高い
- ✗ 階段から転げ落ちて頭をぶつけた患者がレントゲンに行く途中歩けなくなった…実は脊髄損傷

Worst　ワーストシナリオだったら？

- ☐ 急性硬膜外血腫
    （意識清明期に注意）
- ☐ 急性硬膜下血腫
- ☐ 慢性硬膜下血腫
- ☐ 脳挫傷
- ☐ 外傷性クモ膜下血腫
- ☐ 軸索損傷
    （CTで血腫がない重傷頭部外傷）
- ☐ 頸椎・頸髄損傷の合併

Common　よくある病気だったら？

- ☐ 脳震盪
- ☐ 頭部打撲
- ☐ 頭部裂創

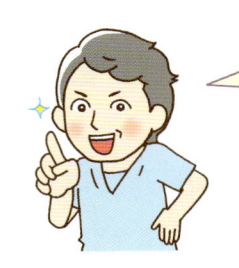

「切迫するD」に注意！

頭部外傷のトリアージ

- 受傷時間は？　受傷直後は症状が出るにはまだ早すぎるのかも　一晩経っていたら少し安心！　受傷6時間以内は要注意！
- バイタルサイン？　頭蓋内圧亢進なら血圧↑，脈↓となる… **R 蘇生** …クッシング徴候
  ショックがあったらショックの治療が先！… **R 蘇生** → ABCの安定化を優先
- 受傷機転は？　高エネルギー？… **R 蘇生** ～ **U 準緊急** …高エネルギー外傷は要注意！

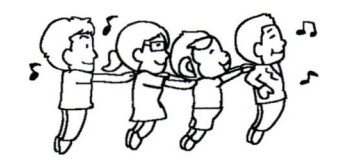

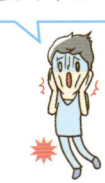

意識消失があったために倒れて頭をぶつけた場合，意識消失の原因検索を忘れない．高齢者の転倒外傷の1/3は失神が原因．失神の場合，受け身を取らないので，頭部外傷も重篤化しやすい

- 意識障害，昏睡 GCS ≦ 8，JCS ≧ Ⅱ-30 痙攣… **R 蘇生** …「切迫するD」
- 神経学的局在所見… **R 蘇生** ➡ 重症頭部外傷
- 穿通性頭部外傷，触知できる陥没骨折… **R 蘇生** ➡ 重症頭部外傷
- 頻回嘔吐，増強する頭痛… **E 緊急** ➡ 頭蓋内圧亢進
- 精神症状を伴う… **E 緊急** 〜 **U 準緊急** ➡ 必ず，家人にいつもと同じかどうか聞くこと
- アルコール，中毒… **E 緊急** 〜 **U 準緊急** ➡ とりあえず精査必要
- 健忘のみ… **U 準緊急** （15分以上の健忘は問題）
- 受傷機転があいまい．虐待？ 犯罪？… **E 緊急** 〜 **U 準緊急**
- 2歳以下の頭部皮下血腫（前頭部以外は重要）… **E 緊急** 〜 **U 準緊急**
- 汚染創，出血持続… **E 緊急** 〜 **U 準緊急** ➡ 止血処置，洗浄・縫合，感染予防，破傷風予防
- 単純裂創，止血済み… **U 準緊急** 〜 **N 非緊急** ➡ 縫合処置，破傷風予防
- 頸椎・頸髄損傷の合併？ しびれ（パレステジア）… **E 緊急** 〜 **U 準緊急** ➡ 脊髄損傷合併
- 頸部痛，肩痛（神経所見なし，受傷後しばらくして症状発現）… **U 準緊急** 〜 **L 低緊急** ➡ むちうち症候群

> **頭部外傷は……**
> ショックと低酸素が大っ嫌い！
> 高血糖，高体温も大っ嫌い！
> 意識レベルの確認・瞳孔左右差・対光反射，手足の動きに注目！
> CTはあまり早期のものはあてにならないので要注意

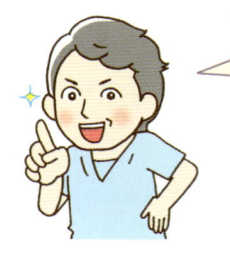

頭部外傷＋ショック・低酸素＝死亡率×3倍！
まずABCの安定化を優先！

バリバリナースへの道

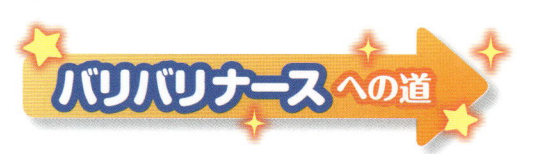

● 重症頭部外傷をいち早く察知する！

意識低下，麻痺，が起きてくる前に気付いてあげよう

- 「切迫するD」重症頭部外傷，脳ヘルニア進行を見逃さない（→197p）
- 神経所見をすぐに取ろう
    - 意識レベルチェック．JCSとGCSは覚えたかな？（→36・37p）「時？ 場所？ あなたは？ 私は？」→おかしければすぐ診察室へ
    - 瞳孔不同？ 対光反射？ 瞳孔2mm未満は縮瞳，4mmを超えたら散瞳
    - 片麻痺の有無？ ドロップテストを
- 頭部外傷単独では原則ショックにならない

    頭蓋内出血はむしろ血圧は上昇する．頭部外傷にショックを伴っていたら，ショックの原因は頭以外にあると思え！ 胸腔，腹腔，骨盤に出血はないか？ 緊張性気胸や心タンポナーデを見逃していないか？

- 意識清明期（lucid interval）を知れ！

    一度意識がよくなったように見えて，再度悪化する例．意識がよくなったようでもどことなくおかしい．急性硬膜外血腫に多い
    - 急激に脳ヘルニアが進んでも，急性硬膜外血腫（CTで凸レンズ型の血腫）なら助かる確率高い！ 急げ急げ！

- 頭蓋底骨折のサインはないか？（→198p）
- 軽い意識障害を見逃さない

    同じことばかり言うときはJCS I-1 意識障害と考えよ．いつもと同じかどうか，家族にも確認すべし

● 軽症頭部外傷に強くなる

- 元気そうに見えても以下の4項目をチェック！

    どれかひっかかれば，頭部CTで6%に異常が出る

    ① 健忘…特に逆行性健忘（受傷前の記憶がない）が大事
    ② 意識消失
    ③ 嘔吐…子どもは大人より4倍吐きやすい

> バイタルサインが安定していないとCT室へ行ってはダメだよ！

> 両手を持ち上げて離すと，麻痺側の手はポトンと落ちてしまう．顔に当たらないようあなたがキャッチするんだよ．両膝を立てると麻痺側はズルッと落ちてしまう

> パンダの目，バトルサイン，髄液漏，鼓膜内出血だったね

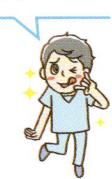

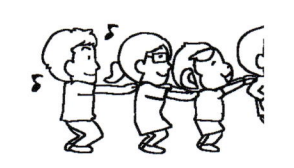

④増強する頭痛
- たかがタンコブ，されどタンコブ
  通常，タンコブの有無は重症度に無関係．ただし2歳以下の前額部以外のタンコブは要注意！　トリアージランクを1つ上げよ
- 血液をサラサラにする薬を飲んでいないか？
  飲んでいたら全例頭部CT．10〜15%に出血あり．ワーファリンを飲んでいたらビタミンKと凍結血漿を投与して止血

血液をサラサラにする薬

抗凝固薬	ワーファリン	ビタミンKに拮抗．納豆，青汁食べちゃだめ
	ダビガトラン（プラザキサ）	抗トロンビン薬．ワーファリンより副作用少ない
	リバーロキサバン（イグザレルト）／アピキサバン（エリキュース）	Xa因子阻害薬
抗血小板薬	アスピリン（バイアスピリン，バファリン）／クロピドグレル（プラビックス）／チクロピジン（パナルジン）／シロスタゾール（プレタール）／イコサペント酸エチル（エパデール）／ジピリダモール（ペルサンチン）／サルポグレラート塩酸塩（アンプラーグ）／ベラプロストナトリウム（ドルナー，プロサイリン）／リマプロストアルファデクス（オパルモン，プロレナール）	

この薬！ピンときたら血がサラサラ！

- 小児虐待も見逃すな！（→181p「3-3 小児虐待」参照）

脳震盪
- 意識消失があれば頭部CTが必要
- 安易に運動を再開してはダメ！

運動再開は個人に合わせて徐々に

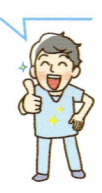

頭部CTの落とし穴
- 受傷早期のCTはうそつき！……かも
  受傷1〜2時間以内のCTでは異常が出ないことがある
- バイタルサインが悪いときにCTに行くとCT室が墓場に……

2 頭部外傷

● 元気な小児軽症頭部外傷（GCS14～15）は以下の項目をチェック！

2歳未満

[4.4%異常あり]
CT 必要
- GCS14
- 意識変容
- 興奮，傾眠，同じ質問の繰り返し，会話の反応が鈍い
- 頭蓋骨骨折触知

[0.9%異常あり]
CT 考慮
- 皮下血腫（前額部以外）
- 意識消失≧5秒
- 高エネルギー外傷
- 親から見て変

- 症状・所見悪化
- 複数所見 vs 単一所見
- ＜生後3カ月
- 医者の裁量
- 親の希望

→ どれもなければ CT 不要
異常確率＜0.02%

2歳以上

[4.3%異常あり]
CT 必要
- GCS14
- 意識変容
- 興奮，傾眠，同じ質問の繰り返し，会話の反応が鈍い
- 頭蓋骨骨折触知

[0.9%異常あり]
CT 考慮
- 意識消失の既往
- 嘔吐
- 高エネルギー外傷
- 高度頭痛

- 症状・所見悪化
- 複数所見 vs 単一所見
- 医者の裁量
- 親の希望

→ どれもなければ CT 不要
異常確率＜0.05%

● 受傷機転よりその他の外傷を見つけよう

- 頭部外傷…同時に頸部がやられていることあり
- 頸部痛など頸椎損傷を疑えば…待合室でネックカラーを
- 頸髄損傷…両上肢がピリピリチリチリ正座の後のようにしびれてくる

アタマとクビは一蓮托生！

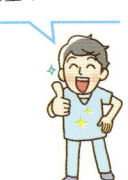

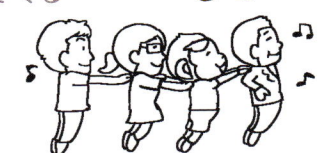

● だまされてはいけません！　慢性硬膜下血腫

- 慢性硬膜下血腫の半数は精神症状を訴えてくる
- アルコール常習…慢性硬膜下血腫を忘れるな
- 最近よくコケる，ボケが進行…慢性硬膜下血腫を忘れるな
    - 酔っ払いの意識低下をアルコールのせいにしてはいけない！

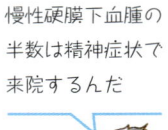

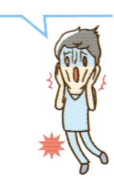

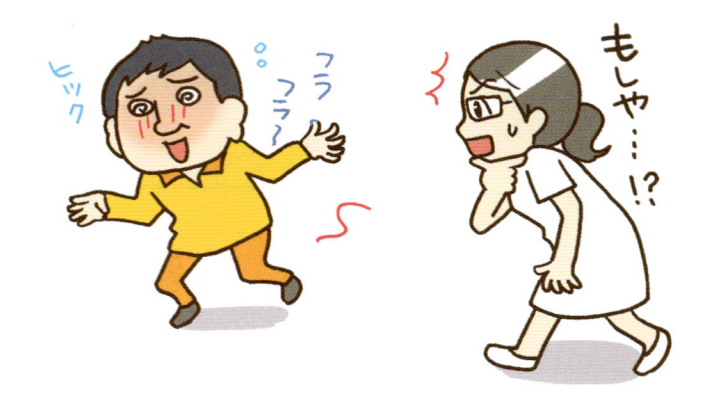

慢性硬膜下血腫の半数は精神症状で来院するんだ

3 骨折・創傷処置

開放骨折は6時間以内に洗浄して創閉鎖を！

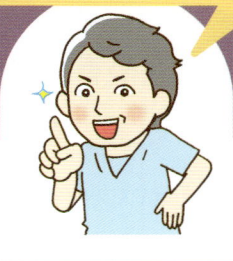

めざせ！バリバリナース

これだけは！忘れちゃならないポイント
- 開放骨折
- 血管損傷，神経損傷，コンパートメント症候群
- 破傷風予防
- クラッシュ症候群

アラーミング・キーワード
- 骨折周囲に開放創
- 耐えられない疼痛，しびれ，麻痺，色が悪い

骨折ぐらいじゃ死なないわよ……
トホホナース

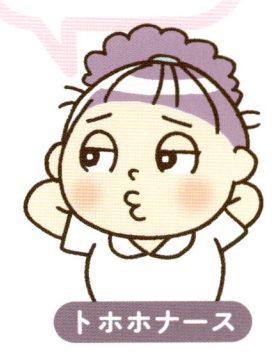

かなり痛いなら，骨折してるかもね
ボチボチナース

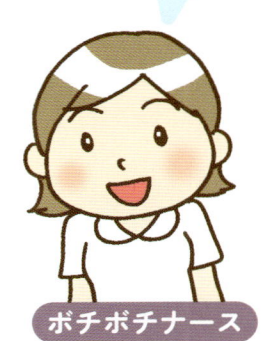

骨折だけじゃなく，血管，神経，腱の損傷，近くの開放創の有無を調べておかなくちゃ！
バリバリナース

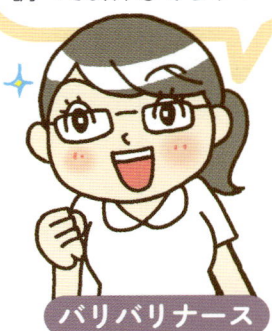

悪魔のささやき
複雑骨折って，バキバキに折れてることでしょ？

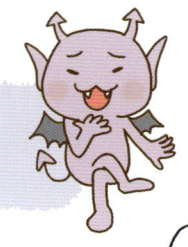

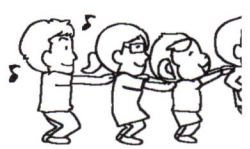

あるある，いやあったら困るよ，こんな症例

✗ 開放骨折の検査処置に気を取られ，抗菌薬や破傷風予防を忘れてしまった…ダメチン

✗ ギプスを巻いた骨折患者が相当痛がったが，皮膚色がいいので大丈夫と帰してしまった…コンパートメント症候群は皮膚色ではなく，痛みの強さで決めるべし．すぐにギプス解除を

Worst ワーストシナリオだったら？

- ☐ 出血性ショック
　　（骨盤骨折，2本以上の長管骨骨折）
- ☐ 開放骨折
- ☐ 上顎／下顎骨折（気道閉塞）
- ☐ 喉頭軟骨骨折（気道閉塞）
- ☐ 四肢壊死（動脈損傷に伴う）
- ☐ コンパートメント症候群
- ☐ 挫滅症候群（クラッシュ症候群）
- ☐ 肋骨骨折＋内臓損傷（胸部，腹部）
- ☐ 破傷風
- ☐ 骨盤骨折
- ☐ 頸椎骨折（脊髄損傷）
- ☐ 多発肋骨骨折（3本以上）
- ☐ 脱臼（肩，肘，股関節など）
- ☐ 小児上腕骨顆上骨折
- ☐ 舟状骨骨折（手）
- ☐ 大腿骨頸部骨折
- ☐ 小児，乳児骨折（虐待？）
- ☐ 汚染創，動物咬傷

Common よくある病気だったら？

- ☐ 閉鎖性骨折（皮膚損傷なし）
　　四肢骨折，指・手関節骨折，足・足関節骨折，鎖骨骨折
- ☐ 胸腰椎圧迫骨折（神経所見なし）
- ☐ 小児肘内障
- ☐ 眼窩吹抜け骨折
- ☐ 鼻骨骨折
- ☐ 関節捻挫（足関節，手関節）
- ☐ 打撲
- ☐ 創傷（比較的きれい）

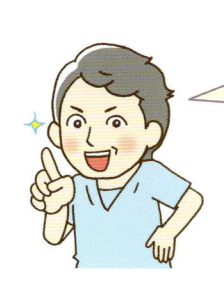

> 肋骨骨折ではむしろ内臓損傷の合併を見逃すな！

骨折・創のトリアージ

● 骨 折

- 顔面骨折，下顎骨折で気道狭窄を疑う喘鳴，呼吸困難を伴う… **R 蘇生** ➡ 気道緊急
- 骨折でギプスを巻いた後，千切れるように痛い… **E 緊急** ➡ コンパートメント症候群
- 創傷から活動性の出血（止血されていない）… **E 緊急** ➡ 動脈損傷
- 耐え難い疼痛，骨折より末梢の拍動触知しない… **E 緊急** ➡ 血管損傷
- 骨折近位部に創傷あり… **E 緊急** ➡ 開放骨折
- 麻痺は？（運動麻痺），触るとピリピリする（痛覚障害）… **E 緊急** ➡ 骨折＋神経損傷
- 高度に腫脹，変形… **E 緊急** ～ **U 準緊急** ➡ 骨折変形強い
- 高齢者が尻もちをつき，腰痛，寝返りができない… **U 準緊急** ➡ 胸腰椎圧迫骨折
- 関節の明らかな変形がある，関節が動かない… **E 緊急** ～ **U 準緊急** ➡ 骨折疑い
- 病歴と合わない外傷，乳幼児や高齢者の多発する打撲痕など… **E 緊急** ～ **U 準緊急** ➡ 虐待疑い
- 手をついて転倒し，肘が痛い… **U 準緊急** ～ **L 低緊急** ➡ 上腕骨顆上骨折疑い（小児の場合，見逃すと成長障害につながる）

● 脱 臼

- 転倒してから肩が変形し動かせない… **U 準緊急** ➡ 肩関節脱臼
- 顎が外れた… **L 低緊急** ➡ 顎関節脱臼
- 寝返りや，腕を引っ張られてから痛くて手が上がらない小児… **L 低緊急** ～ **N 非緊急** ➡ 肘内障

● 創 傷

- 川に落ちて創傷ができた．止血されている… **L 低緊急** ➡ 破傷風予防を忘れずに
- 止血されていない創傷… **U 準緊急** ➡ 圧迫止血を
- 校庭で転んだ（砂利がついている）… **U 準緊急** ～ **L 低緊急** ➡ 十分なブラッシングで異物を残さない

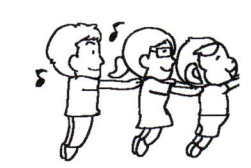

バリバリナースへの道

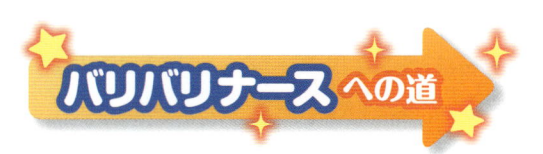

● 骨折のチェックポイント

- 骨折よりもABCの治療が優先（気道，呼吸，循環）
  - ・下顎骨折など顔面骨折は気道閉塞で死ぬ！
  - ・多発肋骨骨折は内臓損傷（大量血胸，緊張性気胸，肝損傷，脾損傷）で死ぬ！
  - ・骨盤骨折（2〜4Lも出血しちゃう）は出血性ショックで死ぬ！
  - ・長管骨2本折れても出血性ショックになりうる
- 血管，神経，腱も一緒にやられていないかチェックしよう！
- 大きく転位しているもの，関節にかかるものも要注意

● 開放創近くに骨折があれば開放骨折と考えよう！

- 骨が見えているような骨折でなくても，骨折近くに開放創があればすぐに十分な洗浄準備を
- 大量の生食を用意する（2L以上）．場合によってはすぐ手術室で洗浄
- 抗菌薬，破傷風予防（破傷風トキソイド，テタノブリン® など）

● コンパートメント症候群は時間との勝負

- 四肢の骨折による腫脹が強く，血流障害や神経障害が生じて激痛が生じる．ギプスを巻いた後に多い．6時間以内に血流を戻さないと四肢が腐ってしまう
- 血流障害による色調変化や末梢拍動が触れなくなるのはすでに晩期．むしろ安静時の激痛やしびれの出現のほうが初期症状であり見逃せない．疑ったらギプスを外すべし
- 挫滅症候群（クラッシュ症候群）
  災害時に発症しやすい．瓦礫の下などで長時間圧迫された後救出されると，挫滅した筋肉からの再灌流によって腎不全（横紋筋融解症）や不整脈（高K血症）を起こす．圧挫されていた四肢などはしびれてしまい，むしろあまり痛みを訴えない

肺塞栓予防のため，安静臥床で入院する患者全例に弾性ストッキングをはかせよう

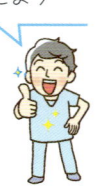

複雑骨折＝開放骨折．創があると骨折部の感染が起こり，治りにくくなる．粉砕骨折＝バキバキに骨が折れていること．創がなければ複雑骨折とはいわない

● X線に映らない骨折がある

> **X線に映らないことがある骨折**
> 大腿骨頸部骨折　手の舟状骨骨折　肋骨骨折
> 脊椎圧迫骨折　疲労骨折　頭蓋底骨折
> 小児の骨折（Salter-Harris type V）

- 小児の骨は穴の開いたチーズみたいにもろくて，よくしなる．X線ではポキッと折れたように見えないこともある．若木骨折など，X線では典型的骨折線が見えないので要注意

● たかが肋骨骨折，されど肋骨骨折

- 肋骨骨折に伴う内臓損傷を見逃すな！
  ①胸部：**血気胸**
  ②腹部：左なら**脾損傷**・腎損傷，右なら**肝損傷**・腎損傷
  X線に映らない肋骨骨折は多い
- 3本以上の肋骨骨折があれば合併症頻度が増える．経過観察が望ましい
- 6本以上の骨折があれば重篤な内臓損傷の存在を疑え
- 緊張性気胸の合併に注意
- フレイルチェストの合併に注意

● 頸椎・頸髄損傷

- すべての外傷患者にとりあえず頸椎固定を！
  特に鎖骨より上に外傷のある患者，意識障害・中毒・泥酔の外傷患者，急速減速性外傷，多発外傷
- たとえ歩いて来院しても，両上肢が正座の後のようにしびれる場合，頸椎損傷を疑うべし（中心性頸髄損傷）
- 意識障害があってもこんなときは脊髄損傷を疑うべし
  ・神経原性ショック（低血圧，徐脈，皮膚は温かい）
  ・腹式呼吸
  ・持続性陰茎勃起
  ・四肢に痛みを伴う手技を加えても痛がらない
- 頸椎の評価はX線よりCTがはるかに優れている

むしろ内臓損傷の合併を見逃すな！

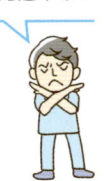

中心性頸髄損傷は高齢者がおでこを怪我してくること多し（頸が過伸展してしまう）

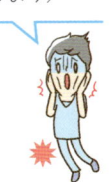

脊損で陰茎勃起は副交感神経が優位になるため．決して変なことを考えているわけではないヨ

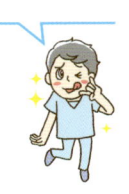

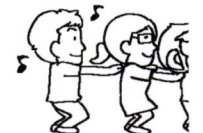

- 意識清明，正中項部圧痛なし，アルコール・中毒なし，他に激痛を伴う外傷なし，しびれや麻痺なし，頸部可動時痛なし…すべて揃えば頸は大丈夫
- むちうち損傷（骨折なし，脊髄も大丈夫）は，受傷から遅れて頸の痛みが出てくる

● 脊椎圧迫骨折

- 高齢者の尻もち転倒は第12胸椎〜第2腰椎の圧迫骨折を起こしやすい
- 骨粗鬆症，ステロイド内服者は骨折しやすい
- 寝返りが死ぬほど痛いが，安静時には痛みはない
- X線に映らないことがある
- 安静，体幹ギプスなど，骨粗鬆症の治療

● 大腿骨頸部骨折，大腿骨転子部骨折

- 高齢者が転倒し歩けなくなる！
  あぐらをかくように下肢を曲げて広げると疼痛悪化
- 受傷初日にX線に映るのはたった15〜35%のみ！フォローアップしてもせいぜい70%まで．MRIで調べないと骨折がわからないこともある
- 転倒後，股関節が痛くて歩けない高齢者は歩かせない！　フォローアップが大事．股関節の回旋が痛い→
- 術前牽引（直達牽引，介達牽引）はルーチンには不要
- 入院時には弾性ストッキングをはかせよう（肺塞栓予防）
- 大腿骨頸部骨折は無腐性壊死になってしまう．骨接合術や人工股関節置換術を
- 転子部骨折は結構出血する．稀に脂肪塞栓（肺に骨髄の脂肪が詰まり低酸素から死亡してしまう）．内固定術を

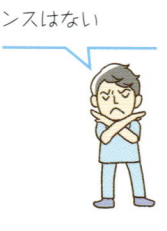

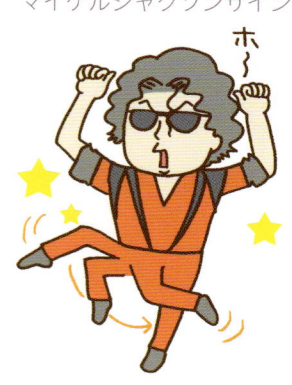

早期手術では牽引の有用性のエビデンスはない

Dr. 林のマイケルジャクソンサイン

↑この動きが痛い！

● その他の骨折

- **眼窩吹き抜け骨折（ブローアウト骨折）**
  目にソフトボールが当たったなど．眼球は結構頑丈で，周囲の眼窩（眼窩底や眼窩内側）が折れる．眼球上転障害で複視になる．目の下から上唇までしびれてしまうことも（眼窩下神経損傷）．検査は CT が一番

- **鼻骨骨折**
  鼻血が止まっていれば次の日でよい

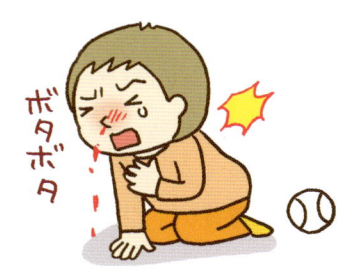

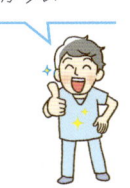

● 脱臼のポイント

- **脱臼整復は早いに越したことはない！**
- **肩関節脱臼**
  ほとんど前方脱臼．肩章サイン（肩峰がとび出て見える）
- **小児肘内障**
  橈骨骨頭亜脱臼．手を引っ張って抜けちゃう．転倒時に起こることも．瞬時に治せるよ．診断できれば X 線は不要
- **顎関節脱臼**
  慌てないけどつらいよね．整復時にはむしろ口は閉じ気味にしてもらうと入りやすい．繰り返すと顎関節症になってしまう
- **股関節脱臼**
  術後の患者に多い．かなり力が要るので鎮静が必要になることも多い

● 打撲・捻挫は RICE　キホンだよ！

RICE	
R …Rest	安静
I …Icing	冷却
C …Compression	圧迫
E …Elevation	患肢挙上

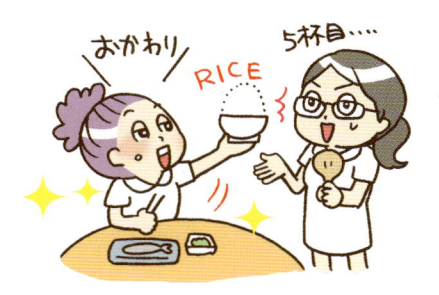

● 創傷処置

- **創閉鎖のゴールデンタイムは 6〜8 時間！**
  来院が遅れると感染しやすくなるので，創は開いたままで様子を見ることになることもある．顔は血流がよいので 18 時間ぐらいまで大丈夫

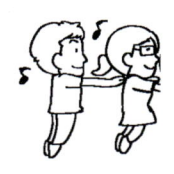

気道さえ問題なければ，実は治療はそれほど慌てないことが多い

汚染しやすい創

穿通創　挫滅創　動物咬傷　口腔内創　免疫不全（糖尿病，ステロイド，HIV，末梢血管病変，リンパ浮腫，慢性基礎疾患など）　開放骨折
関節・腱・軟骨に達する創　肉眼的汚染創　受診の遅れ（24時間以上）
熱傷　浮腫を伴う

頭部・顔面の創は血流がよく治りやすい．必ずしも抗菌薬はいらない

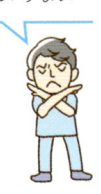

水道のシンクが使えないときは，大人用おむつを下に敷こう

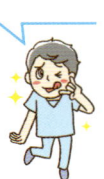

- ●創は大量の水道水で洗浄し，必要に応じてブラッシング，デブリードメンを行う．創内に異物を残さない
- ●異物は怖い．異物見逃しも怖い！
  - ・ガラスで怪我した場合X線撮影を．ガラスは2mmの大きさで100%映る
  - ・有機物（トゲ，木片など）はX線に映らない上，非常に膿みやすい！
  - ・小さい停留針はX線に映っても取り出すのは一苦労．夜中に頑張らずに，日中に専門医に任せたほうがいい
- ●局所麻酔
  - ・キシロカインアレルギーの有無を聞こう
  - ・なるべく注射は臥位で．痛みのせいで血管迷走神経反射で倒れる人が出てきちゃうぞ！
  - ・痛み止めの注射はなるべく細い針のほうがやさしいね．人肌に温めておくと，痛み止めの注射も痛みが少ないよ
  - ・麻酔薬の使い過ぎに要注意．体重50kgでおよそ1%キシロカイン20mLぐらいまで（4.5mg/kg）
  - ・頭部，顔面は出血しやすいのでエピネフリン入りキシロカインが便利
  - ・エピネフリン入りキシロカインの禁忌は指，耳，鼻，陰茎

これをキシロカインアレルギーだと勘違いされたら困っちゃうよね

E入りキシロカイン．指は本当は大丈夫だけどね

- ●針刺し事故に注意！
  縫合処置の後，医師の縫合針の取り扱いは信用するな！　後片づけの際，事故を起こさないように気をつけよう．必ず医師に縫合針をどこへやったか，きちんと捨てたか確認しよう
- ●抗菌薬
  - ・通常はセファメジンを使用する．創汚染が強ければ合成ペニシリン（オーグメンチンなど）を使用する
  - ・アレルギーの有無を聞こう．特にペニシリンアレルギー．これがあったらセフェム系も使いにくい．代わりにマクロライド系が使える．

抗菌薬点滴時には5分間はその場を離れず，アレルギーの有無を観察しよう

- どんなに小さい傷でも破傷風予防を忘れない
    - 小児は三または四種混合ワクチンをしているので破傷風予防は不要
    - 破傷風トキソイドは受動免疫．もともとある免疫を強くするのが目的
    - 破傷風感染の恐れが強い場合は，テタノブリン（破傷風免疫グロブリン）も使用する．生物学的製剤なので同意書が必要
    - 破傷風トキソイドは救急で1回，1か月後に2回目，半年後に3回目を行う

2, 3回目は保険適応外になるよ

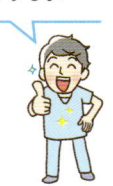

創と破傷風	
破傷風になりにくい創	受傷後6時間以内，線状，深さ1cm以下，鋭的損傷，感染なし，壊死組織なし，汚染なし
破傷風になりやすい創	受傷後6時間以上，挫滅創，深さ1cm以上，鈍的損傷，爆裂創，凍瘡，感染あり，壊死組織あり，汚染あり（糞便，土，唾液など），神経血管損傷合併

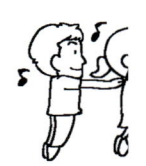

4 動物咬傷・虫刺傷

迷信・風習・イメージに惑わされない！

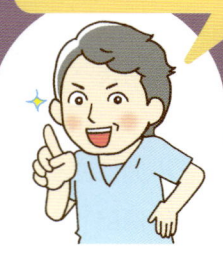

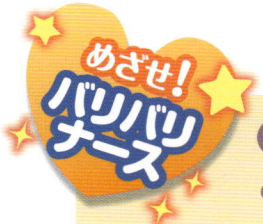

めざせ！バリバリナース

これだけは！忘れちゃならないポイント
- アナフィラキシーショックが起こり得る！
- マムシ（ハブ）咬傷　●ネコ咬傷

アラーミング・キーワード
- 全身蕁麻疹＋A（気道）B（呼吸）C（循環）D（消化器）の異常
- ネコ，ヒトは感染を起こしやすい！
- ヘビに噛まれて30分以内に腫れてきた！

トホホナース:
虫刺されですか……今混んでいますので薬局でかゆみ止めでも買われたらどうです？

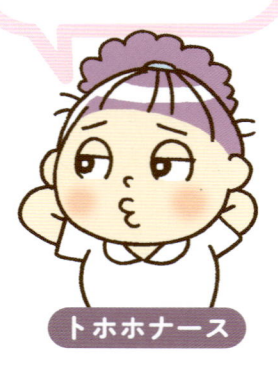

ボチボチナース:
ハチに刺された！死ぬこともあるのですぐに中に入ってくださいハチは怖いですよね

バリバリナース:
30分前にハチに刺されたんですね．喉が詰まるとか（A），息苦しいとか（B），立ちくらみ（C）やお腹の症状（D）は？

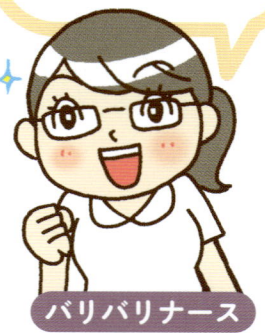

悪魔のささやき:
ネコが咬んだ傷なんて小さいもんだし，心配いらないよ！

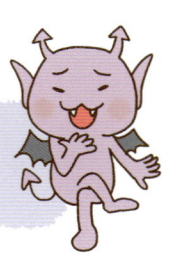

Part 4 外傷・その他のトリアージ

あるある，いやあったら困るよ，こんな症例

- ✗ ハチ刺傷と立ちくらみで受診，待合室で意識消失…アナフィラキシーショック！
- ✗ ネコに咬まれた手を普通に縫合…翌日パンパンに腫れて再来院（蜂窩織炎）
- ✗ マムシの抗血清ってどうせ効かないから使わないでいいでしょ…エビデンスなんてなんのその．裁判では使わないと負けている……

Worst ワーストシナリオだったら？

- ☐ ハチ刺傷後アナフィラキシーショック
- ☐ マムシ咬傷
- ☐ 神経，血管損傷
- ☐ 出血性ショック
- ☐ 破傷風
- ☐ 蜂窩織炎
- ☐ ネコ咬傷
- ☐ ヒト咬傷
- ☐ カツオノエボシ，ハブクラゲ
- ☐ 多発外傷（クマ）
- ☐ ツツガムシ病，ライム病
- ☐ 重症熱性血小板減少症候群（ダニ媒介感染）

Common よくある病気だったら？

- ☐ イヌ咬傷
- ☐ アナフィラキシー以外のハチ刺傷
- ☐ ムカデ咬傷
- ☐ 虫刺され
- ☐ オコゼ，エイ
- ☐ クラゲ

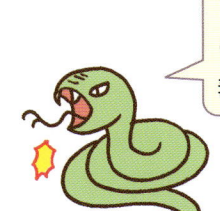

> マムシ咬傷は
> どす黒くなる！
> 毒の広がりが怖い！

> ハチ刺傷は
> 真っ赤になる！
> アナフィラキシーが怖い！

> ネコは
> 小さい傷なのに
> 膿んじゃう！

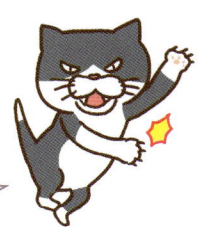

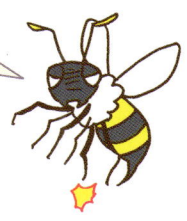

動物咬傷・虫刺傷のトリアージ

- 受傷原因？ 受傷部位？ 動物？ 昆虫？ 人？
- 受傷時間？ アレルギー症状が30〜60分以内に発現したら…

R 蘇生 〜 **E 緊急** ➡ アナフィラキシー

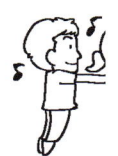

- アナフィラキシーショックの徴候… R 蘇生 〜 E 緊急 （→160p）
- 受傷部位に歯跡や牙の跡は残っているか？… U 準緊急 →創内異物を残さない！（ヘビなら牙の跡2つ）
- 出血が続いている？… E 緊急 〜 U 準緊急 （出血量にもよる）
- 疼痛が強い… E 緊急 ≧8〜10, U 準緊急 4〜7, L 低緊急 ≦3
- 変色，阻血の徴候あり，末梢の機能障害？あり… E 緊急 ➡血管・神経・腱障害
- ヘビ咬傷（牙の跡2か所あり＝マムシ，ハブ）
  - 30分以内にどす黒く腫れてきた… E 緊急 〜 U 準緊急 （蛇毒が入った）
  - 1時間経過しても腫れてこない… L 低緊急 〜 N 非緊急 （蛇毒が入っていない）
- ネコ咬傷… U 準緊急 （傷は小さいが感染しやすい）
- イヌ咬傷… U 準緊急 （傷は大きいため創処置は大変だが処置しやすい）
- 握りこぶしに怪我，パンチが相手の歯に当たった，ヒト咬傷 → U 準緊急 （感染率高い）
- ハチ刺傷（アナフィラキシーショックの徴候なし）… U 準緊急 〜 L 低緊急 （痛みの程度による．創処置のみ）
- ムカデ咬傷… U 準緊急 〜 L 低緊急 （痛みの程度による．創処置のみ）
- クラゲ刺傷… E 緊急 （ハブクラゲ，カツオノエボシ） U 準緊急 〜 L 低緊急 （その他のクラゲ）
- ダニ咬傷… L 低緊急 〜 N 非緊急 →うまく取りましょう
- 外国でイヌ（や野生の動物）に咬まれた… E 緊急 〜 U 準緊急 ➡狂犬病

> アナフィラキシーショックの症状があればすぐに蘇生室へ．医師を呼び，酸素投与，輸液路確保，エピネフリン筋注準備

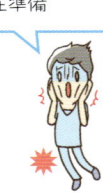

バリバリナースへの道

● ハチ刺傷

- 「Dr. 林のアナフィラキシーのABCD法則」チェック！（→161p）
- 顔や頭部は毒が回りやすい
- ハチ刺傷は皮膚が真っ赤になるのが特徴

- ハチに刺されたところにおしっこをかけても無駄！
- ハチ毒そのものの局所反応にはステロイド軟膏でよい
  痛みが強ければ局所麻酔の局注も考慮
- ミツバチは毒袋をつけたまま針を残していく．残った針を取るときは毒袋をつぶさないよう，爪でそぐように針を抜きましょう

● マムシ，ハブ

- 日本では，毒自体が原因で命を脅かすのはマムシ，ハブ，ヤマカガシだけと肝に銘じる
- マムシに咬まれたらほぼ30分以内にどす黒く腫れる！
  変色範囲をマジックでマーキングし，広がってこないかどうかチェックすべし．チェックした時間も書いておこう
- 指輪はすぐに外せ！
- 1時間たっても腫れてこなければ毒は入っていないので慌てない
  牙の先しか入らなければ毒が入らない（15〜25％）
- マムシ咬傷では牙の跡が2つ残る！
- 毒蛇と毒のないヘビの鑑別点は
  ①人相が悪い（頭が三角，目が縦長）
  ②牙がある
  ③目と鼻の間にピットという温熱センサーがある
- 毒はリンパ管を通るので，毒の広がりを防ぐにはゆるく縛れば十分
  色が変わるほど強く縛ると動脈まで締め付けて，阻血のためかえって悪くなる．静脈採血時の駆血帯の強さで十分
- マムシ抗毒素の使い方を知る
  ・馬で作られているため約70％にアレルギーあり．エピネフリン0.15mg筋注，抗ヒスタミン薬，ステロイド静注してから使うとアレルギー発現を減らせる
  ・マムシ抗毒素血清を使わなかったために訴えられた例がある
- ヤマカガシ…人相はいいんだけど，実は毒を持っている．いじめない限り攻撃してこない

花柄や黒い服はハチが寄ってくるので要注意．黒い服はミツバチの蜜を盗むクマに間違われるので危ない

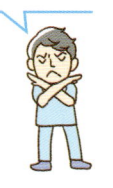

マムシ咬傷の死亡率は1,500人に1人の割合

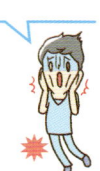

ピット
毒蛇
毒なし

手を咬まれたら心臓より低く保つべし．足を咬まれたら走らせない

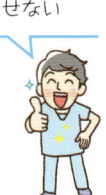

ネコ咬傷

- 猫咬傷は細〜い牙による穿通性外傷のため消毒しにくい．したがって膿みやすい．感染率大（40%）なので必ず抗菌薬を処方する
- 24時間以内に腫れてくる（蜂窩織炎）
- 一方，ネコひっかき病はほとんど自然に治る病気

イヌ咬傷

でも創は大きいので処置するのは大変なんだけどね

- 創が大きくなるため消毒しやすい．感染率はネコのほうが高い
- 手足を咬まれた場合は膿みやすくなるので感染に注意
- 免疫不全，高齢者，糖尿病，アルコール依存，脾摘出術後ではすぐに敗血症に陥って危険な怖い感染もある（カプノサイトファーガ菌）
- 狂犬病
  - 恐水症（痛くて水が飲めない），恐風症（風があたっても過敏になって痛い），発症したらほぼ死亡する
  - 日本のイヌではもう報告はない．海外のイヌや野生の動物（コウモリなど）では必ず狂犬病を考慮しよう
  - 潜伏期は約1〜6か月と長い
  - 創はすぐに石鹸で15分間よく洗うと狂犬病ウイルスの多くは死ぬ

ヒト咬傷

- ファイトバイト
  ケンカで相手の歯にパンチが当たり，握りこぶしを怪我してくる場合がある．人間の口の中には嫌気性菌がいて，臭〜い膿を形成してくる
- 握りこぶしの関節に感染を起こすと指を切断することも！ 手術室でしっかり洗浄すべし

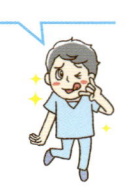

クラゲ

クラゲだって刺したくて刺しているわけではないが……

- 海岸にて．熱めのお湯につけると毒が分解される．ハブクラゲでは刺されたところに酢をつけると，それ以上刺されなくなる
- カツオノエボシ，ハブクラゲは結構危ない

● ムカデ
- 創処置のみでよいことが多い．アナフィラキシーは稀
- ムカデは肉食だが，ヤスデは草食なので咬まない．体節から1対ずつ足があったらムカデ，2対ずつ足があったらヤスデ

● ダニ
- ホクロができたと訴えてやってくることがある．よぉ〜く見ると，皮膚の近くに動く足が見える！　キャー！
- ダニが食い付いていたら，頭を皮膚に残さない！　引きちぎってはダメ．胴体を潰すのもダメ
- テトラサイクリン系抗菌薬を投与
- ダニが媒介する感染症
    - 日本紅斑熱，ツツガムシ病，ライム病，重症熱性血小板減少症候群

● 破傷風
- 動物は拾い食いが得意，っていうか当たり前だけど……．土中に破傷風がいるからね．したがって，動物咬傷には破傷風予防（破傷風トキソイドや破傷風グロブリン）をしよう．ハチ刺されにはいらないけどね！（→218p）

> ゲジゲジは足が毛のように長いからわかるよね．そんなことどうでもいい？　失礼しました！

> ティックツイスター®を使うと回転させて取れる

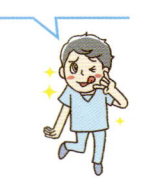

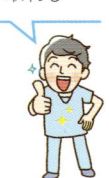

5 耳鼻科・眼科救急

子どもは何でも鼻に詰める！
場所によっては異物除去は緊急！

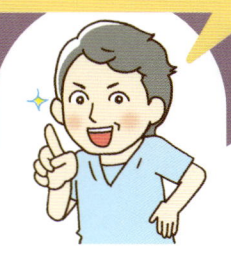

めざせ！バリバリナース

これだけは！忘れちゃならないポイント
- ボタン電池の異物（食道，鼻，耳）
- 血液凝固異常の鼻出血（血小板減少，抗凝固薬，肝硬変，白血病など）
- 緑内障発作
- 中心性網膜動脈閉塞症

アラーミング・キーワード
- 何かを口に入れてよだれが出ている（ボタン電池だと最悪）
- 頭痛，嘔吐を伴う視力障害．視界がぼやけて光の輪が見える
- 急に目が見えなくなった

トホホナース: 鼻血ぐらいじゃ死なないよ……

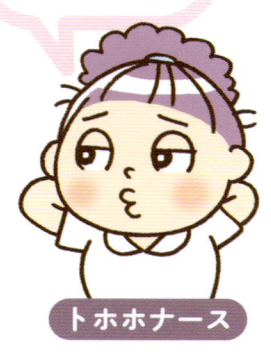

ボチボチナース: 鼻さえ押さえておけば出血はほとんど止まりますよ

バリバリナース: 血が止まりにくい病気や薬はありませんか？鼻を押さえても後ろに血が垂れてきますか？

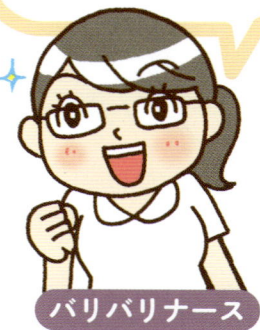

悪魔のささやき: 鼻をほじれば鼻血くらい出るって！

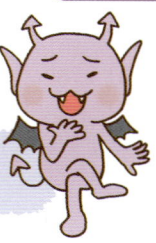

Part 4 外傷・その他のトリアージ

あるある，いやあったら困るよ，こんな症例

✗ 耳に入った虫に出てきてもらおうと，ライトを当てて粘ってみた…そんなことしても無駄

✗ 頭痛があり，片眼が見にくいということで受診．翌日眼科に行くように指導されて帰ったら…視力障害が進行していた（緑内障発作）

✗ 突然の視力低下で受診．痛みもなく元気そうなので翌日眼科に行くように指導した…実は網膜中心動脈閉塞症で，視力障害が残ってしまった

Worst ワーストシナリオだったら？

異物
- ☐ ボタン電池（食道，鼻，耳）
- ☐ 鼻中隔を挟んだ磁石異物
- ☐ 骨性耳道に入り込んだ固い耳異物

鼻出血
- ☐ 出血性ショック
- ☐ 出血素因のある鼻出血
- ☐ 鼻をつまんでも後ろに血液が出る

耳鼻科
- ☐ 突発性難聴　☐ 聴神経腫瘍
- ☐ 内耳炎　☐ 咽頭穿通性外傷
- ☐ ヘルペス感染症（帯状疱疹）
- ☐ 顔面神経麻痺

眼科
- ☐ 緑内障発作　☐ ヘルペス角膜炎
- ☐ 中心性網膜動脈閉塞症
- ☐ アルカリによる化学眼熱傷
- ☐ 網膜剥離　☐ 硝子体出血
- ☐ 視神経管損傷（視神経断裂）
- ☐ 眼球破裂　☐ 穿通性眼外傷

Common よくある病気だったら？

異物
- ☐ ボタン電池以外の異物，BB弾など（鼻）
- ☐ 虫の耳異物

鼻出血
- ☐ 通常の鼻出血

耳鼻科
（めまいは→108p〜参照）
- ☐ 中耳炎，外耳炎
- ☐ 外傷性鼓膜穿孔
- ☐ 耳垢
- ☐ 職業性難聴，老人性難聴

眼科
- ☐ 結膜炎
- ☐ 電気性眼炎（紫外線による角膜炎）
- ☐ 飛蚊症
- ☐ 角膜びらん・潰瘍，角膜異物
- ☐ 白内障
- ☐ 眼底出血
- ☐ 外傷性虹彩炎

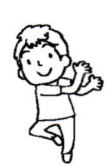

耳鼻科・眼科のトリアージ

● 異 物

- 鼻・耳にボタン電池が入って取れない… E 緊急 〜 U 準緊急 →ボタン電池は2時間以内に取れ！
- ボタン電池を飲んだかも… E 緊急 〜 U 準緊急 →食道なら2時間以内に取れ！
- 耳に虫が入った… U 準緊急 →虫にはキシロカインを！
- 鼻にグミ・BB弾・パチンコ玉が入って取れない… L 低緊急 〜 N 非緊急 （気道さえ大丈夫なら慌てない）

> 心情的にはなるべく早くとってあげたい！

● 鼻出血

- ショックの症状（立ちくらみ, 皮膚の冷汗, 蒼白, 頻呼吸）… E 緊急
- 鼻をつまんでも後咽頭に垂れる鼻出血… E 緊急 〜 U 準緊急
- 10分以上圧迫しても止血しない鼻出血（押さえ方？ 高度出血？）… E 緊急 〜 U 準緊急
- すでに止血している鼻出血… N 非緊急
- 抗凝固薬内服中, 白血病, 肝硬変等の鼻出血… U 準緊急 →精査必要

● 耳鼻科

- 突然の片側性の難聴… U 準緊急 →突発性難聴
- 突然の顔半分の麻痺を伴う耳鳴り, 耳閉塞感… U 準緊急 →ベル麻痺
- 突然の耳鳴り・聴力低下に眩暈, 嘔気, 嘔吐（メニエール病の既往あり）… U 準緊急 →メニエール病
- 数日前からの耳鳴り, 難聴… N 非緊急 →耳鳴り
- 耳が痛い, 最近鼻水が出ていた… L 低緊急 →中耳炎
- 耳介に水疱を伴う難聴や顔面神経麻痺（ラムゼイハント症候群）… U 準緊急 →帯状疱疹
- 耳への鈍的外傷後聴力低下… L 低緊急 →鼓膜穿孔
- くしゃみ, 鼻をかんだ後の難聴… L 低緊急 →鼓膜穿孔
- 箸やボールペンで喉を突いてしまった（コワイ！ CT必要）… E 緊急 〜 U 準緊急 →咽頭穿通性外傷

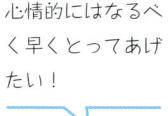

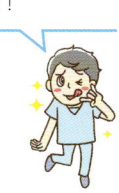

> 疼痛や発熱の程度でトリアージも変わるよ

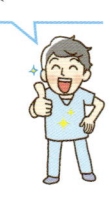

● 眼 科

- 激しい眼痛, 頭痛, 嘔吐, 視力低下, 中等度散瞳… E 緊急 →緑内障発作

- 痛みもなく突然片眼の視力低下… E 緊急 ➡ 中心性網膜動脈閉塞症，網膜剥離
- 目の動きに合わせて虫みたいなものが泳ぐ… N 非緊急 ➡ 飛蚊症
- 慢性の視力低下… N 非緊急
- 外傷後，視力低下（視力回復なし）… E 緊急 ➡ 視神経管損傷
- 外傷後，視力低下（視力回復あり）… U 準緊急 ➡ 視神経管損傷，吹き抜け骨折
- 溶接後，両目が赤くなり痛い… U 準緊急 ➡ 電気性眼炎
- 目ヤニが出る… L 低緊急 ➡ 結膜炎
- 目ヤニが出る．鼻先やおでこの片側に集簇性水疱あり… U 準緊急 ➡ ヘルペス角膜炎

バリバリナースへの道

● どんな異物が怖い？

- ボタン電池はプロにお任せ！　潰瘍ができてしまう
  - まずX線で場所を特定すべし
  - 原則2時間以内に取るべし！　鼻，耳，食道はコワイ
  - 胃に落ちた場合は慌てない．24〜48時間胃に停滞していたら取る
- 磁石も鼻中隔を挟むと潰瘍ができてしまう．磁石一個なら慌てない
- 鼻異物…幼児は何でも鼻に詰める
  - BB弾やパチンコ玉が詰まっている場合…愛の「マジックキス！」健側鼻の穴を塞ぎつつ，マウストゥマウスの要領で，口を密着させて保護者に「プッ」と口を吹いてもらえば，鼻から異物が出てくる
  - グミなど隙間があって軟らかいもの…健側鼻の穴から注射器で10ccの生理食塩水を一気に押し込む（顔面に対して垂直方向に）と，後ろからのバックフラッシュで異物が押し出されてくる
  - プラスチックの玩具など硬くて隙間がある場合…ドングリコロコロとペーパークリップを伸ばした孫の手で転がしてくればよい
- 耳異物
  - 虫…2％キシロカインでしびれさせてから取ろう！　オリーブ油で窒息させてもいいよ

暴れて鎮静が必要なら人手が必要．専門医コール

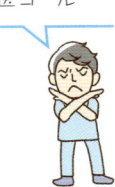

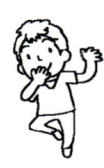

・固い異物…下手に押し込んで骨性耳道にはまり込むとプロでも大変．君子危うきに近寄らず．専門医コール

🔴 鼻出血のABC

- 95%はキーゼルバッハからの出血．10分間鼻をつまむだけで（鼻の軟らかいところ全体をギュッ！）ほとんど止血する
- 出血性ショックを見逃すな！
  立ちくらみ，冷や汗，蒼白，頻脈，頻呼吸など
- 出血しやすい素因を見逃すな！
  抗凝固薬・抗血小板薬内服中．血小板減少症，肝硬変，白血病，血友病など
- 後ろからの出血を見逃すな！
  鼻を圧迫しても後ろに垂れてくる鼻出血は簡単には止血しない．早期に耳鼻科コール！
- ボスミンガーゼを詰めるなら，軟膏をたくさん塗っておきましょう．抜去するときにヌルッと取りやすく，出血しにくい
- いざとなったらベロックタンポンで止血！　それでもダメならTAE（経カテーテル動脈塞栓術）

鼻骨を押さえても意味ないよン．キーゼルバッハ静脈叢からの出血が圧倒的に多い．多くは鼻をほじるから出血するんだ．高血圧との関連はない

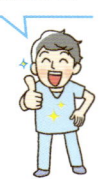

かなりパンパンに詰めるので，副鼻腔炎の合併に注意

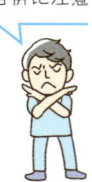

🔴 耳鼻科疾患

- 突発性難聴
  突然の片側の難聴．めまいを伴うこともある．治療はステロイド
- 顔面神経麻痺
  ・突然の顔面半分の麻痺．おでこのしわが寄らない．目をつぶることができない
  ・末梢の顔面神経麻痺は顔半分．口元だけの麻痺（1/4）は脳梗塞だから気をつけよう
  ・治療はステロイド．抗ウイルス薬（アシクロビル）の効果はエビデンスに乏しい
  ・耳介に水疱があればヘルペスの帯状疱疹（ラムゼイハント症候群）．アシクロビルを使いましょう．早めに治療しないと痛みが残っちゃうぞ

- 耳鳴り
  実は聴力低下の表れのことも
- 中耳炎
  多くは軽症だが，痛みが強いときはトリアージレベルを上げる．ウイルス感染が多く，必ずしも抗菌薬は不要．抗菌薬が必要になるのは高熱など症状が強いとき，鼓膜所見が強いとき，3日以上続くときなど
- 外傷性鼓膜穿孔
  鈍的外傷（耳を叩かれたなど）では緊急性に乏しく，自然治癒を期待することが多い．穿通性外傷では頭蓋内に達していると怖いが，耳かき程度なら通常問題ない

眼が痛い，眼が赤い……

- 1に緑内障，2に緑内障，3，4がなくて5に緑内障！
- 50才以上の女性！　眼の痛みだが頭痛＆嘔吐！
  頭の病気と勘違いしないでね
- 眼圧＞40mmHg
- 毛様充血（黒目の周りが赤い）！
  緑内障，網膜炎などで起こる
- 中等度散瞳，光輪視（角膜浮腫のため光のまわりに輪が見える），視力低下
- ダイアモックス®点滴または経口，β遮断薬点眼，マンニットール®点滴．眼科コール．ある程度眼圧が下がったら，ピロカルピン点眼

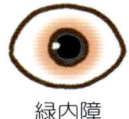

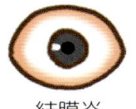

緑内障　　結膜炎

白目の周囲が赤いのは結膜充血といい，結膜炎のとき

急に目が見えなくなった，視力低下，痛くない

- 網膜動脈閉塞症
  網膜中心動脈閉塞症は突然目が見えなくなる緊急性の高い疾患．眼球マッサージをして眼科緊急コール
- その他網膜静脈閉塞症，網膜剥離，硝子体出血，脳梗塞，視神経肝損傷（外傷）など
- 飛蚊症は多くは軽症
  ただし視力低下を来す疾患の前駆症状のこともあるので，後日眼科で精査を

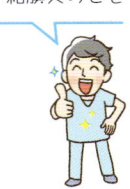

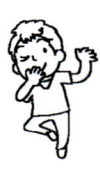

目が真っ赤なときは何を考えるか	
緑内障	眼が痛い！　高齢女性．眼圧上昇，眼圧上昇，中等度散瞳
化学熱傷	アルカリはどんどん深くなる！　最低でも2Lの生理食塩水で最低でも1時間かけて洗眼を．尿試験紙のpHで7.4ぐらいになるまでしっかり洗眼．生理食塩水の点滴セットを作ってじっくり洗おう
電気性眼炎 （紫外線性角膜炎）	紫外線（溶接，スキー，日焼けサロンなど）にやられちゃう！　ベノキシール® 局所麻酔点眼．人工涙液．角膜びらんの合併があれば抗菌薬点眼
川崎病	結膜充血（でも目ヤニなし），**発熱≧5日**，イチゴ舌，頸部リンパ節腫脹，四肢末端の変化，不定形発疹，4歳以下に多い
アレルギー性結膜炎	アレルギー素因，季節性
淋菌性結膜炎	尿道分泌物，帯下増量，STDの既往
咽頭結膜熱 （アデノウイルス）	発熱，咽頭痛，耳前リンパ節腫脹，保育園で流行
強膜炎，上強膜炎	関節腫脹，膠原病あり，毛様充血
群発性頭痛（稀）	眼の奥のとんでもない激痛，鼻水，流涙，1～2日間で頻発する短時間の激しい頭痛，男≫女

アルカリは酸よりコワイ!!

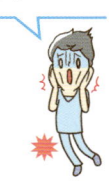

● その他

- ヘルペス角膜炎，眼部帯状疱疹

  三叉神経第1枝領域の皮疹，特に鼻背と鼻尖の皮疹（Hutchinson's sign）．早期眼科受診を

- 結膜下出血

  白目に出血．問題なし．経過観察（色が消えるまで数週間かかる）

結膜下出血は「あんた，その目，どうしたの！」と人に指摘されて初めて「心配になって病院に来ました」という感じで来院

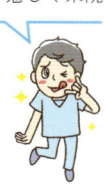

6 中毒

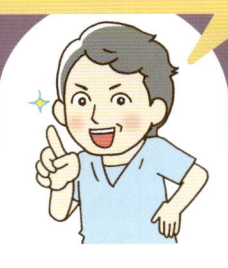

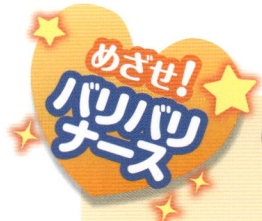

> 拮抗薬にとらわれず，まずは全身管理をしっかりと！

めざせ！バリバリナース

これだけは！忘れちゃならないポイント
- どんな中毒もまずは全身管理（拮抗薬のある中毒は少ない）
- 活性炭は有効！

アラーミング・キーワード
- 口の中が青緑＝パラコート中毒
- 針でつついたような縮瞳＋垂れ流し（よだれ，汗，涙，嘔吐，失禁，失便）＝有機リン中毒

トホホナース：中毒なんて胃洗浄すればいいんでしょ？

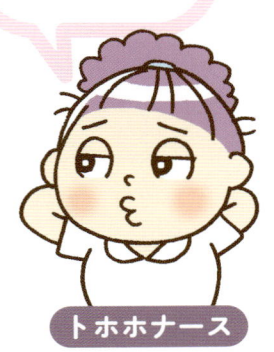

ボチボチナース：胃洗浄より活性炭が大事！

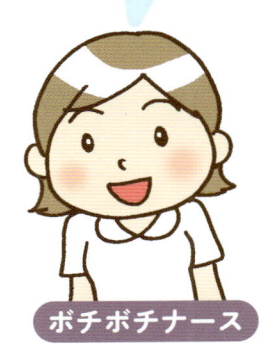

バリバリナース：活性炭と緩下薬，そして拮抗薬よりもまずは全身管理！

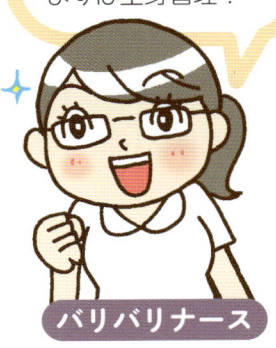

悪魔のささやき
胃洗浄さえしとけば大丈夫でしょ？

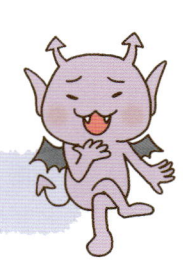

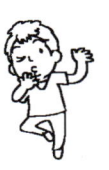

あるある，いやあったら困るよ，こんな症例

✗ 拮抗薬の準備に気をとられて嘔吐し窒息してしまった…まずは全身管理（気道確保，循環管理）

✗ 意識障害があるのに胃洗浄をして誤嚥させてしまった…気管挿管なしの胃洗浄はダメ

✗ 灯油を飲んだ子どもに胃洗浄をした…誤嚥すると化学性肺炎に！ 吐かせてはダメ

Worst ワーストシナリオだったら？

- ☐ 除草剤（パラコート，ジクワット）
- ☐ 有機リン中毒
- ☐ 三環系抗うつ薬
- ☐ アセトアミノフェン大量
- ☐ 一酸化炭素中毒
- ☐ β遮断薬，Ca拮抗薬
- ☐ 毒キノコ
- ☐ ふぐ

Common よくある病気だったら？

- ☐ 精神科薬，睡眠薬
- ☐ たばこ
- ☐ 抗ヒスタミン薬

乳児には1錠でも危険な薬物

カルシウム拮抗薬　β遮断薬　三環系抗うつ薬　経口糖尿病薬　麻薬　テオフィリン　クロルプロマジン　クロロキン　キニン類抗不整脈薬　樟脳　経皮吸収パッチ（ニトログリセリン，ニコチン）

中毒のトリアージ

- 薬物中毒で意識朦朧… **E 緊急** →気道確保，輸液路確保，循環管理
- 服毒してまだ1時間経っていない… **E 緊急** →すぐに活性炭投与
- 酸，アルカリを飲んだ… **E 緊急** →消化器医コール
- 意識障害，極端な縮瞳，垂れ流し… **E 緊急** →有機リン中毒
- 頭痛，嘔吐，意識低下，閉所に七輪… **E 緊急** →一酸化炭素中毒
- 口の中が青緑色，除草剤（パラコート）… **E 緊急** （パラコートは致死的）
- 火事場で助けられ，高度意識障害，アシドーシス… **E 緊急** →シアン中毒
- 風邪薬の大量内服… **E 緊急** →アセトアミノフェン中毒

> アセトアミノフェン中毒は有効な拮抗薬あり（Nアセチルシステイン）．めっちゃ味がまずい！

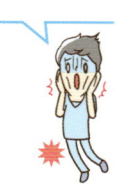

- 三環系抗うつ薬を大量に服毒した… E 緊急 →心電図モニターを
- 灯油，ガソリンを飲んだ… U 準緊急
  （吐かせてはいけない．誤嚥で化学性肺炎に）
- キノコをもらって食べ，嘔吐，下痢… E 緊急 →毒キノコ中毒
- 子どもが銀杏を食べ過ぎて痙攣した… E 緊急 →ビタミン B_6 投与
- フグを食べてから口がピリピリ，息が苦しい… E 緊急 →フグ中毒
- 何かの中毒らしい．バイタルサインは安定，意識低下… E 緊急 ～ U 準緊急 →トライエージ尿検査を

中毒の初期対応

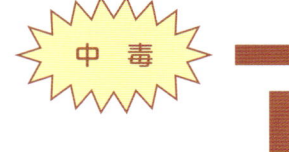

中毒 → **全身管理！**
・気道確保，酸素化（パラコートは×）
・循環管理：輸液，心電図モニター

↓
活性炭 ← 胃洗浄はオプション
＋
緩下薬
↓ ← 透析の適応はあるか？
拮抗薬はあるか

まずは全身管理をしっかりやるわよ！

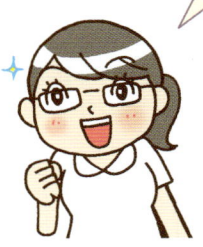

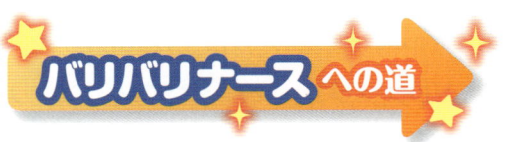

バリバリナースへの道

● **中毒治療のABC　基本は全身管理**

● **胃洗浄**

×効果に乏しいため，もうほとんどしない！
　誤嚥の合併が多く，意識障害があれば要気管挿管
　太めの経口胃管で温生食を使いゆっくりと
　1回の注入量は成人（200〜300mL），乳幼児（10〜20mL/kg）
○内服1時間以内で大量服毒または毒性の高い服毒，胃蠕動運動が遅くなる中毒，胃の中で塊になる中毒物質
△中毒物質内服1時間以内じゃないとほぼ効果なし

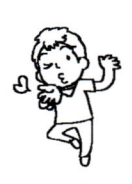

×酸，アルカリ，灯油，ガソリン，そして気管挿管なしの意識障害患者には禁忌

● 活性炭

◎早期投与（中毒物質内服1時間以内）で効果あり．胃洗浄は行わず活性炭投与のみのほうがよい．投与は1g/kgを経口または経胃管で

○徐放製剤はゆっくり徐々に出てくるので，4時間ごとに繰り返し活性炭（0.5g/kgずつ）を投与する

△酸，アルカリ，灯油，ガソリン，重金属には効果がない
（活性炭投与に禁忌はないが，効果のないものがある）

● 緩下薬

○必ず活性炭と一緒に投与すること．マグコロール®P1袋またはD-ソルビトール（成人1～2g/kg，小児0.5～1g/kg）

×緩下薬の単独投与は効果なし

● 強制利尿

×効果はめっちゃ限定的

○アルカリ利尿（メイロン®）：バルビタール®，サリチル酸には効果あり

● 腸洗浄

×エビデンスはイマイチ，ニ，サン！

△適応は非常に限定的：活性炭の効かない重篤な中毒（重金属），吸収が遅い重篤例（徐放製剤），他に治療法がない中毒（パラコート）など

● 透　析

△エビデンスに乏しい．効果のある中毒物質は限られている

○アルコール類（メタノール，エチレングリコール），テオフィリン，リチウム，サリチル酸など．方法は血液透析（透析膜使用），血液灌流・血液吸着（活性炭使用），血液濾過・持続的血液濾過・持続的血液濾過透析（濾過膜使用）

● 拮抗薬

拮抗薬のある薬剤は少ない．まず全身管理をしっかりと

● **トライエージ**

尿で中毒物質を定性的に調べる方法．偽陽性になることがあるので注意！　また市販の風邪薬（エフェドリン）で覚醒剤が偽陽性になることがあるので注意

中毒物質が胃・小腸で吸収されるのに，緩下薬が効くのはそれより後ろの大腸だから，まずは活性炭で中毒物質をくっつけて大腸まで運ばないといけないんだ

覚醒剤は警察への通報の義務なし．ただし公務員には通報義務あり

トライエージでわかる中毒物質

①ベンゾジアゼピン類　②コカイン系麻薬　③覚せい剤　④大麻　⑤バルビツール酸類　⑥モルヒネ系麻薬　⑦フェンシクリジン類　⑧三環系抗うつ薬

拮抗薬早見表

中毒物質	拮抗薬	注意点
一酸化炭素	高圧酸素療法	・ガス自殺，閉所で七輪 ・SpO$_2$が100％となってしまうが，低酸素！ ・血液ガスでCO-Hbをチェック！ ・高圧酸素療法の適応は意識障害，失神，不整脈，心筋障害，CO-Hbが30～40％以上，妊婦，慢性疾患
有機リン	アトロピン PAM	・農薬などの誤飲あるいは自殺企図 ・**極端な縮瞳＋全身垂れ流し（涙，よだれ，嘔吐，失禁，失便，汗）＋筋攣縮** ・にんにく臭，殺虫剤，サリンなど．神経因性膀胱治療に使うウブレチド（ジスチグミン）過量でも同様な症状が出る（ウブレチドは1日5mgまで） ・副交感神経亢進症状
アセトアミノフェン	Nアセチルシステイン 経口 or 経胃管投与	・いわゆるアンヒバ，カロナールの中毒．風邪薬大量内服は結構危ない ・肝臓が壊れてしまう！　150mg/kg以上の服毒は危険 ・服毒4時間以降の血中濃度を測定
ベンゾジアゼピン	アネキセート	・セルシンやドルミカムで呼吸抑制が高度の場合に使用
三環系抗うつ薬	メイロン	・QRS幅の拡大，QT延長し致死的不整脈（心室細動）で死亡してしまう
β遮断薬 Ca拮抗薬	グルカゴン	・交感神経を介さずに心収縮力を上げる ・小児では1錠でも死に至ることがある
キシロカイン	イントラリポス	・硬膜外麻酔が誤って髄腔に入ってしまったなどキシロカイン過量投与のときに．イントラリポス（いわゆるダイズ油）が有効

一押しの拮抗薬！

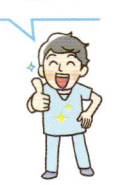

酒飲みは肝臓が悪く，より少ない量で中毒になる

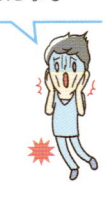

おじいちゃん・おばあちゃんは自分の高血圧の薬をどこにでも放置しちゃダメ！

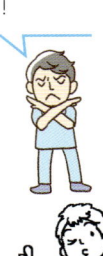

推理小説や『名探偵コナン』では欠かせない中毒物質．スパイが自決を図るときに奥歯に仕込んでいるとかいないとか（笑）

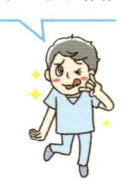

シアン	硝酸アミル，硝酸ナトリウム，チオ硫酸ナトリウム，ヒドロキシコバラミン（ビタミンB_{12}）	・いわゆる青酸．アーモンド臭は有名だが，60%はわからない ・火事場で羊毛，絹，カーテンや断熱材に含まれるポリウレタン，プラスチック，メラミン樹脂，合成皮革用品が燃えると発生する．血液ガスで高度乳酸アシドーシス ・その他痙攣，シアン化ヘモグロビン
麻　薬	ナロキソン	・モルヒネ，アヘン，大麻 ・極端な縮瞳＋呼吸抑制＋注射痕

● 農薬中毒

- **有機リン中毒**（「拮抗薬早見表」参照）

  カーバメイトも同様な症状だが，早期に回復し，アトロピンのみで加療

- **除草剤（パラコート・ジクワット中毒）**

  ・一口でほぼ致死的．血液濾過などがされるが，有効な治療なし

  ・口の中が青緑色になる．尿定性試験

  ・酸素投与は禁忌！　早期に肺水腫

● 風邪薬の中毒

- **アセトアミノフェン**（「拮抗薬早見表」参照）
- **抗ヒスタミン薬**

  ・抗コリン作用のため副交感遮断症状…カラッカラ（口内乾燥，皮膚乾燥）＋交感神経亢進（高血圧，頻脈，高熱）＋精神症状

  ・通常は対症療法でよい．よほど症状が強ければフィゾスチグミン使用

● その他の要注意中毒

- **抗精神病薬**

  多くは対症療法で全身管理が中心になる

- **酸，アルカリ**

  消化管がただれてしまうので胃洗浄は禁忌．牛乳を飲ませるのはOK．胃カメラ，入院

- **灯油，ガソリン**

  飲んでも問題はないが，吐かせたり胃洗浄したりすると誤嚥して，肺

決して胃洗浄はしてはいけない！

に入ると化学性肺炎を起こし治療に難渋する

- 硫化水素

  硫黄を含む入浴剤に酸性洗剤を混ぜて自殺を図る．ノックダウンガスと言われるがごとく，一気に意識を失い致死的．まずは全身脱衣，洗浄．亜硝酸療法（亜硝酸アミルの吸入，チオ硫酸ナトリウム注射），ヒドロキソコバラミン（シアノキット®）注射

- フグ，ヒョウモンダコ（豹紋蛸）

  テトロドトキシン．筋弛緩作用のため呼吸停止．要人工呼吸管理

- たばこ

  乳児の中毒量は1本といわれるが通常大丈夫．10〜60分以内に嘔吐したら中毒を考慮．2〜4時間経過観察して症状が出なければ問題ない

- 樟　脳

  痙攣を起こす．油に溶けるので牛乳を飲ませてはダメ．対症療法

- 毒キノコ

  ・タマゴテングタケ，ドクツルタケ，コレラタケ…アマニタトキシン．1本で致死的．コレラのようにひどい下痢，肝不全．柄にツバがあり，根元に袋状の膨らみがある

  ・ツキヨタケ…胃腸炎型．ひどい下痢．でかいシイタケみたい．新鮮だとヒダが夜に蛍光色に光る．裂くと根に黒いシミがあるのが特徴

- イソニアシド（抗結核薬），銀杏中毒

  治療薬はビタミン B_6

> 水に浸ったたばこは要注意！　その水を飲んだらさあ大変

> 日本のキノコ中毒の半数以上がコレ．人からもらったキノコは食べない！　キノコ名人は信用しない！

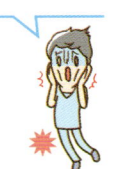

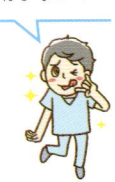

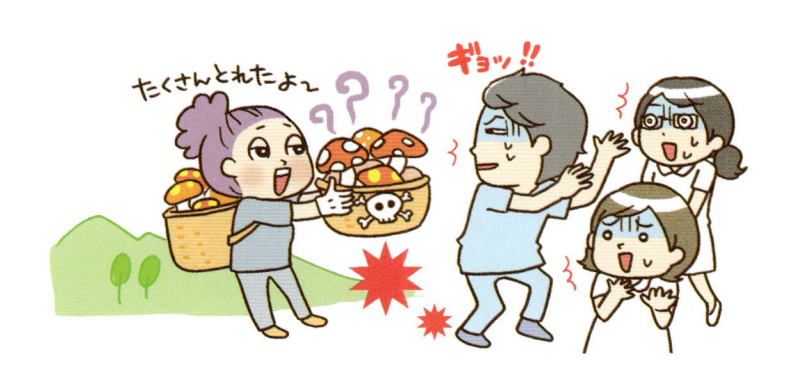

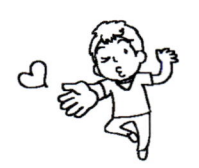

● 楽勝中毒

- チョークは食べても大丈夫
- 中性洗剤は毒性はないが，界面活性作用で高度下痢を来すと腎不全に
- シリカゲル（乾燥剤に青い粒が混じっている）は大丈夫

7 精神科救急

> 急性の精神症状を訴える患者の約8割に器質的疾患が隠れている！

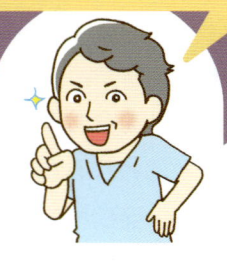

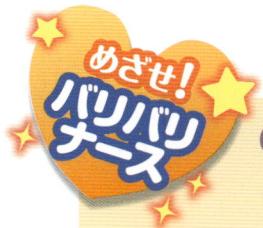

めざせ！バリバリナース

これだけは！忘れちゃならないポイント
- 40歳以上の初発の精神症状は器質的疾患を疑え！
- 意識レベルが変動して，キツネにつままれたような態度はせん妄
- 暴れる患者とは戦わない！　すぐに助けを呼ぶべし

アラーミング・キーワード
- 注意散漫で支離滅裂かと思えば，まともに返事して，ヘンね…せん妄！

トホホナース：精神症状があったらすぐに精神科を呼ばないと……

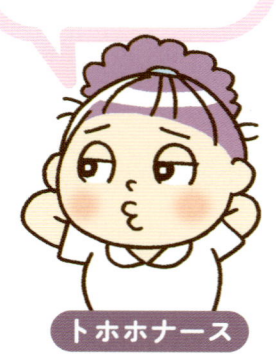

ボチボチナース：いちおうバイタルサインを測っておかなきゃいけないけどムリじゃないかな…

バリバリナース：40歳以上の初発の精神症状は器質的疾患だから鎮静してでも治療しなくちゃ！

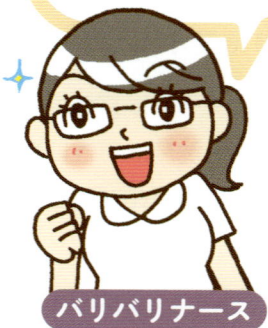

悪魔のささやき：精神疾患で死ぬことはないでしょー？

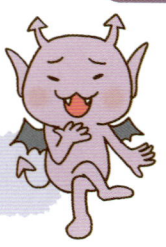

あるある，いやあったら困るよ，こんな症例

- ✗ 攻撃的な言動の患者…血糖を測ってみると低血糖！ ブドウ糖ですっきり治っちゃった！
- ✗ 「俺，変なんだ」という変なおじさん…念のためにCT撮ったら慢性硬膜下血腫で緊急手術に！
- ✗ 意識状態がよくなったり，悪くなったり，キツネにつままれているような感じで支離滅裂思考なんだけど…アルコール離脱によるせん妄状態だった

精神科救急のトリアージ

- 非常に具体的な手段をもって自殺願望あり… **E 緊急** （差し迫った自殺企図）
- 遺書を書いて，首を吊ろうとした… **E 緊急** マジモード
- リストカット浅くひと筋…… **N 非緊急** 見せかけモード

> リストカットも10％は自殺に走るからなめちゃダメ！

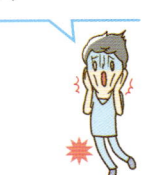

バリバリナースへの道

● **器質的疾患の精神症状を見分ける！**

- 急性の精神症状を訴える患者の約8割は器質的疾患が隠れている！ 治しうる疾患を見逃してはいけません！ 以下はその例
  - 低血糖…3割は攻撃的になる
  - 慢性硬膜下血腫…酒飲みのおじさん．半数が精神症状で受診してくる．数か月前の頭部外傷が原因だけど，外傷の既往がわからないことも多い
  - 感染症…ヘルペス脳炎，髄膜炎，その他肺炎，腎盂腎炎，敗血症，胆道感染など何でもあり
  - 電解質異常…低ナトリウム血症（水中毒），高カルシウム血症（癌の骨転移など）
  - アルコール離脱…もともと大酒飲みだったがここ数日飲まなくなった，交感神経亢進（高血圧，頻脈，冷や汗），CT問題なし，興奮，せん妄状態．ひどくなると痙攣

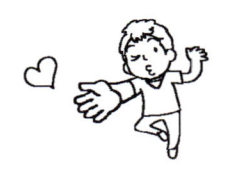

- 「AIUEO TIPS」（→31p）を使って鑑別

最低限，採血と頭部CTは行いましょう

器質的疾患 vs 精神科疾患 暗記

器質的疾患	精神科疾患
年齢＜12歳，＞40歳	年齢 13～40歳
急性発症（数時間～数日）	緩徐発症（数週～数か月）
症状が変動する	症状はいつも一定
失見当識	思考奔逸
意識低下	意識清明
幻視	幻聴
精神科疾患の既往なし	既往あり
感情の変動	平坦な感情
バイタルサイン異常	身体所見正常
身体所見異常	薬物依存
	アルコール依存の既往

> 幻視や幻触覚はアルコールや薬物依存に多い！ 幻聴は統合失調症に多い

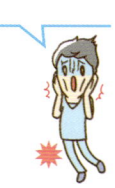

● せん妄を見分けるCAM（Confusion Assessment Method）

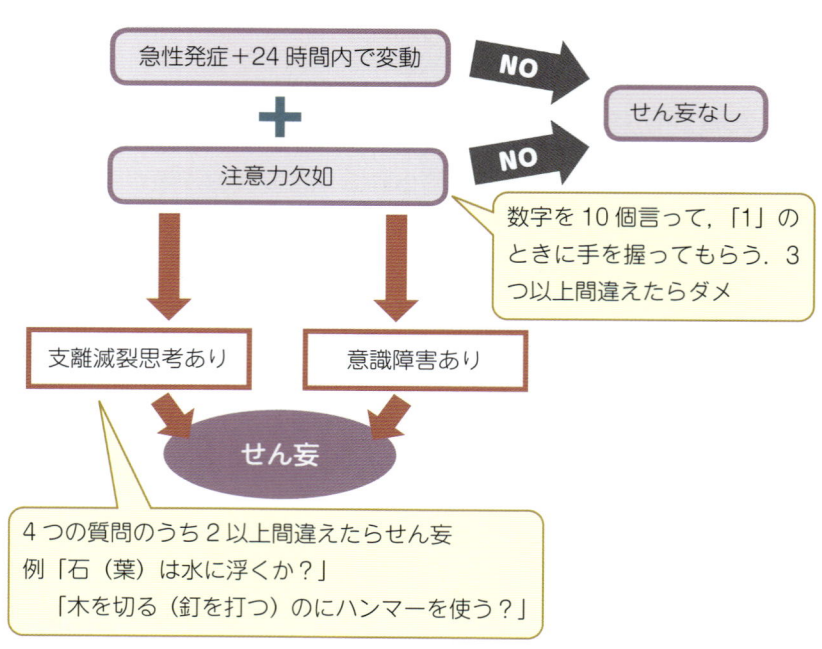

急性発症＋24時間内で変動 → NO → せん妄なし

＋

注意力欠如 → NO → せん妄なし

> 数字を10個言って，「1」のときに手を握ってもらう．3つ以上間違えたらダメ

↓　　↓
支離滅裂思考あり　意識障害あり
↓　　↓
せん妄

> 4つの質問のうち2以上間違えたらせん妄
> 例「石（葉）は水に浮くか？」
> 　「木を切る（釘を打つ）のにハンマーを使う？」

暴れる患者への対応

① 患者，医療者すべての安全を最優先する

暴れる患者への対応 Do & Don't

Do　すべきこと	Don't　やってはいけないこと
ネクタイやネックレスは外すべし（首を絞められる危険）	危険なもの（はさみなど）を見える所に置いたままにすると，武器になっちゃう！
逃げ場を確保すべし（ドアを開放，ドア側に医療者が立つ）	1対1になり，部屋の奥に位置すると逃げられなくなっちゃう！（孤立すると危険）
なるべく多くの応援（守衛なども）を呼ぶべし．抑止力になる	威嚇や恫喝を我慢し過ぎてはダメ（エスカレートしてくる）．怖いときは怖いと言えばいい
患者の心情（怒り）を言語化する（落ち着かせる）	一緒に大声を出す
身体拘束後，武器を持っていないか調べる	まだ大丈夫と我慢してしまう
パニックボタン，ビデオ，特別な診察室（壁にクッション）を用意する	応援を呼ぶのをためらう
暴力に対する訓練をしておく	「警察呼びますよ」と言う（警察を呼ぶのに許可はいらない．これを言うと余計暴れる）
あなたを助けるために自分がいると伝える	寡黙になったのに気づかない（暴れ出す直前）
身体拘束をすると決めたら交渉しない	物損，傷害が起きるまで警察を呼ばない（早期介入を）
身体拘束，薬物拘束した場合は，詳細に経過を含めてカルテ記載する	つばを吐いたり，放尿を許す（エスカレートする）
「危険！」の第六感を信じる	身体・薬物拘束時，モニタリングを忘れる
自傷他害の怖れを直接聞く	患者を一人にする（自殺の危険）

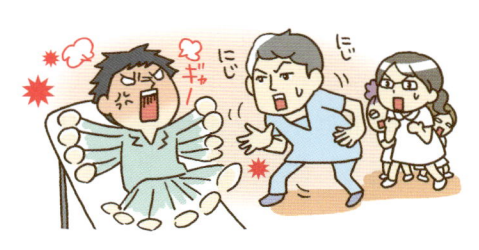

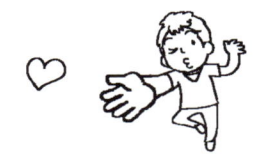

② **言葉による鎮静**
- 落ち着いた口調で毅然と話す（低いトーンで）
  一言は短く．高音のキンキン声はダメですよ．ネ，○○さん！
- 患者の言うことに同意または確認する
  「しかし」「でも」という言葉はなるべく使わない
- 医療者は患者を助けるためにいる，自分は味方であることを言葉で伝える
- 暴言は個人攻撃ととらえず，どうして怒っているのか，興奮しているのか真意を見抜く．少々のことではうろたえない
- 聞き役に徹することで通常落ち着いてくる．まずは「忍」の 20 分！
- 見当識障害がないか確認する
  古い記憶（名前や住所）は保たれるが，せん妄では新しい記憶が障害される（時，場所，人，最近何をしたかなど）

③ **身体拘束**

> 拘束はあくまでも患者の安全を守るため

- **見当識障害があり，かつ自傷・他害の恐れがある場合に考慮する**
- 言動による鎮静ができなかったときのみ身体拘束を行う
- 身体拘束に至った経過を**逐一，カルテに記載**する
- **最低 5 人**で身体拘束する（頭に 1 名，四肢大関節に 1 名ずつ）
- つばを吐かないようにマスクをつける
- すぐに武器となるものを探し，取り上げて別に保管する
- 身体拘束時にはモニタリングを行う

④ **薬物拘束**
- 本人の権利を尊重するため，十分説明し，カルテ記載を詳細にする
- 比較的協力してくれるなら経口薬から開始する
  例：リスペリドン（リスパダール®）1～3mg　経口
- 注射を行う場合，輸液路がなければ**筋注を優先**（針刺し事故予防）

> ドルミカムはアルコール離脱によるせん妄では第一選択薬

- **第一選択はセレネース®　5（～10）mg 筋注**
  30 分ごとに必要に応じて（4 回以上必要になることは稀）
  高齢者は半量から開始
  熱発があれば禁忌（悪性症候群の危険）．四肢の硬直チェック
- **第二選択はドルミカム®　5（～10）mg 筋注**
  輸液ラインがあれば 1～2.5mg 静注．15 分ごとに必要に応じて
  呼吸抑制に注意し，酸素投与を．SpO$_2$ モニターを行う

● 警察を味方につけよう！

● 警察を呼ぶ法律を知っておこう！

警察を呼ぶ法律	
「大声を出す」	威力業務妨害罪
罵声を浴びせ土下座を要求	強要罪
「金なんか払えるか！」	恐喝罪
ドアを壊された	**器物損壊罪**
蹴られた	**暴行罪**
診察室占拠	住居占有罪
泥酔，精神科患者	警察官職務執行法

> 器物破損と暴行罪は警察が動きやすい．それ以外でも上記法律はあるので，必要なら警察に介入してもらうべし！

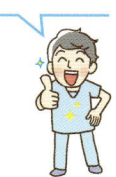

- 見当識障害がある，明らかな身体合併症がある場合は，病院が診察しないとダメ．警察に来てもらってもいいが，病院できちんと治療が必要！丸投げはダメ！
- 来てくれないときは，電話口の警察官の所属と名前をカルテ記載して記録を残そう．その旨を警察に伝えると，たいていは動いてくれる
- 日常から警察とも仲良くなっておかないといざとなっては動いてくれないのでご注意を

● 「警察を呼びますよ」と前置きすると「呼んでみろ」と反対に暴れる可能性大．警察を呼ぶのに許可はいらない

● 過去に暴れた既往のある患者は要注意
暴力の既往，薬物・アルコール中毒，境界型人格障害，易怒性性格，知能低下，反社会的人格障害，行為障害

● うつ病の早期発見，早期治療

● うつ病は脳のホルモン異常．根性では治りません
● 2つの質問！ うつ病リスク評価
①落ち込み，憂鬱，絶望感を感じた日はあったか
②何かをすることへの関心や喜びがほとんどない日はあったか
2項目の両方があてはまると90％にうつ病が疑われる

> 年間自殺者3万人以上！ そのうち9割がなんらかの精神疾患が関与．なんとかしなくちゃ！

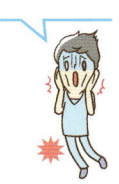

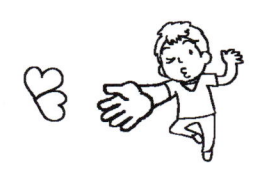

うつ病の診断

① ほとんど毎日抑うつ気分
② ほとんど毎日すべての活動における興味, 喜びの減退
③ 食欲低下または過食
④ ほぼ毎日の睡眠障害（中途覚醒, 早朝覚醒, 睡眠過多）
⑤ ほぼ毎日の精神運動性の焦燥または制止
⑥ ほぼ毎日の易疲労性, 気力の減退
⑦ ほぼ毎日の無価値観, 罪責感
⑧ ほぼ毎日の思考力減退, 決断困難
⑨ 自殺念慮, 自殺企図

9項目のうち5項目以上が2週間以上継続しているとうつ病
（①または②は必須）

- 自殺念慮・自殺企図の有無を明らかにすべし！

「死にたいくらい, つらかったですか？ 実際に死のうとしましたか？」

死にたいと答えた場合, どれくらい具体的か（遺書, 実際に行ったか, 致死的手段か）を聞く. 自殺願望を聞くことで自殺を誘発したりはしない. むしろ心を救う.

- うつ病は早期発見, 早期治療, そしてフォローアップまでが大事！
きちんと精神科につなげよう！

> リストカットや少量服薬はイマイチ致死的手段とはいえない

8 疼痛の評価

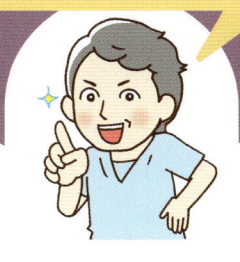

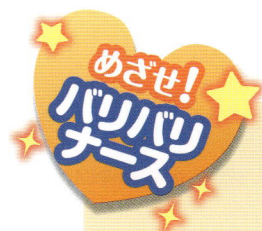

痛いのイタイの飛んでいけえ！
バリバリナースは痛みにも強い！

めざせ！バリバリナース

これだけは！忘れちゃならないポイント
- 患者の訴える痛みを過小評価してはいけない
- 痛みに対して共感的に
- 痛みの評価ができる（10点満点の視覚尺度）

アラーミング・キーワード
- 薬物・鎮痛剤依存，ソセゴン®中毒
- 上手な問診（視覚尺度，OPQRST法）

トホホナース：子どもは押さえつけてやっちゃえばいいのよ

ボチボチナース：子どもにだって痛みがあるからかわいそうよ……

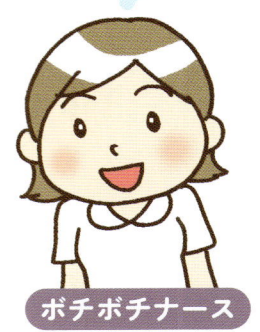

バリバリナース：子どもの表情からどれくらい痛がっているかを判断して痛み止めを！

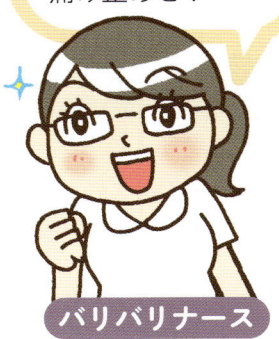

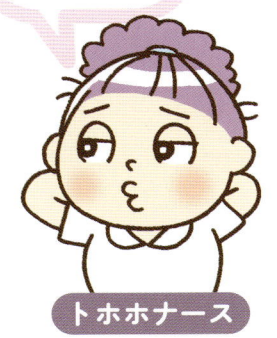

悪魔のささやき
人の痛みがわかるようになったら看護師なんてやってられないよ！冷静に機械的に対応すればいいんだよ

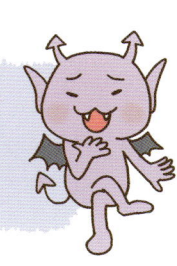

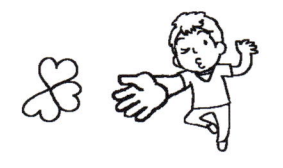

あるある，いやあったら困るよ，こんな症例

✗ 小児は痛みを訴えないという思い込み
✗ 意識状態が悪い・話せない場合は，痛みがないという思い込み
✗ 痛みをとると腹痛の診察ができなくなるという思い込み（むしろ外科医に多い間違った神話．本当は鎮痛により診察しやすくなる）
✗ 「人の痛みは蜜の味」？…転職をお勧めします

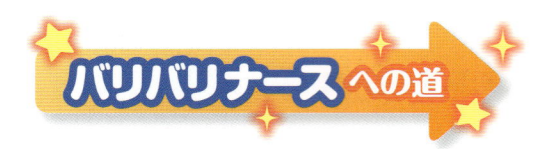

バリバリナースへの道

● 痛みの評価

- <u>共感的態度が患者を救う！</u>　ナースの共感も痛み止めのひとつになる
- 10点満点の視覚尺度（Visual analogue scale）でどれくらいか？
- 患者にどれくらい痛いか指差してもらう

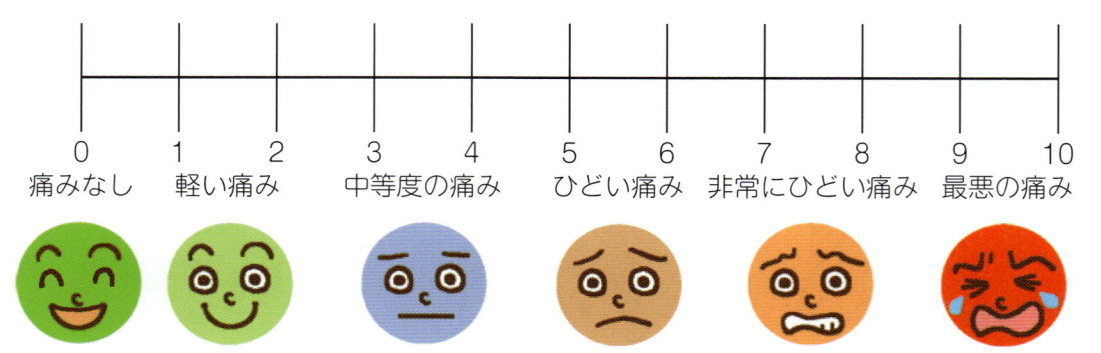

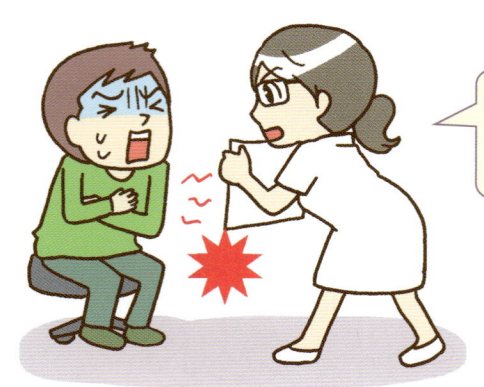

```
0      1      2      3      4      5      6      7      8      9      10
痛みなし 軽い痛み    中等度の痛み   ひどい痛み   非常にひどい痛み  最悪の痛み
```

痛いのはつらいですね．
あなたの痛みはどれくらいですか？
指をさしてください

痛みの上手な問診のしかた：OPQRST法

O…Onset：発症	いつ？　緩徐？　急激？
P…Provokes：誘因	原因は何か？　何をしていたときに起こったか？　増悪因子，軽快因子　呼吸による影響は？
Q…Quality：痛みの質	鋭的，鈍的，刺すような，焼けるような，押さえられるような，締め付けるような，持続性，間欠性（患者の言葉で表現する）
R…Region：部位　Radiation：放散痛　Related symptoms：随伴症状	部位はどこか？　痛みは移動するか？　どこに放散するか？　数箇所？　一箇所？
S…Severity：程度	10点満点で何点の痛み？
T…Time：時間	いつ始まったか？　持続時間は？　軽快傾向？　悪化傾向？

● 痛みに対する間違った思い込み

× 痛みをとると診察できなくなる…痛みを和らげるほうが診察しやすい
× 小児は泣いているだけだから痛みがないという思い込み
× モルヒネを使うと依存症になる…適正使用では依存症にはならない
× 薬さえ使えばそのうち治まるはず…痛み止めが不十分な場合も多い
×「坐薬って，坐って飲むんでしょ？」…患者の中には「座薬」の意味がわからない人もいる．笑ってないで，親切に使い方を教えてあげよう
× 腹痛に市販のNSAIDsを飲んでくる患者がいる．痛み止めはみな一緒という思い込み

「心頭を滅却すれば火もまた涼し」と唱えても痛いものは痛い．根性で対応するのはダメ

● 痛み止めの危険

- 外傷患者などでは痛みがとれると，急に血圧が下がることがある　坐薬は入れても少量から
- 高齢者や状態が悪い患者で坐薬を使うと，急に血圧が下がることがある
- 高齢者の漫然としたNSAIDs使用は吐血（胃潰瘍）の危険！
- 総胆管結石の痛み止めにモルヒネを使うとオディ括約筋が収縮し，余計に胆汁や膵液が詰まって逆流して悪化する．オピスタン®（ペチジン）はオディ括約筋に対する作用が弱いので使える．
- 使用済み麻薬の空のアンプルや薬液は安易に捨てない！　厳重管理！

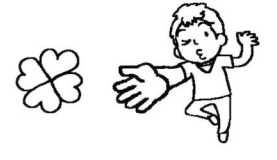

● 痛み止めウンチク講座

- アセトアミノフェン
    - ・妊婦や授乳婦，小児でも使える安心な薬（アンヒバ®，カロナール®，アルピニー®）
    - ・小児の坐薬は 10～15mg/kg が適正使用量．中毒量は 150mg/kg なので結構安全な薬
    - ・大量内服では数日後肝臓がズタズタになるので，中毒はやはりダメ
- 小児にアスピリンは禁忌．ライ症候群との関連が危惧されるため
- NSAIDs 非ステロイド抗炎症薬
    - ・アスピリン喘息に注意．喘息患者の 10％がアスピリン喘息
    - ・鼻茸，アトピーがあるときはアスピリン喘息かも
- 妊娠後期には NSAIDs やステロイドは禁忌．胎児に悪影響あり（肺動脈管が閉じてしまう）
- ニューキノロン系抗菌薬と NSAIDs の併用は痙攣の副作用あり
- オピオイド（モルヒネ，フェンタニル）はよい鎮痛薬．しかし管理は厳重に！ 呼吸抑制に注意
- 鎮静薬（セルシン®，ドルミカム®，ディプリバン®，ラボナール®）には原則鎮痛作用がない

    寝てしまうが痛みは感じている．あぁ，かわいそう．だから痛み止めの併用が必要

- ケタミン

    解離性麻酔薬といい，目を開けたまま眠る．だから悪夢を見やすい．鎮静と鎮痛両方の効果あり．呼吸抑制も弱くて使いやすい

- 蠕動亢進による腹痛にはブスコパン®

    ただし緑内障，前立腺肥大，甲状腺機能亢進がないのを確認すべし．口が渇いてくること（＝効いてきたということ）を事前に伝える

> 安易に残りを捨ててはいけない．持って帰れば刑務所行き

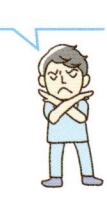

● 鎮痛薬・薬物依存の見分けかた

- 初診では怪しいと思っても，痛みをとることを優先する．先入観は捨てよう
- 患者の痛みに共感的に
- 病院マニュアルの徹底を．トラブルに巻き込まれない

- 薬物依存は病気であり，病気を悪くすることをしてはいけない．毅然として，老け顔の医師を中心に対応する．医療従事者をなるべくたくさん集め，団体戦で対応する

薬物依存の受診パターン

- 時間外にしか受診しない．日中は全くまたはほとんど受診しない
- 一定の病院に通院していない．他県在住なのに夜中越境して来院
- 自分から特定の麻薬または合成麻薬を指定して指示してくる
- 他の薬剤や他の治療法を受け入れない．他の薬剤が使えないことを詳細に説明する．他の薬剤の名前に精通している
- 詳細な病歴聴取や検査を嫌う．早く注射をしてケリをつけたがる
- 他の病院の高名な医師の名前を出して，同様な治療をしたと言う
- 他の病院の医師の診断書を提示したりして，薬物を要求する
- 反社会的人格障害を持つことが多い
- 痛がり方が大げさ．訴えと他覚所見が合わない
- 今回だけ注射してくれたらもう来ないから注射をしてほしいと言う
- 医師が見ていないところでは元気そうにしている．医療関係者の前でだけ痛がる
- 注射の後はすぐ帰りたがる．入院を拒否する

そんなこと言わねえで，ソセゴン® 1本打ってくれよ！ なぁ！ 痛えんだよ！ アァァ，痛ぇ！ ソセゴン®以外はアレルギーがあってダメなんだよぉ！ 早くしてくれよ．
ま，タバコでも吸ってくるから，その間に用意しておいてくれや！

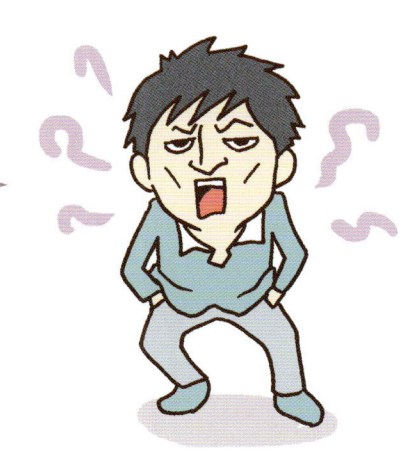

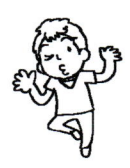

9 救急蘇生を見せますか？

> 家族を閉め出すのは禁！
> 無理に見せるのもまた禁！

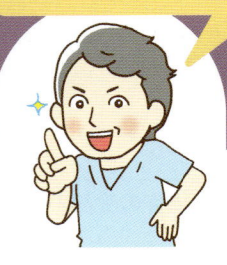

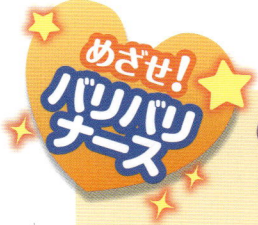

めざせ！バリバリナース

これだけは！忘れちゃならないポイント
- 蘇生現場から家族を追い出してはいけない
- 蘇生現場を見せると一般に家族の満足度は高い

アラーミング・キーワード
- 「かなり激しいことも行いますが，蘇生現場を見たいですか？」
- 「今，ドクターが行っている処置は○○のために行っています」

トホホナース
蘇生現場なんて見せたら卒倒するだけだから全員もれなく見せなくていいのよ

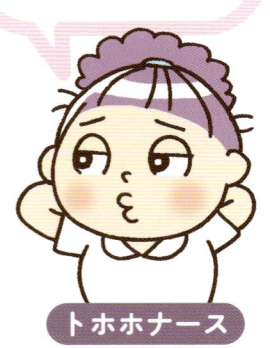

ボチボチナース
蘇生現場は見せたほうがいいので全員に見せたいと思います

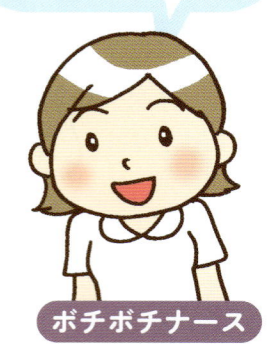

バリバリナース
家族の希望に応じて蘇生現場を見せましょう
私は家族説明に張り付くからね！

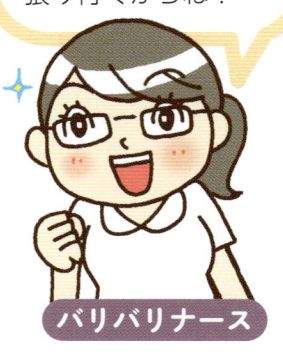

悪魔のささやき
気管挿管がすぐに入らなかったらそれが死亡の原因だなんて騒がれると困るよ
素人に蘇生なんて見せなくていいんだってば！

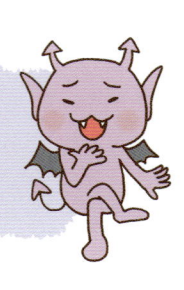

> **あるある，いやあったら困るよ，こんな症例**
> ✗ 蘇生を見せたら家族がぶっ倒れてしまい，その介抱も大変で，もうイヤ！
> ✗ 「蘇生中ですから出て行ってください」と言っただけなのに，なんであの家族，怒ってばかりいるの？
> ✗ 蘇生を見たいといったから，見せてあげたのに！　…放ったらかしはダメ．見せながらの説明は必須

バリバリナースへの道

　蘇生中に患者の家族が到着したら，もう一人患者が増えたものと考え，きちんと早期に対処しよう．蘇生現場から自動的に家族を追い出すと，密室でよからぬことをしているのでは？　と，家族がよからぬ想像をするだけ．カーテン越しのチラリズムは，よからぬ妄想をかき立てるものだ．堂々と見せるべし．

● 蘇生現場を見せる効能
- 見ることで悲嘆反応が促進され，家族の満足度が高くなることが多い
- すべての家族が見たいわけではない．無理強いをしてはいけない

● 蘇生を見せるための準備
- 蘇生を見せるトレーニングを十分積んでおこう（チームアプローチで）
- DNR（Do Not Resuscitate）ではないか，可能な限りカルテでチェック
　末期癌の場合，蘇生を望んでいないことが主治医によりカルテ記載されていることがある
- 医師の同意の元，どのタイミングで家族を蘇生現場に入れるのか，事前に打ち合わせをしておく
- 医師の希望を確認する
　最初からではなく，気管挿管や輸液路確保が終わってから見せたいという医師もいる
- 本当に家族かどうかを確認する

> たとえば，事故の相手が紛れ込んでいないか注意を

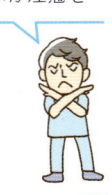

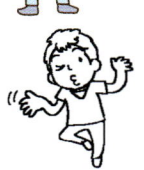

- 「かなり激しい処置も行いますが，蘇生処置をご覧になりたいですか？」と問いかけて，蘇生を見るチャンスを家族に与えるのは大事
- 小児の心肺停止では，多くの両親は蘇生現場を見たいと思っている

● 蘇生現場を見せるためのポイント

- 蘇生現場を見せることには多くの利点がある
    - ・家族の満足度，蘇生は十分行われたことがわかる
    - ・最後に立ち会うことができる
    - ・悲嘆反応が短くなる
    - ・医療スタッフが緊張のもと，プロらしくふるまえる　など
- 人手が少ないときは蘇生行為を最優先にし，見せるのを断念する

● 蘇生中のポイント

- 家族の説明にはベテランナースが一人張り付いて（説明専属），医師の処置の一部始終を何のために行っているのか，平易な言葉で説明する
- <u>家族への解説なしに，蘇生現場を決して見せてはいけない！</u>
- 薬剤投与は必ず復唱の上，時間を白板などに記載
- 大きい時計を用意．3分ごとの薬剤投与指示は，時間を告げるのが大事な仕事
- メンバー間の声掛けにおける注意点
  チームメンバーにアドバイスするとき，「○○はダメ」ではなく「△△しよう」と声をかける．たとえ蘇生に直接関係なくても，ネガティブな会話やメッセージは蘇生そのものの仕方が悪いと家族に受け取られてしまう恐れがある．あくまで<u>チームとして建設的な声かけに徹する</u>
- 患者の持ち物は保管する
  処置のためにはさみを入れた衣類は事故の証拠品になるので，たとえ血だらけであっても安易に捨てない．ビニール袋に入れて保管する．もちろん，所持品もすべて
- 蘇生中は私語は慎む．笑い声は厳禁．当たり前だよね

> 家族は素人であり，蘇生現場のストレスは相当なものである．精神科患者がひとり増えたと思って支持的に接するベテランナースの存在は大きい

> 例として「そんな胸骨圧迫の仕方ではダメ！」ではなく「胸骨圧迫はもう少し早く深めにしましょう！」

10 愛のコミュニケーション

コミュ力・共感力アップで患者さんの満足度もアップ！

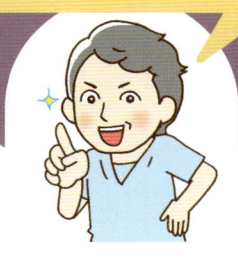

めざせ！バリバリナース

これだけは！忘れちゃならないポイント
- 救急は身体のみならず心も救うべし
- コミュニケーションスキルは磨けば光る！

アラーミング・キーワード
- 「怒ってる」と思ったら，愛の傾聴作戦
- 前医の批判は御法度
- 玄関をまたいだ患者はすべて受け入れる

トホホナース：なんでそんなんで救急来たんですか

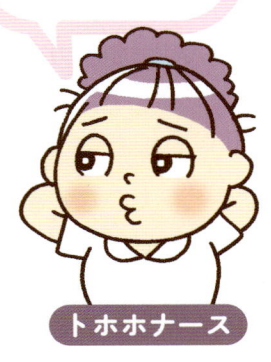

ボチボチナース：心配だったら来ていいんですよ

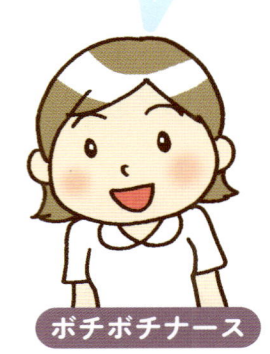

バリバリナース：それはご心配でしたね 大きな病気でなくてよかったですね

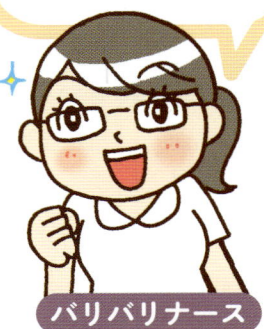

悪魔のささやき
救急なんて，断ったって，どうせ他が受けるからもうそんな頑張るのやめようよ

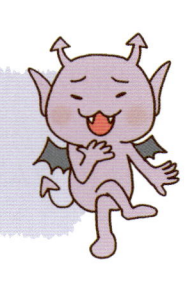

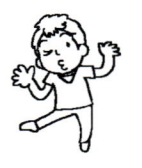

バリバリナースへの道

時間外は地雷は踏みたくないもの．**多くの医療訴訟は医療の内容そのものより，医療の提供のされ方に対して患者さんが怒り，問題になっている**ことが多い．患者のために一生懸命にやっている，その誠意をきちんと伝えて頑張ろう．愛の「あいうえおかきくけこ」をマスターしよう！

● Dr. 林の「あいうえおかきくけこ」

● あ：あいさつ

電子カルテに向かったまま患者さんを迎え入れるのは最悪．必ず患者さんのほうを向いて，**まず最初にこちらから声をかけよう**．そして患者さんが話し始めたら「**半歩前！**」で前傾姿勢だ．この半歩前に前傾姿勢は「あなたの話に興味がありますよ」サインなんだ

> これって家でも使える．えっ？ 奥さんから話しかけたら，いつも半歩ひくって！ そりゃまずい！

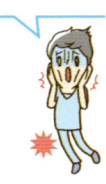

● あい：アイコンタクト

相手の目をじっと見よう．もし気恥ずかしくなってくるようなら，患者さんの鼻の頭をじっと見つめよう．患者さんにしてみれば，じっと顔を見られているように感じるのだ．これでアイコンタクトはバッチリ

● あい：あいづち

「話を聞いてます」メッセージとして重要．「ハ行」を伸ばして言えば，感動を伝えることができる．そう言っているうちに，本当に相手の話に興味がわいてくるから，アラ不思議．行動を変えれば心も変わるのだ

● う：うなずき

うなずきは早すぎてもいけない．**相手のペースに合わせたうなずきを心がけよう**．患者のペースに合わせてこそプロの医療者．小さくうなずき，ここぞという時に大きくうなずく「大波，小波」の技を使いこなすべし

● え：笑顔

笑顔は万国共通の言語だ．10年来の友人に会ったときのような笑顔，そんな気持ちで接すればいい．笑顔は気持ちだけでは作れない．そう！ 筋肉も必要なのだ．表情筋を普段から鍛えて，変顔上等！ 顔の各パーツを自由自在に顔の上下左右に動かす練習を毎日しよう！

> そうするときっと小顔になり，シワもできにくくなるかも……

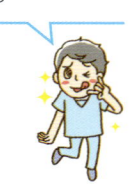

● お：「オウム返し」

「オウム返し」で「聞いてますよ」メッセージを送るのは非常に有効．相

手の話を聞いているだけでなく，話をまとめて聞くことで相手と自分の理解のギャップを埋めることもできる．あなどりがたし，オウム返し

● か：感動や驚きを伝える

ミラーリングで患者の心情を受け止めよう．患者さんがつらいと言ったら「つらいですね」と悲しい顔をし，患者さんが驚いたと言ったら，こちらも眼を丸くして驚きを伝える．言葉やしぐさまでも真似して一体感を作るんだ

● きく：「聞く」「聴く」「訊く」…3つの「きく」を使い分けよ

聞き方は傾聴の基本．まずはオープンクエッションで「聞く」．患者が語り始めたら一生懸命「聴く」．そして効果的な質問で「訊く」．会話が弾めば，診断にもぐんと近づく

● け：敬意　Love & Respect

すべての患者さんに敬意を払おう．命令口調，やけに馴れ馴れしいなどの口調は御法度だ．自分を大事に扱ってもらえて嫌に思うわけがないではないか．また，**患者さんの名前を意識して多く呼ぶようにする**といい

● こ：肯定・承認

医学的に正しくなくても，口を挟まずにまず受け止め，**患者さんの話を最後まで聞く**ことが大事．患者さんの思いは十分届いたというメッセージを発してから，医療者としてのアドバイスを伝えるほうが受け入れられやすい．医学的に間違っていても，「こういうふうに考えておられるんですね」とまず肯定

目指せ！
Love & Respect

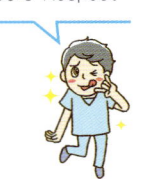

人にとって最も心地よい言葉は，実は自分の名前であるという

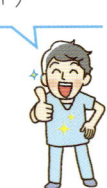

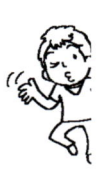

Dr. 林の愛の傾聴・共感テクニック

あい	あいさつ
	アイコンタクト
	あいづち…「愛のソナタ」
う	うなずき（ペーシング）
え	笑顔
お	オウム返し
か	感動・驚きの反応
きく	聞く，聴く，訊く
け	ケアする心，敬意を払う
こ	肯定，承認

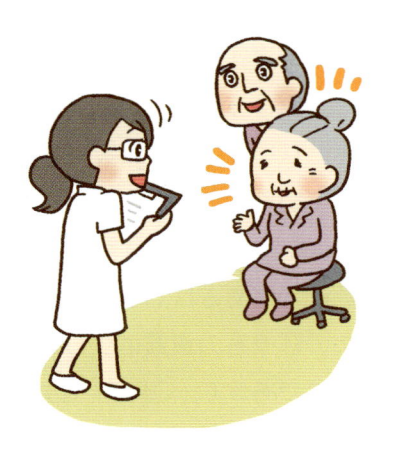

愛のソナタ
「そうなんですね」
「なるほど」
「たしかに」
「ヘェ〜」
「ホォ〜」

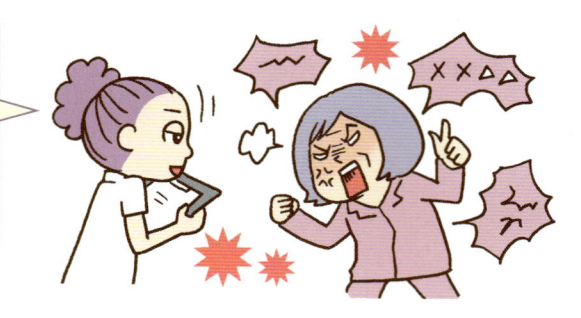

● クレーマー対応

● 正論を言い立てても無駄

　素人さんにとって，医学的に正しいかどうかは関係ない．そんな視点で言い争うだけ体力の無駄．「医療者の常識は，患者の非常識」ってこともあるのだと割り切るべし

● リスクが高そうな患者を早期に認知すべし

　イライラしている．刺青が入っている．ピアスだらけ．声を荒げている．権利意識が強い．昔「先生」と呼ばれる職業に就いていた……など，リスクが高そうな患者はトリアージランクを一つ上げて，言葉や態度に注意しつつ対応しよう．あくまでも病院には助けを求めて来ているのであって，その問題点を明確にすることに重点を置くこと

● 「怒ってるな？」と思ったら，愛の傾聴作戦開始

　医学的に正しくなくても，相手はそう思っているんだとまず受け止める．まず十分思いのたけを話させるべし．クレーマーとて 20 分間怒り続けるのは至難の業．特に家族の身に不幸が起きたことで，やりきれない思いを医療者にぶつけているときもある．どうして患者は怒っているのだろう？と，一歩引いて観察してみよう．

　人格障害の人には毅然とプロらしく対応する．近すぎず，遠すぎず．たとえ罵倒されても，相手の理不尽な内容は「事実」ではない．あなたの医療者の資質は少しもぶれる必要はない．あくまで変な「意見」なのであって，「事実」とはきちんと見分けて対処しよう

● 悪質クレーマーへの対応

　明らかな悪質クレーマーとは団体戦（リスクマネージャー委員会など）で戦う．現場の混乱を避けるため，クレーム対処の担当者に連絡

ただ相手の風貌に怖がっていたのでは，何の解決にもならないよ

周りにも理不尽なことで騒ぐ人，いるでしょ？　あの○○科の△△センセとか!?

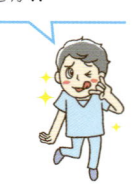

し，因果関係などきちんと調査した後，後日対応する旨を伝える．その場で念書を書いたり，早急な解決を図ろうとしないこと．「マスコミに流すぞ」と言われてもビビらない．相手の口にどうせ蓋はできない．実害があったら，そのときに対応すればいいだけ．「医療の質改善のため」と言ってボイスレコーダーで記録をとろう．相手も言葉を選ぶようになる

- ●「謝罪」は罪を認めたことではない

    患者の期待した結果にならなかったことに対する医療者の謝罪は，人間的な行為である．医学的にはどうしようもないことだっていっぱいある．裁判はあくまでも客観的因果関係で展開するのであって，謝罪イコール罪を認めたというのではない．むしろ素早く謝罪した医療者に対して裁判では心証がよい

> 「期待に沿えなかったことに対して，申し訳ありませんでした」「残念でした」

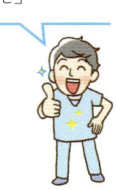

● 救急の Don't　御法度

- ●「コンビニ救急」軽症患者を嫌ってはいけない

    実は救急混雑の原因は軽症患者が多いことではない．軽症ならすぐに帰せるから，混雑には関係がないことがわかっており，入院ベッドに入れないのが一番の問題だという研究結果が出ている．だから軽症患者を邪険にしても後味が悪いだけ．実は虐待だった，実は家庭の事情があったなど，わけありの内容が判明して初めて優しくなれるようではプロではない

> コンビニ受診上等！　玄関をまたいだ患者はみんな無条件に受け入れるのだ

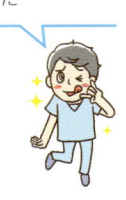

- ● 高齢者はみんなで支える

    高齢者は検査が増え，待ち時間も伸びる傾向にある．MSW（メディカル・ソーシャル・ワーカー）をいかに早く巻き込んで，社会の仕組みをうまく利用して，みんなで支えるようにすればOK．あなただけが頑張る必要はない

- ● 後出しジャンケンで前医を批判しない

    初診時に診断が難しいのが救急の特徴．症状がはっきりしてきてやっと診断がついて紹介されることだって多い．前医を批判するのは反則だけじゃなく，卑怯な行為だ

> たとえば，宗教上の理由による輸血拒否など

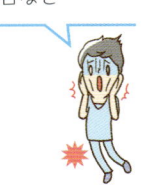

- ● 治療を拒否されてもケンカしない

    でも説得はする．笑顔で見送り．患者にとって不利益だとわかっていても，患者が選択したことを尊重する．自傷他害の恐れがなく，見

当識障害がないことを確認すること．医学的に正しいからといって患者とケンカをしてはいけない．もちろん，命にかかわることは一生懸命説得し，そのことをカルテに記載する．気が変わったらいつでも受け入れますよと，天使の笑顔で見送ろう
- 患者の待合室から見えるところで大笑いしない．コーヒーの香りをさせない

● 救急はあなたの徳を積むところ

- 救急は知識や技術を磨くだけのところではない．そう，「徳」を積むところ．真夜中の酔っ払いに余裕で対応できてこそプロ
- 小児救急も重症はたったの1％．残りの元気な小児救急を快く受け入れてこそ，本当の重症の1％を救うことができる
- 「私の頑張りが日本を救う，ガンバレ自分！」と3回唱えてください．力がみなぎってきますから．だって正義の味方はみんな逆境で強くなっていったんですよ
- 「穏やかな海で腕のいい船員は育たない」という．臨床の荒波を乗り切るには，それなりの覚悟と優しさが必要だ．あなたの未来に乾杯！

あの『ワン○ース』のル○ィーだって，『ドラゴン○ール』の主人公だって，みんな逆境で輝くんだ

こうなったらあなたはバリバリナース

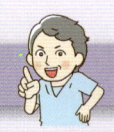

- (^o^) 心電図から紙が出てくるとき，反対方向から見てもST上昇を見つけられる
- (^o^) 「めまい」と聞くと心電図が思い浮かぶ
- (^o^) 「胃が痛い」と聞くと心電図が思い浮かぶ
- (^o^) 「意識障害」と聞くとデキスターを取りに行く
- (^o^) 多発外傷患者が入ってくる前にエコーのスイッチが入っているかどうかつい確認してしまう
- (^o^) 救急車の音を聞いて病院のどの角を曲がった辺りか予想がつく
- (^o^) 救急車からの連絡を受けて，声で救命士の顔がわかる
- (^o^) 夜勤のときにカップラーメンは食べない……（どうせ食べられなくなるから）
- (^o^) ポケットの中身はマジックとはさみ，テープ，ボイスレコーダー（クレーマー対応）
- (^o^) 「ABCマート」の前を歩くと，つい「気道・呼吸・循環」と思ってしまう
- (^o^) 夜勤につくと，まず当直医の名前を確認し，患者の動線を考える（使えない奴チェック！）
- (^o^) もたつく研修医に「●●してもいいですか？」と聞くふりして，どんどん処置を進める
- (^o^) 酔って絡んでくる医師に「奥さんはお元気？ 娘さんはお元気？」と家族の話題を振って体よくあしらう
- (^o^) 救急処置中に頭の中で自分のテーマソングが流れて発奮する
- (^o^) 初対面の人の手の血管をつい見てしまう（「アラ，いい血管ね」と褒めてしまう）

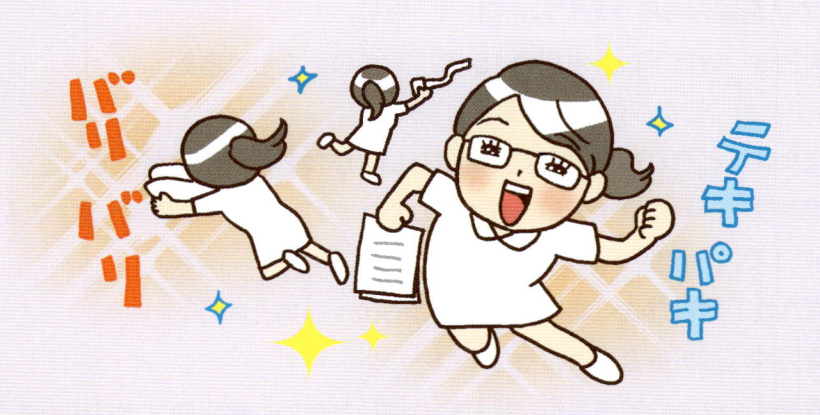

バリバリナースへの道　実践！トリアージクイズ

このトリアージクイズでは目の前に患者がいるわけではないので，絶対的なトリアージではないことに気をつけること．救急外来の混み具合や患者の訴えの強さによってもトリアージは変わることがあり（つまり少々なら間違ってもかまわない），トリアージは常に変動する動的なものであることを考慮しつつ，やってみよう！

Quiz

1. 5歳男児　おはじきを飲み込んだ．走り回っている
2. 78歳女性　食べた肉がのどに詰まってゼイゼイする
3. 55歳女性　胸が押さえつけられるように重い
4. 60歳男性　くしゃみ・鼻水・鼻づまり，微熱
- 4-a　で，実は抗癌剤で治療中
- 4-b　で，実は○○議員さん．受付で怒って騒いでる
5. 35歳男性　足の捻挫，歩行可能
6. 52歳女性　こんなに頭痛の激しい風邪は初めて
7. 10か月男児　お尻にだけきれいな円形のⅡ度熱傷
8. 27歳女性　起立性失神．生理が遅れている．下腹部痛
9. 10歳男児　喘息発作．自宅で吸入5回行うも無効．肩で息をして話もできない
10. 35歳男性　のどが痛くてつばも飲めず，絶えずタオルで口を拭いている．39℃．近医で抗菌薬をもらったが効き目なし
11. 20歳男性　吐き下し．水様便10回．37.5℃．立ちくらみ
12. 生後1か月　ミルクの飲みが悪い．39℃
13. 90歳女性　どことなくつらくて動けない．いつもは裏山に登っている
14. 60歳女性　テレビでイチローがホームランを打った瞬間，頭痛出現．こんな頭痛は初めてで，頸も突っ張る
15. 32歳女性　頭痛が強く嘔吐する．いつもの片頭痛と同じ
16. 75歳男性　透析患者．どことなくつらい
17. 20歳男性　ケンカで鼻の骨が折れたかもしれない．鼻出血はおさまっている
18. 5歳女児　耳が痛い．37.5℃．鼻水あり

19 29歳女性　アルカリ洗剤が目に入って痛い
20 62歳男性　火事場から救助された．髪の毛はチリチリ．眉毛と鼻毛も焦げ，口の中は赤い．激しい頭痛．SpO_2 100％
21 65歳男性　食事中急に右半身の力が入らなくなった．ろれつも回らない．高血圧
22 54歳女性　耳鳴り．回転性眩暈．嘔吐は少々．麻痺なし．以前にも同様なことあり
23 65歳男性　背中から胸にかけて裂けるように痛かった．当初は痛くて死ぬかと思ったが，今は治まっている
24 70歳　息をしていない
25 ACLS人形が息をしていない……（当たり前：笑）
26 多発外傷，血の海
27 40歳男性　しめ鯖を食べてから胃が痛い
28 38歳女性　ハチに刺された直後から蕁麻疹．のどが腫れた感じ．喘鳴あり
29 32歳男性　吐血，おわん3杯分ほど．胃潰瘍の既往．真っ青で冷や汗がひどい
30 73歳女性　軽度頭痛．夫がクモ膜下出血で先週死亡．頭痛は軽いが，心配が心配で来院．CTを強く希望
31 78歳男性　酒を飲んだら尿が出なくなった．常連さん．前立腺肥大で以前も導尿．外来治療は非積極的
32 2歳男児　たばこを3分の1ほど食べたかも
33 42歳男性　農薬を飲んだ
34 55歳男性　心窩部圧迫感．冷や汗．顔色悪い．喫煙者
35 32歳女性　料理中，包丁で指を少し切った．止血はされている
36 48歳女性　転倒し右肩が外れたと悲鳴を上げている
37 50歳男性　トラックの荷台から飛び降りたら足が痛い．踵をつけて歩けない．皮膚に創はない
38 50歳男性　チェーンソーで指を切ってしまった．骨が見える．止血はされている
39 70歳男性　急にぼけた．1か月前に頭をぶつけている
40 59歳男性　頻回嘔吐，排便なし，周期的腹痛6時間．腹部手術の既往あり．腹痛は増強し苦悶様

Answer

1. [N 非緊急] うんこになって出る
2. [R 蘇生] 気道緊急！
3. [E 緊急] 心筋梗塞？
4. [N 非緊急] 感冒
4-a. [E 緊急] 免疫不全
4-b. びびったら [U 準緊急] 〜 [L 低緊急]
5. [N 非緊急] 捻挫は待っている間冷やしておく
6. [E 緊急] 髄膜炎？
7. [U 準緊急] 虐待？
8. [E 緊急] 異所性妊娠？
9. [E 緊急] 呼吸不全
10. [E 緊急] 急性喉頭蓋炎？
11. [U 準緊急] 急性胃腸炎，脱水
12. [E 緊急] 入院！
13. [E 緊急] 〜 [U 準緊急] 超高齢者！ いつもと違う
14. [E 緊急] クモ膜下出血？
15. [L 低緊急] いつもと同じ片頭痛
16. [U 準緊急] 重篤な基礎疾患．高K血症？ 肺水腫？
17. [L 低緊急] 鼻骨骨折
18. [N 非緊急] 中耳炎
19. [E 緊急] すぐに洗眼を．失明の危険
20. [E 緊急] 気道熱傷？ 一酸化炭素中毒？
21. [E 緊急] 脳血管障害？
22. [U 準緊急] 末梢性めまい？
23. [E 緊急] 大動脈解離
24. [R 蘇生] ACLS！
25. [N 非緊急] ACLS 訓練！
26. [R 蘇生] JATEC！ JNTEC！
27. [U 準緊急] アニサキス症
28. [R 蘇生] 気道緊急，アナフィラキシー
29. [E 緊急] 出血性ショック，上部消化管出血
30. [N 非緊急] 不安神経症，ワンランク上げる
31. [N 非緊急] 〜 [L 低緊急] 尿閉の程度次第
32. [N 非緊急] 心配ない．ただし親が常軌を逸して焦っていたら早めに対応
33. [R 蘇生] 〜 [E 緊急] 薬物中毒．危険
34. [E 緊急] 来院10分以内に心電図を．心筋梗塞
35. [L 低緊急] 指の切創．縫合．機能がいいかチェックすること
36. [U 準緊急] 脱臼整復はなるべく早めに
37. [L 低緊急] 踵骨骨折？ （痛みが強ければ [U 準緊急]）
38. [U 準緊急] 開放骨折
39. [E 緊急] 〜 [U 準緊急] 慢性硬膜下血腫？
40. [E 緊急] イレウス？ 急性腹症

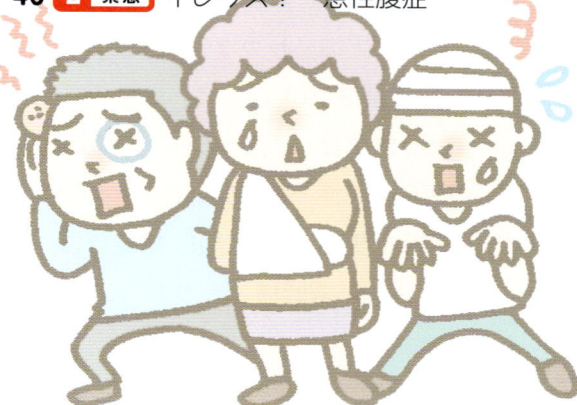

おわりに

プロフェッショナルとは常に切磋琢磨して成長し続ける努力をする人のことです。

成長のスピードは人それぞれでいいのです。時に早く、時に休んで……

世のため人のために、そして自分にも優しいプロフェッショナルになりましょう。

この本があなたの次なる成長の糧となりますように！

林　寛之

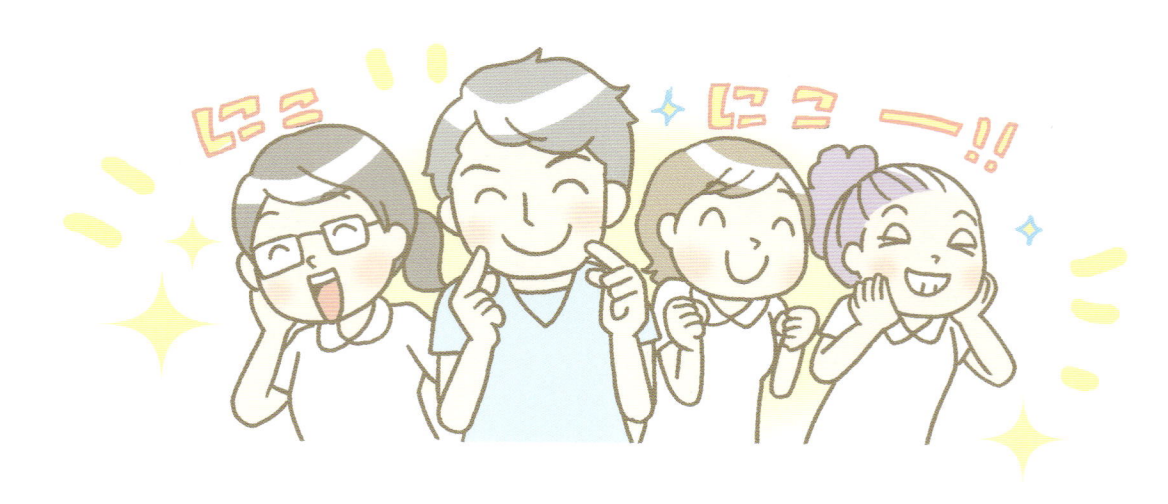

執筆者紹介

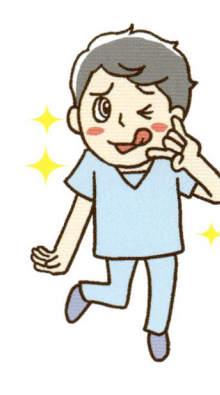

林　寛之（はやし・ひろゆき）
福井大学医学部附属病院　総合診療部　教授

1986年　自治医科大学卒業
1986～1988年　福井県立病院初期研修
1991～1993年　カナダ　トロント総合病院救急部にて臨床研修
1993～1997年　福井県医務薬務課所属僻地医療
1997～2011年　福井県立病院　救命救急センター
2011年4月～　現職

● 資格・学会
　カナダ医師免許 LMCC: Licentiate of Medical Council of Canada
　日本救急医学会専門医・指導医，日本プライマリケア連合学会認定指導医
　日本外傷学会専門医，浜松医科大学非常勤講師，京都府立医科大学客員教授

● 著書
　『ステップビヨンドレジデント1～7』羊土社　2006～2014（1～4は韓国語版もあり）
　『Dr.林の笑劇的救急問答DVD』ケアネット　season1～9　2005～2014
　『Dr.林の当直裏御法度』三輪書店　2006　ほか多数

育児休暇を3か月取得したのが，人生を支えるエネルギー．ハリセン片手に，研修医にタメ口聞かれながら指導する毎日．目指すは，明るく楽しい草食系救急総合診療部！
メディカ出版の救急看護セミナーを今明秀先生（八戸市立市民病院副院長）とバリバリ開催していますので，ぜひ皆さま参加してください．お待ちしてまぁ～す！

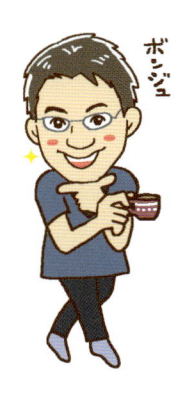

前田重信（まえだ・しげのぶ）
福井県立病院　救命救急センター　医長
福井大学医学部　臨床教授

1995年　自治医科大学卒業
1997年～　外科医として福井県へき地医療や救急医療に従事
2004年～　現職
2010年　フランス国防省パーシー病院（パリ），ハノーバー医科大学で救急および被ばく医療研修

● 資格・学会
　日本救急医学会専門医・指導医，日本外科学会認定登録医
　日本プライマリ・ケア連合学会認定指導医
　日本消化器病学会専門医，日本消化器内視鏡学会専門医，社会医学系専門医
　福井県緊急被ばく医療ネットワーク委員会委員長

生まれも育ちも根っからの福井っ子．来るものは拒まずをモットーに，上司（某林Dr）からの命令は「Yes」か「ハイ」で答える日々でした．家族全員を引き連れパリに臨床留学，毎日エッフェル塔を眺めながらセーヌを渡り（ときにはスリに追われ），以来フランスに心酔．仕事前のあいさつはBonjour！とお洒落に，実際は泥臭い現場主義で北米型ERを，若先生と元気印のナースたちと盛り立てています！

Dr. 林のワクワク救急トリアージ
─臨床推論の 1st step！

2014年12月 1 日発行	第 1 版第 1 刷
2023年 4 月10日発行	第 1 版第11刷

編　著	林　寛之
共　著	前田　重信
発行者	長谷川　翔
発行所	株式会社メディカ出版
	〒532-8588
	大阪市淀川区宮原 3-4-30
	ニッセイ新大阪ビル16F
	http://www.medica.co.jp/
編集担当	今中桂子／鈴木陽子
装　幀	森本良成
イラスト	ふじいまさこ
印刷・製本	株式会社シナノ パブリッシング プレス

© Hiroyuki HAYASHI, 2014

本書の複製権・翻訳権・翻案権・上映権・譲渡権・公衆送信権（送信可能化権を含む）は、（株）メディカ出版が保有します。

ISBN978-4-8404-4922-9　　　　　　　　　　　　　　Printed and bound in Japan

当社出版物に関する各種お問い合わせ先　（受付時間：平日 9:00〜17:00）
- 編集内容については、編集局 06-6398-5048
- ご注文・不良品（乱丁・落丁）については、お客様センター 0120-276-115